病院薬剤師
業務推進実例集5

医療機能に合わせた病棟薬剤業務と
薬物療法の最適化
中小病院の実践事例を中心に

監修：一般社団法人日本病院薬剤師会
編集：一般社団法人日本病院薬剤師会中小病院委員会

発刊によせて

　病院薬剤師の主たる業務として、1988年度(昭和63年度)に新設された「入院調剤技術基本料(現在の薬剤管理指導料)」に加え、2012年度(平成24年度)には「病棟薬剤業務実施加算」が新設されて5年が過ぎ、両業務を基盤とした「病棟業務」が多くの施設で実践されています。また、2010年(平成22年)の厚生労働省医政局長通知「医療スタッフの協働・連携によるチーム医療の推進について」が示され、「病棟薬剤業務」の一層の普及に加え、内容の充実が期待されているところです。2014年度(平成26年度)診療報酬改定では精神病棟や療養病棟での「病棟薬剤業務実施加算」が4週から8週へ延長され、2016年度(平成28年度)診療報酬改定では、ICU等への薬剤師の配置を評価した「病棟薬剤業務実施加算2」やポリファーマシー対策として「薬剤総合評価調整加算」が新設されるなど、病院薬剤師の業務への取組みが評価されていることを感じます。

　日本病院薬剤師会中小病院委員会では、『病院薬剤師業務推進実例集3―薬剤師の病棟業務の推進　中小病院の成功事例を中心に』〔2013年(平成25年)3月発刊〕や『病院薬剤師業務推進実例集4―病棟業務・外来業務のさらなる展開　中小病院の実践事例を中心に』〔2015年(平成27年)3月発刊〕などにより、病棟薬剤業務を導入するための人員確保の方法や実際の業務について紹介し、病院薬剤師の「病棟業務」の普及・充実に多大な貢献をされています。

　現在、「医療介護総合確保推進法」により2025年に向けて都道府県により「地域医療構想」が策定され、高度急性期、急性期、回復期、慢性期への医療機能分化が推し進められ、地域包括ケアシステムが構築されようとしています。このような少子高齢化に向けた変動の中で、医療機能に合わせて必要な病棟薬剤業務とは何か、また、病院薬剤師がいかに薬物療法の最適化に取り組むかについて、『病院薬剤師業務推進実例集5―医療機能に合わせた病棟薬剤業務と薬物療法の最適化　中小病院の実践事例を中心に』として本書が企画されました。

　「地域医療構想」における多職種連携も視野に入れ、各施設において試行錯誤の中から生まれた貴重な病棟薬剤業務の具体例が紹介されています。これから取り組もうとされている施設はもとより既に実践されている施設においても、病院薬剤師の「病棟業務」の構築・展開及び内容の充実のための参考としてお役立ていただけるものと確信いたします。

2017年9月

一般社団法人 日本病院薬剤師会　会長
木平 健治

編集にあたって

　地域医療構想は、団塊の世代が75歳以上となる2025年を目途に、限られた医療資源を効率的に活用し、切れ目のない医療・介護サービスの体制を、各地域の将来の実情に応じた形態に構築することを目的として、各地域が方向性を定めていくものであり、効率的かつ質の高い医療提供体制と、在宅強化に向けた地域包括ケアシステムを構築することが急務となっています。

　地域包括ケアシステムの中で病院薬剤師は、薬剤の適正使用や服薬支援、栄養療法への積極的な関与など、幅広い活躍が求められています。また、地域包括ケアを推進していく中で、患者が退院して在宅医療に移行した後も、薬物療法を安全かつ有効に継続するため、病院薬剤師と薬局薬剤師との連携を進めることが必要です。ここでいう連携は顔の見える連携だけではなく、入院中の薬歴や服薬状況、副作用の発生状況、服薬するために実施した服薬の工夫の方法やポリファーマシー回避の取組み状況など、患者情報をいかに共有するかということが重要です。質の高い情報を提供するためには、薬剤師の病棟配置や他職種との連携などを通じたチーム医療や、質の高い病棟薬剤業務の実施を推進する必要があります。

　現状、病棟薬剤業務を実施する病院が増加傾向にありますが、今後、病院薬剤師が地域医療に貢献するためには、地域医療構想に基づいた医療機能の分化に合わせて求められる病棟薬剤業務に積極的に取り組んでいる病院をさらに増やしていく必要があります。

　また、2016年度（平成28年度）の診療報酬改定では、ポリファーマシーを軽減した場合に算定できる薬剤総合評価調整加算も新設され近年注目されています。本加算の新設後、病棟薬剤業務や薬剤管理指導を通じて積極的にポリファーマシーを回避する取組みを実施している施設も多く見られるようになりましたが、さらに多くの施設が取り組む必要があります。

　そこで日本病院薬剤師会中小病院委員会では、各医療機能で先進的に病棟薬剤業務に取り組んでいる施設の事例や、ポリファーマシーに対してさまざまなアプローチで処方の適正化を図っている事例を、1冊の実例集としてまとめさせていただきました。執筆いただきました先生方には深く感謝申し上げます。本実例集は、日本全国の施設で実際に行われている事例ですので、参考となる取組みを積極的に取り入れていただき、読者の皆様のご施設における病院薬剤師業務のさらなる質の向上にお役立ていただければ幸いです。

2017年9月

一般社団法人 日本病院薬剤師会 中小病院委員会　委員長

樋島 学

● 編集

*平成28年7月～30年6月

担当役員	賀勢	泰子	医療法人久仁会 鳴門山上病院
委員長	樋島	学	社会医療法人社団三思会 東名厚木病院
副委員長	田中	協	医療法人社団アルデバラン さっぽろ二十四軒病院
	荒川	隆之	医療法人社団清風会 五日市記念病院
	荒木	隆一	市立敦賀病院
	岩崎	雅弘	公立加美病院
	兼重	晋	福岡大学病院
	佐村	優	医療法人社団緑成会 横浜総合病院
	濱浦	睦雄	医療法人新青会 川口工業総合病院
	久岡	清子	医療法人育和会 育和会記念病院
	渡邉	学	特定医療法人駿甲会 コミュニティーホスピタル 甲賀病院

●執筆者一覧(掲載順)

賀勢　泰子	医療法人久仁会　鳴門山上病院
松原　和夫	京都大学医学部附属病院
森　　雅之	公益財団法人仙台市医療センター　仙台オープン病院
落合　広明	医療法人名古屋澄心会　名古屋ハートセンター
松浦　詩麻	地方独立行政法人静岡県立病院機構　静岡県立こども病院
兼重　　晋	福岡大学病院
新沼　佑美	一般財団法人広南会　広南病院
益田　宏代	公益社団法人鹿児島共済会　南風病院
横山　敏紀	社会医療法人恵和会　西岡病院
岸本　　真	霧島市立医師会医療センター
堀　　浩子	医療法人徳洲会　大垣徳洲会病院
岩西　伸晃	社会医療法人三車会　貴志川リハビリテーション病院
西塚　　亨	医療法人紅萌会　福山記念病院
棗　　則明	医療法人社団誠馨会　総泉病院
土屋　博子	医療法人健周会　東新潟病院
有木　寛子	医療法人鉄友会　宇野病院
垣内　淑子	医療法人長安会　中村病院
平田　一耕	医療法人鉄蕉会　亀田総合病院
舟越　亮寛	医療法人鉄蕉会　亀田総合病院
越智　良明	社会医療法人財団互恵会　大船中央病院
鹿沼　奈央	医療法人育和会　育和会記念病院
佐々木紀彰	国家公務員共済組合連合会　広島記念病院
古元　俊徳	国家公務員共済組合連合会　広島記念病院
川添　哲嗣	医療法人つくし会　南国病院
五十君篤哉	医療法人尚仁会　真栄病院
佐藤　裕司	公益財団法人　総合花巻病院
武藤　浩司	医療法人　知命堂病院
水野　雅恵	社会福祉法人桜ヶ丘社会事業協会　桜ヶ丘記念病院
佐藤　康一	社会福祉法人桜ヶ丘社会事業協会　桜ヶ丘記念病院
坪内理恵子	医療法人社団和光会　総合川崎臨港病院
大倉　輝明	医療法人社団和光会　総合川崎臨港病院
渡辺　智康	医療法人社団吉美会　吉備高原ルミエール病院
腰岡　　桜	医療法人社団緑成会　横浜総合病院
北川　裕之	長浜市立　湖北病院
堀　　順子	長浜市立　湖北病院

澤渡　雄二	長浜市立 湖北病院
坂本　愛	社会医療法人寿楽会 大野記念病院
浦田　元樹	社会医療法人寿楽会 大野記念病院
西原　昌幸	マツダ株式会社 マツダ病院
森川　記道	マツダ株式会社 マツダ病院
吉川　飛鳥	横浜東邦病院
金井　紀仁	医療法人社団青葉会 新座病院
栗原　鑑三	有限会社みわ薬局 こごみ薬局、前 医療法人社団更生会 草津病院
別所　千枝	医療法人社団更生会 草津病院
岡添　進	医療法人社団哺育会 さがみリハビリテーション病院
三星　知	社会医療法人新潟勤労者医療協会 下越病院
長井　一彦	社会医療法人新潟勤労者医療協会 下越病院
野々山由香理	社会医療法人社団カレスサッポロ 北光記念病院
上野　良夫	国家公務員共済組合連合会 KKR高松病院
眞鍋　伸次	国家公務員共済組合連合会 KKR高松病院
守　秀夫	特定医療法人社団三光会 誠愛リハビリテーション病院
宮澤　正幸	特定医療法人社団若林会 湘南中央病院
大貫　敏明	医療法人社団協友会 船橋総合病院
遠藤　武弘	一般財団法人光ヶ丘愛世会 光ヶ丘スペルマン病院
大内友季江	一般財団法人光ヶ丘愛世会 光ヶ丘スペルマン病院
澁田　憲一	特定医療法人八木厚生会 八木病院
森　直樹	医療法人愛生会 くまもと温石病院
三宅美恵子	倉敷医療生活協同組合 総合病院 水島協同病院
定岡　邦夫	医療法人生仁会 須田病院
増田　修三	三原市医師会病院、前 公立みつぎ総合病院
宮川　哲也	上越地域医療センター病院

Part 1 病院薬剤師業務の今後の展開

今後の病院薬剤師業務の展開
——地域医療構想を踏まえた医療機能の分化と強化、医療と介護の連携 ………… 22

Part 2 医療機能に合わせて求められる病棟薬剤業務

1　高度急性期

高度急性期に求められる病棟薬剤業務とは ………………………………………… 30
Case 1-1　公益財団法人仙台市医療センター 仙台オープン病院
　　　　　ICUにおける病棟薬剤業務の実際 ………………………………………… 32
Case 1-2　医療法人名古屋澄心会 名古屋ハートセンター
　　　　　迅速・確実・安全な循環器疾患治療を目指した薬剤師の積極介入 ……… 35
Case 1-3　地方独立行政法人静岡県立病院機構 静岡県立こども病院
　　　　　NICUにおける病棟薬剤師の取組み ………………………………………… 38

2　急性期

急性期に求められる病棟薬剤業務とは ……………………………………………… 41
Case 2-1　一般財団法人広南会 広南病院
　　　　　抗凝固薬の適正使用を目指した急性期病院における取組み ……………… 43
Case 2-2　公益社団法人鹿児島共済会 南風病院
　　　　　病棟業務を中心に全員で取り組む ……………………………………………… 46
Case 2-3　社会医療法人恵和会 西岡病院
　　　　　臨床薬剤業務の充実を目指した中小病院におけるPBPMの実践 ………… 49

3　回復期

回復期に求められる病棟薬剤業務とは ……………………………………………………… 52

Case 3-1　医療法人徳洲会 大垣徳洲会病院
　　　　　多職種協働で進める在宅復帰に薬剤師ができること ………………………… 54

Case 3-2　社会医療法人三車会 貴志川リハビリテーション病院
　　　　　回復期リハビリテーション病棟における薬剤師の関わり …………………… 57

Case 3-3　医療法人紅萌会 福山記念病院
　　　　　在宅復帰に向けたシームレスな病棟薬剤業務を目指して ………………… 60

4　慢性期

慢性期に求められる病棟薬剤業務とは ……………………………………………………… 63

Case 4-1　医療法人健周会 東新潟病院
　　　　　慢性期病棟における褥瘡をはじめとした適切な外用療法への取組み …… 65

Case 4-2　医療法人鉄友会 宇野病院
　　　　　多剤投与から適正使用へ―薬剤師の関わり方 …………………………… 68

Case 4-3　医療法人長安会 中村病院
　　　　　入院予定時から関わる処方提案とその後の適正使用 ………………… 71

5　周術期

周術期に求められる病棟薬剤業務とは ……………………………………………………… 74

Case 5-1　社会医療法人財団互恵会 大船中央病院
　　　　　周術期におけるシームレスな薬剤管理 ……………………………………… 76

Case 5-2　医療法人育和会 育和会記念病院
　　　　　ハイケアユニット(高度治療室)においても周術期管理が求められる！ … 79

Case 5-3　国家公務員共済組合連合会 広島記念病院
　　　　　病棟薬剤師と外来薬剤師の連携による周術期管理 ………………… 82

Part 3 薬物療法の最適化への取組み

6 PIMsスクリーニングによる処方提案

Case 6-1 医療法人つくし会 南国病院
　　　　 処方の見直し手順と積極的処方提案 ………………………………………… 86

Case 6-2 医療法人尚仁会 真栄病院
　　　　 漫然と使用される薬剤の適正化と意識改革へ向けての取組み ………… 90

Case 6-3 公益財団法人 総合花巻病院
　　　　 『高齢者の安全な薬物療法ガイドライン2015』を活用した
　　　　 ポリファーマシーへの取組み ………………………………………………… 94

7 処方カスケードの疑いによる処方提案

Case 7-1 医療法人 知命堂病院
　　　　 日常業務から行えるポリファーマシー対策 ……………………………… 98

Case 7-2 社会福祉法人桜ヶ丘社会事業協会 桜ヶ丘記念病院
　　　　 薬物療法の最適化への薬剤師の関わり …………………………………… 102

Case 7-3 医療法人社団和光会 総合川崎臨港病院
　　　　 データベースを用いた多剤処方の検討と介入 …………………………… 106

8 入院時にゼロベースで再設計する処方提案

Case 8-1 医療法人社団吉美会 吉備高原ルミエール病院
　　　　 持参薬鑑別を利用した処方提案 …………………………………………… 110

Case 8-2 医療法人社団緑成会 横浜総合病院
　　　　 当院で実践する入院時持参薬評価と処方提案—整形外科病棟の実際 … 114

Case 8-3 長浜市立 湖北病院
　　　　 入院時から取り組む個々の患者に応じた薬物療法の適正化 …………… 118

9 プレアボイドの処方提案

Case 9-1 社会医療法人寿楽会 大野記念病院
　　　　 腎機能を考慮したプレアボイドの処方提案 ……………………………… 122

Case 9-2 マツダ株式会社 マツダ病院
　　　　 薬物療法の最適化に向けた取組み ………………………………………… 126

Case 9-3 横浜東邦病院
　　　　 退院後のリスク回避も見据えた服薬提案の実施 ………………………… 130

10　副作用の疑いによる処方提案

Case 10-1　医療法人社団青葉会　新座病院
　　　　　科学的で合理的な薬物療法への介入の実際 …………………… 134

Case 10-2　医療法人社団更生会　草津病院
　　　　　軽視できない向精神薬漫然投与
　　　　　—多剤大量処方から受容体を開放せよ！ ……………………… 138

Case 10-3　医療法人社団哺育会　さがみリハビリテーション病院
　　　　　病棟カンファレンスを通じた処方提案への関わり ………………… 142

11　投薬必要性を考慮した処方提案

Case 11-1　社会医療法人新潟勤労者医療協会　下越病院
　　　　　回復期リハビリテーション病棟における病棟薬剤業務 …………… 146

Case 11-2　社会医療法人社団カレスサッポロ　北光記念病院
　　　　　引き算で考える薬物療法—薬剤総合評価調整加算を受けて ……… 150

Case 11-3　国家公務員共済組合連合会　KKR高松病院
　　　　　病棟薬剤師と薬剤師外来の薬剤師による
　　　　　ポリファーマシー回避への取組み ……………………………… 154

12　患者の気持ちを尊重した処方提案

Case 12-1　特定医療法人社団三光会　誠愛リハビリテーション病院
　　　　　回復期リハビリテーション病院における患者の声を尊重した
　　　　　処方薬減量への取組み …………………………………………… 158

Case 12-2　特定医療法人社団若林会　湘南中央病院
　　　　　がん終末期患者における緩和ケア病棟・在宅医療での
　　　　　患者の気持ちを尊重した処方提案 ……………………………… 162

Case 12-3　医療法人社団協友会　船橋総合病院
　　　　　在宅業務での多職種協働で患者の気持ちを尊重した処方提案 ……… 166

Case 12-4　一般財団法人光ヶ丘愛世会　光ヶ丘スペルマン病院
　　　　　高齢者薬物療法の最適化に「スクリーニング／アセスメント・リスト表」
　　　　　を用いた取組み …………………………………………………… 170

13　残薬に関連した処方提案

Case 13-1　特定医療法人八木厚生会　八木病院
　　　　　高齢者の入院時残薬に対する処方提案—減薬ツールの有効活用と
　　　　　プロトコルの導入による効率的な処方提案の実践……………………… 174

Case 13-2　医療法人愛生会　くまもと温石病院
　　　　　入院時から在宅を見据えた多職種協働の中での薬剤師の役割 ………… 178

Case 13-3　倉敷医療生活協同組合　総合病院　水島協同病院
　　　　　処方薬剤数が多くコンプライアンス不良で残薬が増えた患者への介入… 182

14　その他の処方提案

Case 14-1　医療法人生仁会　須田病院
　　　　　歴史上の必然として生じた向精神薬の多剤併用大量処方の
　　　　　問題と向き合う ……………………………………………………………… 186

Case 14-2　公立みつぎ総合病院
　　　　　地域包括ケアシステムにおける高齢者のポリファーマシー対策
　　　　　—栄養療法の視点から ……………………………………………………… 190

Case 14-3　上越地域医療センター病院
　　　　　患者の生活を考慮した病院薬剤師業務……………………………………… 194

参考資料

薬剤管理指導業務の診療報酬における評価の変遷 ……………………………… 200
病棟薬剤業務の診療報酬における評価の変遷 …………………………………… 204
病院・診療所薬剤師業務に関する主な診療報酬評価の変遷 …………………… 206
病院・診療所薬剤師業務に関する主な診療報酬・介護報酬評価 ……………… 212
薬剤師の病棟業務の進め方(Ver.1.2) ……………………………………………… 215

略語一覧

略語	日本語	略語	日本語
ADL	日常生活動作	MMSE	ミニメンタルステート検査
Alb	アルブミン	MRSA	メチシリン耐性黄色ブドウ球菌
ALT	アラニンアミノ基転移酵素	MSW	医療ソーシャルワーカー
AST	アスパラギン酸アミノ基転移酵素	NICU	新生児特定集中治療室
BMI	ボディマスインデックス	NOAC	新規経口抗凝固薬
BNP	脳性ナトリウム利尿ペプチド	NSAIDs	非ステロイド性抗炎症薬
BUN	尿素窒素	NST	栄養サポートチーム
C_{cr}	クレアチニンクリアランス	OP	手術
ChE	コリンエステラーゼ	OTC薬	要指導医薬品・一般用医薬品
CK	クレアチンキナーゼ	PACS	画像保存通信システム
CKD	慢性腎臓病	PBPM	プロトコールに基づく薬物治療管理
COPD	慢性閉塞性肺疾患	PCA	自己調節鎮痛法
CPK	クレアチンホスホキナーゼ	PIMs	潜在的に不適切な薬剤
CPMS	クロザリル患者モニタリングサービス	Plt	血小板数
Cre	クレアチニン	PMDA	独立行政法人医薬品医療機器総合機構
CRP	C反応性タンパク	PPI	プロトンポンプ阻害薬
DBP	拡張期血圧	PPN	末梢静脈栄養法
DI	医薬品情報	PSA	前立腺特異抗原
DOAC	直接経口抗凝固薬	PT	理学療法士
DPC	診断群分類別包括評価	PT-INR	プロトロンビン時間国際標準比
eGFR	推算糸球体ろ過量	QC	品質管理
FIM	機能的自立度評価表	QOL	生活の質
GA	グリコアルブミン	RBC	赤血球数
GCU	新生児治療回復室	RST	呼吸サポートチーム
Glu	血糖（グルコース）	SBP	収縮期血圧
HbA1c	ヘモグロビンA1c	SMBG	患者自己血糖測定
Hct	ヘマトクリット	SpO_2	経皮的動脈血酸素飽和度
HCU	準集中治療室	SU薬	スルホニル尿素薬
HDL-C	HDLコレステロール	T-Bil	総ビリルビン
ICT	感染制御チーム	TC	総コレステロール
ICU	集中治療室	TDM	治療薬物モニタリング
IRB	治験審査委員会	TG	中性脂肪
IT	情報技術	TP	総タンパク
LAN	構内通信網	TPN	高カロリー輸液療法
LDH	乳酸脱水素酵素	TQM	総合的品質管理
LDL-C	LDLコレステロール	UA	尿酸
ME	臨床工学技士	WBC	白血球数

病院薬剤師業務実施状況

掲載頁	Case	病院名	病床数	薬剤師数（常勤換算）	病院薬剤師のあるべき業務									
					医療の安全確保のための薬歴に基づく処方鑑査の充実（ハイリスク薬関連）	患者情報に基づく服薬指導と薬学的ケアの実施（病棟における医薬品関連業務への参画）	入院患者の持参薬管理	注射剤の処方せんに基づく調剤の実施	がん化学療法への参画	手術室、集中治療室における病院薬剤師による医薬品の適正管理	高齢者に対する適正な薬物療法への参画	精神科領域薬物療法における患者の服薬遵守の向上	チーム医療への参画による安全性の確保と質の向上—感染制御チーム
32	1-1	仙台オープン病院	330	19	○	○	○	○	○	○	○	—	○
35	1-2	名古屋ハートセンター	64	3	○	○	○	○	○	○	○	○	○
38	1-3	静岡県立こども病院	279	14.8	○	○	○	○	○	○	—	○	○
43	2-1	広南病院	209	7	○	○	○	○	—	○	○	—	○
46	2-2	南風病院	338	25.8	○	○	○	○	○	○	○	△	○
49	2-3	西岡病院	98	4	○	○	○	○	○	○	○	○	○
54	3-1	大垣徳洲会病院	250	13.8	○	○	○	○	○	○	○	○	○
57	3-2	貴志川リハビリテーション病院	168	5	○	○	○	○	○	○	○	○	○
60	3-3	福山記念病院	103	4	○	○	○	○	—	○	○	○	○
65	4-1	東新潟病院	288	4	○	○	○	○	○	○	○	○	○
68	4-2	宇野病院	180	7	○	○	○	○	○	○	○	○	○
71	4-3	中村病院	103	3	○	○	○	○	○	○	○	○	△
76	5-1	大船中央病院	285	20	○	○	○	○	○	○	○	○	○
79	5-2	育和会記念病院	265	15	○	○	○	○	○	○	○	○	○
82	5-3	広島記念病院	200	10	○	○	○	○	○	○	○	○	○
86	6-1	南国病院	162	4.7	○	○	○	○	○	○	○	○	○
90	6-2	真栄病院	166	3	○	○	○	○	○	○	○	○	○
94	6-3	総合花巻病院	284	7	○	○	○	○	○	○	○	△	○
98	7-1	知命堂病院	145	4.6	○	○	○	○	○	○	○	○	○
102	7-2	桜ヶ丘記念病院	467	5.3	○	○	○	○	○	○	○	○	○
106	7-3	総合川崎臨港病院	199	8.5	○	○	○	○	○	○	○	○	○
110	8-1	吉備高原ルミエール病院	116	5	○	○	○	○	○	○	○	○	○
114	8-2	横浜総合病院	300	29	○	○	○	○	○	○	○	○	○
118	8-3	湖北病院	153	7	○	○	○	○	○	○	○	○	○
122	9-1	大野記念病院	250	17.6	○	○	○	○	○	○	—	○	○
126	9-2	マツダ病院	270	23	○	○	○	○	○	○	○	○	○
130	9-3	横浜東邦病院	96	4.2	○	○	○	○	○	○	○	○	○
134	10-1	新座病院	128	3.1	○	○	○	○	○	○	○	△	○
138	10-2	草津病院	429	9	○	○	○	○	○	○	○	○	○
142	10-3	さがみリハビリテーション病院	130	5	○	○	○	○	○	○	○	○	○
146	11-1	下越病院	261	11.5	○	○	○	○	○	○	○	○	○
150	11-2	北光記念病院	145	4	○	○	○	○	○	○	○	○	○
154	11-3	KKR高松病院	179	12.9	○	○	○	○	○	○	○	○	○
158	12-1	誠愛リハビリテーション病院	206	3.5	○	○	○	○	—	○	○	○	○
162	12-2	湘南中央病院	199	10.8	○	○	○	○	○	○	○	○	○
166	12-3	船橋総合病院	246	18	○	○	○	○	○	○	○	○	○
170	12-4	光ヶ丘スペルマン病院	140	6	○	○	○	○	○	○	○	○	○
174	13-1	八木病院	127	4	○	○	○	○	○	○	○	○	○
178	13-2	くまもと温石病院	155	2.3	○	○	○	○	○	○	○	○	○
182	13-3	水島協同病院	282	13.3	○	○	○	○	○	○	○	○	○
186	14-1	須田病院	282	2.2	○	○	○	○	—	—	○	○	○
190	14-2	公立みつぎ総合病院	240	11	○	○	○	○	○	○	○	○	○
194	14-3	上越地域医療センター病院	197	4	○	○	○	○	○	○	○	○	○

（○：少しでも実施している、△：準備中、—：該当患者がいない・該当施設がないなど薬剤師人員増でも実施できないもの、

緩和ケアチーム	褥瘡対策チーム	栄養サポートチーム	院内製剤業務の実施	薬物血中濃度の測定・解析による薬物療法の最適化	夜間・休日における医療安全を確保するための病院薬剤師の業務	医療安全確保のための情報の共有化	医薬品の採用に必要な情報の収集と提供	教育・研修への積極的な関与	小児に対する最適な薬物療法への参画	妊産婦に対する最適な薬物療法への参画	治験コーディネーターをはじめとする治験への参画	地域の医療機関・薬局・訪問看護ステーション等との連携による退院後の在宅療養への関与
○	○	○	○	○	○	○	○	○	—	—	○	—
○	○	—	○	—	—	○	○	○	○	○	○	—
—	○	○	○	○	○	○	○	○	—	○	○	○
○	○	○	○	○	○	○	○	○	—	—	○	△
○	○	○	—	○	○	○	○	○	—	—	○	○
—	—	○	○	○	—	○	○	○	—	—	—	—
—	—	○	○	○	—	○	○	○	—	—	—	—
○	○	○	○	○	○	○	○	○	—	—	—	○
○	△	○	○	○	○	○	○	○	—	○	○	○
○	○	○	○	△	○	○	○	○	○	○	△	○
—	○	○	○	○	○	○	○	○	—	—	○	○
○	○	○	—	○	○	○	○	○	○	—	○	△
—	○	○	○	—	—	○	○	○	—	—	—	△
—	○	○	○	○	○	○	○	○	○	○	○	○
—	○	○	—	○	○	○	○	○	—	—	—	○
△	—	○	○	○	○	○	○	○	○	△	△	△
○	○	○	○	○	○	○	○	○	—	—	—	○
○	○	○	○	○	○	○	○	○	○	○	○	○
—	○	○	—	○	○	○	○	○	—	○	○	○
—	○	—	○	—	○	○	○	○	—	—	○	○
—	○	○	○	○	○	○	○	○	—	○	○	○
○	○	○	○	○	—	○	○	○	—	—	○	—
—	○	○	○	○	○	○	○	○	○	—	○	○
—	○	○	—	○	—	○	○	○	○	—	—	○
○	○	○	○	○	—	○	○	○	○	—	○	○
○	○	○	○	○	△	○	○	○	○	○	△	—
—	○	○	○	○	○	○	○	○	○	○	○	○
○	○	○	○	○	○	○	○	○	○	—	○	○
△	○	△	—	○	—	○	○	○	○	—	○	○
○	○	○	○	○	○	○	○	○	○	○	○	○
○	○	○	○	○	○	○	○	○	—	—	—	△

空欄：薬剤師人員増や病院としての取組みがあれば実施できるもの）

| 掲載頁 | Case | 病院名 | 薬剤師を積極的に活用することが可能な業務等 ||||||||| 薬剤に関する相談体制の整備 |
			業務例①薬剤の種類、投与量、投与方法、投与期間等について、医師・薬剤師等により事前に作成・合意されたプロトコールに基づき、専門的知見の活用を通じて、医師等と協働して実施すること。	業務例②薬剤選択、投与量、投与方法、投与期間等について、医師に対し、積極的に処方を提案すること。	業務例③薬物療法を受けている患者(在宅の患者を含む)に対し、薬学的管理(患者の副作用の状況の把握、服薬指導等)を行うこと。	業務例④薬物の血中濃度や副作用の発現状況や有効性の確認等に基づき、副作用の発現状況の把握、必要に応じて薬剤の変更等を提案すること。	業務例⑤薬物療法の経過等を確認した上で、医師等と協働して前回の処方内容と同一の内容の処方を提案すること。	業務例⑥外来化学療法を受けている患者に対し、医師等と協働してインフォームドコンセントを実施するとともに、薬学的管理を行うこと。	業務例⑦入院患者の持参薬の内容を確認した上で、医師に対し、服薬計画を提案するなど、当該患者に対する薬学的管理を行うこと。	業務例⑧定期的に患者の副作用の発現状況の確認等を行うため、処方内容を分割して調剤すること。	業務例⑨抗がん剤等の適切な無菌調製を行うこと。	
32	1-1	仙台オープン病院	○	○	○	○	○	○	○	○	○	○
35	1-2	名古屋ハートセンター	○	○	○	○	○	—	○	○	—	○
38	1-3	静岡県立こども病院	○	○	○	○	○					
43	2-1	広南病院		○	○	○	○					
46	2-2	南風病院		○	○	○	○					
49	2-3	西岡病院	○	○	○	○	○	○	○			
54	3-1	大垣徳洲会病院	○	○	○	○	○					
57	3-2	貴志川リハビリテーション病院	△	○	○	○	○					
60	3-3	福山記念病院	○	○	○	○	○					
65	4-1	東新潟病院	○	○	○	○	○		○		—	○
68	4-2	宇野病院	△	○	○	○	○	○	○		○	○
71	4-3	中村病院	○	○	○	○	○	○	○		○	○
76	5-1	大船中央病院	○	○	○	○	○		○			○
79	5-2	育和会記念病院	○	○	○	○	○		○			○
82	5-3	広島記念病院	○	○	○	○	○		○			○
86	6-1	南国病院	△	○	○	○	○	○	○	△	○	○
90	6-2	真栄病院	○	○	○	○	○		○			○
94	6-3	総合花巻病院	○	○	○	○	△	○	○	—		△
98	7-1	知命堂病院	○	○	○	○	○		○			○
102	7-2	桜ヶ丘記念病院		○	○	○	○		○			
106	7-3	総合川崎臨港病院	○	○	○	○	○		○			○
110	8-1	吉備高原ルミエール病院	○	○	○	○	○		○		—	○
114	8-2	横浜総合病院	○	○	○	○	○		○			○
118	8-3	湖北病院	○	○	○	○	○		○		—	○
122	9-1	大野記念病院	○	○	○	○	○	△	○			○
126	9-2	マツダ病院	○	○	○	○	○		○			○
130	9-3	横浜東邦病院		○	○	○	○	—	○			○
134	10-1	新座病院	△	○	○	○	○		○			○
138	10-2	草津病院	○	○	○	○	○	—			—	○
142	10-3	さがみリハビリテーション病院	△	○	○	○	△	—			—	○
146	11-1	下越病院	○	○	○	○	○		○			○
150	11-2	北光記念病院	○	○	○	○	○		○			○
154	11-3	KKR高松病院	○	○	○	○	○		○			○
158	12-1	誠愛リハビリテーション病院	△	○	○	○	○		○			○
162	12-2	湘南中央病院		○	○	○	○		○			
166	12-3	船橋総合病院	○	○	○	○	○		○			○
170	12-4	光ヶ丘スペルマン病院	△	○	○	○	△		○		—	△
174	13-1	八木病院	○	○	○	○	○		○			○
178	13-2	くまもと温石病院	○	○	○	○	○		○		—	○
182	13-3	水島協同病院	○	○	○	○	○		○			○
186	14-1	須田病院	△	○	○	○	○	—	○		○	○
190	14-2	公立みつぎ総合病院		○	○	○	○		○			○
194	14-3	上越地域医療センター病院	○	○	○	○	○	○	○	○	○	○

Part 1

病院薬剤師業務の今後の展開

今後の病院薬剤師業務の展開
地域医療構想を踏まえた医療機能の分化と強化、医療と介護の連携

地域医療構想と超高齢社会への対応

　日本では世界に例を見ない高齢化が進展し、団塊の世代が75歳以上になる2025年には医療・介護の需要が急増するが、総人口及び社会を支える世代は急速に減少すると見込まれている。このような人口構造の変化に加え、医療の高度化、地域格差の拡大、医療・介護サービス提供体制とそれを支える保険制度にも大きな課題を抱えている。

　2006年（平成18年）6月の第5次医療法改正により医療機能の分化と連携の推進の下、大幅な地域医療計画の見直しが開始された。地域医療とは、医療機関における疾患治療やケアにとどまらず、医療を通じて地域住民が手を取り合って疾病の予防や健康の維持、増進のための活動を行い、よりよい地域社会を築いていくことを目指すものである。良質な地域医療を提供するには医療提供体制の充実と効率化、医療と介護の連携、地域包括ケアの実現が不可欠である。2014年（平成26年）には「医療介護総合確保推進法」が成立、住み慣れた地域で自分らしい生活を送りながら尊厳ある生を全うすることができる社会の実現に向けて、①新たな基金（医療分・介護分）を都道府県に設置、②高度急性期・急性期・回復期・慢性期の病床機能ごとに医療需要と病床の必要数を推計し「地域医療構想」を策定、③在宅医療、介護連携など地域支援事業を推し進める「地域包括ケアシステム」（図1）の構築等の取組みが明示された。

　病院は、都道府県ごとに策定された地域医療計画（地域医療ビジョン）の下、超急性期、急性期、回復期、慢性期の医療機能を明確にするとともに、それぞれの医療機能を強化し患者中心の医療連携体制を確立するよう求められ（図2）、「病院完結型医療」から「地域完結型医療」への転換を推し進めている。同時に在宅医療の提供体制に求められる医療機能が明示され、①退院支援、②日常の療養支援、③急変時の対応、④看取りの機能強化と整備が図られている（図3）。

　都道府県は2017年度（平成29年度）中に地域医療計画、介護保険事業（支援）計画を策定するが、入院病床は多くの地域で削減される方向にある。人口が集中する大都市圏や人口減少する地方など地域の特性によって求められる病床機能や病床数は異なるが、2016年（平成28年）6月の病床機能報告結果では、超急性期、慢性期はやや過剰、急性期は過剰、回復期は不足する状況である。病院は医療・介護需要を見据えて病床機能の分化と強化、再編、及び新たな類型施設への転換等を迫られている（図4）。

　2025年には、高齢者人口が急増し療養高齢者、要介護高齢者はさらに増加するため、多くの患者は病院から地域（在宅や介護保険施設等）へと療養の場を在宅医療へシフトする見込みである。今後、地域のニーズに沿った病床再編が進行する中、在宅における医療・介護の連携と充実には、地域における多職種連携が大きな鍵

地域包括ケアシステムの構築について

○団塊の世代が75歳以上となる2025年を目途に、重度な要介護状態となっても住み慣れた地域で自分らしい暮らしを人生の最後まで続けることができるよう、医療・介護・予防・住まい・生活支援が一体的に提供される地域包括ケアシステムの構築を実現。
○今後、認知症高齢者の増加が見込まれることから、認知症高齢者の地域での生活を支えるためにも、地域包括ケアシステムの構築が重要。
○人口が横ばいで75歳以上人口が急増する大都市部、75歳以上人口の増加は緩やかだが人口は減少する町村部等、高齢化の進展状況には大きな地域差。
○地域包括ケアシステムは、保険者である市町村や都道府県が、地域の自主性や主体性に基づき、地域の特性に応じて作り上げていくことが必要。

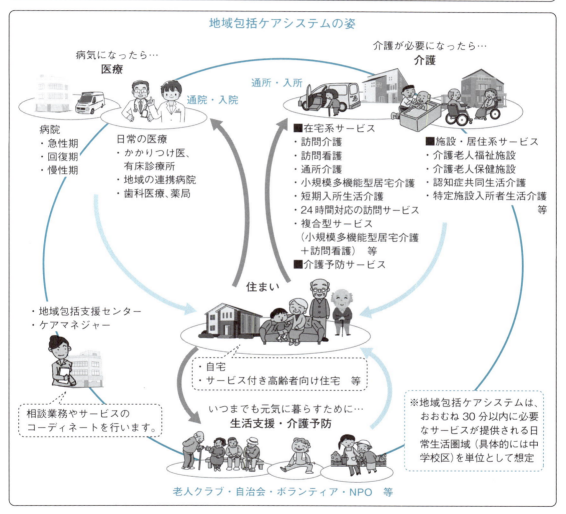

図1 地域包括ケアシステム（厚生労働省資料より）

となる（図5）。薬剤師にも、今後の医療・介護保険制度の改革に迅速に対応し、「地域医療連携・薬薬連携」への参画が強く求められている。病院薬剤師として今後取り組むべき病棟業務、外来業務に加えて地域医療連携、薬薬連携のあり方について、2016年度（平成28年度）診療報酬改定を踏まえ、さらに未来を見据えて考えてみたい。

Part 1 病院薬剤師業務の今後の展開

入院医療の機能分化・強化

○地域包括ケアシステムの推進と医療機能の分化・強化を図るため、入院医療について、機能に応じた適切な評価の推進と手厚い医療に対する評価の充実を実施。

医療機能ごとの患者像に応じた評価

- ○特定集中治療室用の「重症度、医療・看護必要度」の見直し
- ○総合入院体制加算について、「重症度、医療・看護必要度」(A、C項目)の基準を導入

- ○一般病棟用の「重症度、医療・看護必要度」の見直し
- ○重症患者を受け入れている10対1一般病棟を評価

- ○地域包括ケア病棟入院料の包括範囲から、手術・麻酔に係る費用を除外

- ○療養病棟入院基本料2について、医療区分2・3の患者受入れを要件化
- ○療養病棟における医療区分2・3の患者像のよりきめ細かく適正な評価

特定集中治療室 等

7対1病棟 等

地域包括ケア病棟
回復期リハビリテーション病棟 等

療養病棟 等

医療機能の強化のための評価

- ○特定集中治療室等における薬剤師配置を評価
- ○総合入院体制加算における、認知症・精神疾患患者の受入体制の評価

- ○7対1病棟の在宅復帰率の基準の見直し
- ○看護職員・看護補助者の手厚い夜間配置を実施している医療機関の評価

- ○回復期リハビリテーション病棟における、リハビリテーションの効果に応じたリハビリテーション料の評価(アウトカム評価)

- ○療養病棟において、急性期等から受け入れた患者の在宅復帰をより適切に評価するよう、在宅復帰機能強化加算の要件を見直し

図2　入院医療の機能分化・強化(厚生労働省資料より)

在宅医療の体制について

○在宅医療の体制については、都道府県が策定する医療計画に、地域の実情を踏まえた課題や施策等を記載。
○国は「在宅医療の体制構築に係る指針」を提示し、都道府県が確保すべき機能等を示している。

〜「在宅医療の体制構築に係る指針」による在宅医療提供体制のイメージ〜

在宅医療の提供体制に求められる医療機能

①退院支援
- ○入院医療機関と在宅医療に係る機関との協働による退院支援の実施

医療計画には、各機能を担う医療機関等の名称を記載
- ・病院、診療所(歯科含む)
- ・薬局
- ・訪問看護事業所
- ・居宅介護支援事業所
- ・地域包括支援センター
- ・短期入所サービス提供施設　等

②日常の療養支援
- ○多職種協働による患者や家族の生活を支える観点からの医療の提供
- ○緩和ケアの提供
- ○家族への支援

急変

③急変時の対応
- ○在宅療養者の病状の急変時における緊急往診体制及び入院病床の確保

④看取り
- ○住み慣れた自宅や介護施設等、患者が望む場所での看取りの実施

圏域は、二次医療圏にこだわらず、市町村単位や保健所圏域など、地域の資源の状況に応じて弾力的に設定

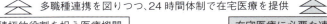
多職種連携を図りつつ、24時間体制で在宅医療を提供

在宅医療において積極的役割を担う医療機関
- ○①〜④の機能の確保に向け、積極的役割を担う
- ・自ら24時間対応体制の在宅医療を提供
- ・他医療機関の支援
- ・医療、介護の現場での多職種連携の支援
  - ・在宅療養支援診療所
  - ・在宅療養支援病院　等

在宅医療に必要な連携を担う拠点
- ○①〜④の機能の確保に向け、必要な連携を担う役割
- ・地域の関係者による協議の場の開催
- ・包括的かつ継続的な支援に向けた関係機関の調整
- ・関係機関の連携体制の構築　等
  - ・医師会等関係団体
  - ・保健所・市町村　等

図3　「在宅医療の体制構築に係る指針」による在宅医療提供体制のイメージ(厚生労働省資料より)

患者が安心・納得して退院するための退院支援等の充実

○患者が安心・納得して退院し、早期に住み慣れた地域で療養や生活を継続できるように、積極的な退院支援に対する評価の充実や在宅復帰機能が高い医療機関に対する評価の見直し等を実施。

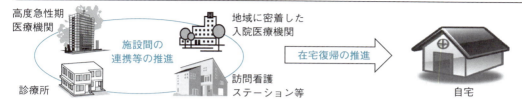

退院支援の充実

○退院支援に関する以下の取組みを評価
・病棟への退院支援職員の配置
・連携する施設の職員との定期的な面会
・介護支援専門員との連携
・多職種による早期のカンファレンス 等
○在宅療養への円滑な移行を支援するための、退院直後の看護師等による訪問指導を評価

在宅復帰機能が高い医療機関の評価

○高い在宅復帰機能を持つ有床診療所に対する評価の新設
○7対1病棟等における在宅復帰率の基準の引上げと指標の見直し
○療養病棟（在宅復帰機能強化加算算定病棟）における、急性期等からの在宅復帰を適切に評価するための指標の見直し

図4 在宅復帰機能が高い医療機関に対する評価の見直し（厚生労働省資料より）

医療・介護サービスの提供体制改革後の姿（サービス提供体制から）

○医師、歯科医師、薬剤師、看護師、介護支援専門員その他の専門職＊の積極的な関与の下、患者・利用者の視点に立って、サービス提供体制を構築する。

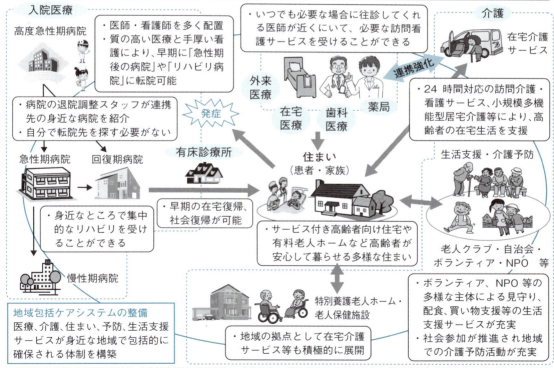

＊保健師、助産師、診療放射線技師、臨床検査技師、理学療法士、作業療法士、視能訓練士、臨床工学技士、義肢装具士、救急救命士、言語聴覚士、歯科衛生士、歯科技工士、あん摩マッサージ指圧師、はり師、きゅう師、柔道整復師、栄養士、社会福祉士、介護福祉士等

図5 サービス提供体制から見た医療・介護サービスの提供体制改革後の姿（厚生労働省資料より）

Part 1 病院薬剤師業務の今後の展開

2016年度（平成28年度）診療報酬改定の概要

　2016年度（平成28年度）診療報酬改定は、「病床の機能分化・連携」や「かかりつけ医機能」等の充実を図りつつ、「イノベーション」、「アウトカム」等を重視し、地域で暮らす国民を中心とした、質が高く効率的な医療を実現することが基本方針となった。

　病院薬剤師に関係する大きな改正点は、病棟薬剤業務の対象病棟が特定入院料の病棟にも拡大され、病棟薬剤業務実施加算1〔100点（1週につき）〕に加えて病棟薬剤業務実施加算2〔80点（1日につき）〕が新設されたことにある。病棟薬剤業務実施加算は、2012年（平成24年）に入院基本料の加算として新設されたものであるが、改定ごとに拡大し2014年（平成26年）には療養病棟・精神病棟の算定期間が4週間から8週間に延長、2016年度（平成28年度）は、救命救急入院料、特定集中治療室管理料、脳卒中ケアユニット入院医療管理料、小児特定集中治療室管理料、新生児特定集中治療室管理料又は総合周産期特定集中治療室管理料を算定する治療室においても算定が可能となった。病棟薬剤師による臨床業務、多職種連携が評価されたものである。

　また、薬剤総合評価調整加算〔250点（退院時に1回）〕が新設され、入院前に6種類以上の内服薬（入院時において当該患者が処方されている内服薬のうち、頓用薬及び服用を開始して4週間以内の薬剤を除く）が処方されていたものについて、処方内容を総合的に評価した上で調整し、当該患者の退院時に処方される内服薬が2種類以上減少した場合が評価された。精神病棟に入院中の患者においても、入院直前又は退院1年前のうちいずれか遅い時点で抗精神病薬を4種類以上内服していたものについて退院日までの間に抗精神病薬の種類数が2種類以上減少した等の場合に算定。なお、保険医療機関がクロルプロマジン換算を用いた評価を行う場合には、クロルプロマジン換算で2,000 mg以上内服していたものについて、1,000 mg以上減少した場合を含めることができると定められた。

　外来においては、薬剤総合評価調整管理料、連携管理加算が新設され、6種類以上の内服薬が処方されていたものについて、処方内容を総合的に評価した上で調整し、当該患者に処方される内服薬が2種類以上減少した場合は、250点（月1回に限り）を算定、処方内容の調整に当たって、別の保険医療機関又は保険薬局との間で照会又は情報提供を行った場合は、連携管理加算として50点の加算が算定可能となった。

　今回の改訂で新設された、病棟薬剤業務実施加算2、薬剤総合評価調整加算、連携管理加算等の施設基準は、いずれも病院薬剤師による医薬品適正使用への貢献がエビデンスとして示され、広く認識され、改定につながったものである。今後は、患者の医療の質の向上とQOLの向上に向けて病院内での医薬品適正使用のサイクルを途切れることなく継続し、外来でも在宅でも、この医薬品適正使用のサイクルを展開させるため地域連携を図るべきである。

病院薬剤部門における病棟薬剤業務の現状と課題

　2016年度（平成28年度）日本病院薬剤師会の「病院薬剤部門の現状調査」によれば、病棟薬剤業務実施加算1の算定施設は926施設、病棟薬剤業務実施加算2算定施設は214施設である（図6、図7）。病床規模では、500床以上の加算1算定施設は51.7％、加算2算定施設は34.3％、300床以上500床未満では加算1算定施設は35.2％、加算2算定施設は8.4％と、病床規模が大きいほど高い算定率を示した（図6）。今

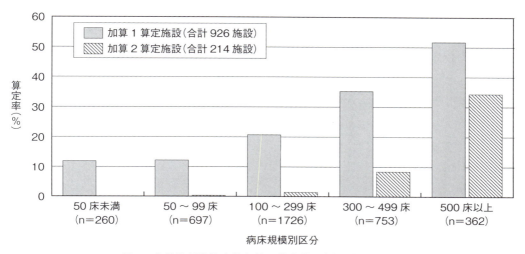

図6　病棟薬剤業務実施加算の算定状況（病床規模別区分）

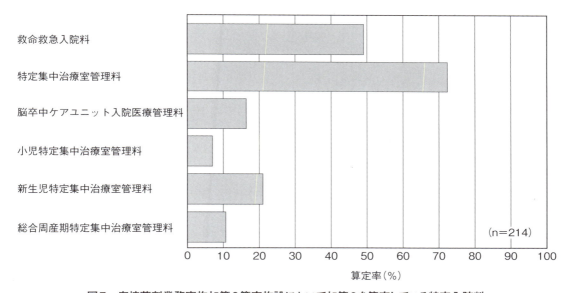

図7　病棟薬剤業務実施加算2算定施設において加算2を算定している特定入院料

後の課題として、300床未満の病院での取組みの強化及び回復期リハビリテーション病棟、地域包括ケア病棟等の特定入院基本料算定病棟における適用拡大等、病棟薬剤業務による医薬品適正使用のサイクルを入院患者のみならず地域医療構想の下で広く拡大させていかねばならない。

高齢者の薬物療法適正化の方策としてポリファーマシー対策が入院及び外来で評価されたが、さらに医療機関から地域へ拡大させ、多剤併用や過量投与、過少投与による有害事象を回避し地域の高齢者においても健康寿命を延長させるべく関与させるべきであろう。

高齢社会の未来を支えるために

2025年に向けて、病院機能の分化・強化・再編が求められているが、病院の機能ごとに求められる医療の形は少しずつ異なると考える。従来は、病院完結型医療を主流として治療が完了すれば退院する。退院後の病院間、施設間の

表1 病床機能ごとの地域完結型医療における役割

高度急性期医療	……治す医療
急性期医療	……治す医療＋治し支える医療（生活支援型医療）
回復期医療	……　　　　治し支える医療（生活支援型医療）
慢性期医療	……　　　　治し支える医療（生活支援型医療）＋寄り添う医療

連携は図られているものの患者情報の共有は、さらに強化が必要な状況にある[1]。今後の高齢社会を支えるには、地域の医療機関、診療所や介護施設等が連携し退院後の生活や治療の継続へ関与し地域医療を密に支える必要がある。地域完結型医療における役割を病床機能ごとに整理してみると、高度急性期医療では急性期疾患に速やかに対応し短期間で治し帰す医療が求められる（表1）。急性期医療では、治す医療に加えて生活支援型医療が求められ、回復期、地域包括期では急性期の治療はほぼ終えたところで新たな生活障害と向き合うため、支える医療、生活支援型医療が必要となる。慢性期では、治し支える医療に加えて、寄り添う医療、看取りの機能も求められる。医療機能ごとにそれぞれの機能を十二分に発揮し、入院医療と在宅医療のシームレスな連携の下、医薬品の適正使用に貢献し、未来の高齢社会の安心、安全を支えていかねばならない。

『病院薬剤師業務推進実例集』は、2009年（平成21年）の初版から数えて今回で5巻目の発行となった。常に社会の変化に対応する病院薬剤師業務の実践事例を積み重ねてきた。振り返ってみると、この間の医療政策だけでなく大きな社会の変化や病院薬剤師のたゆまぬ努力が見て取れる貴重な書籍となっている。中小規模の病院薬剤師の環境は決して恵まれているものではないが、本書の事例を参考にそれぞれの地域でそれぞれの病院機能に応じた病院薬剤師業務を実践し、患者の安心、安全な薬物療法を支援するために役立て地域医療に貢献していただければ幸いである。実践事例に基づいた病院薬剤師の業務拡大と充実、医療の質の向上は、未来の少子高齢社会において地域医療を支える大きな力になると確信している。

最後に本書を執筆いただいた諸先生方には心より感謝申し上げるとともに、ますますのご活躍とご健勝を祈念いたします。ありがとうございました。

●文献
1) 退院時共同指導取り組み事例集（日本病院薬剤師会療養病床委員会編）．2012．

（賀勢 泰子）

Part 2

医療機能に合わせて求められる病棟薬剤業務

Part 2 医療機能に合わせて求められる病棟薬剤業務

1 高度急性期

高度急性期に求められる病棟薬剤業務とは

はじめに

病床の再編成(地域医療構想)における「高度急性期病床」と「急性期病床」の区別は容易ではない。厚生労働省は、高度急性期病床は「急性期の患者に対し、状態の早期安定化に向けて、診療密度が特に高い医療を提供する機能」を有するとし、急性期病床は「急性期に対し、状態の早期安定化に向けて、医療を提供する機能」と定義している。高度急性期機能に該当する病棟の例として、「救命救急病棟、集中治療室(ICU)、新生児集中治療室、新生児治療回復室、小児集中治療室、総合周産期集中治療室、ハイケアユニット(HCU)であって、急性期の患者に対して診療密度が特に高い医療を提供する病棟」を挙げている。

一方で、ICUなど高度急性期医療を担う治療室への薬剤師の配置とその役割が評価され、2016年度(平成28年度)の診療報酬改定で病棟薬剤業務実施加算2が新設された。この領域における病棟薬剤師業務の普及と拡大が求められる。このことも鑑み、本稿においての高度急性期病室はICUなどの高度急性期病床を示すものとし、総称として「ICU」の名称を用いる。

高度急性期の特徴

「ICU」では、呼吸・循環・代謝などの重要臓器の急性臓器不全及び大きな侵襲を伴う手術の術後管理に対し、総合的・集中的に治療・看護を行う。この集中治療が行われる病室は、ICU、救急集中治療室、冠動脈疾患集中治療室、脳卒中ケアユニット、母体・胎児集中治療室や新生児集中治療室などである。また、HCUを置くこともあるが、そこでの薬剤師の役割も「ICU」とほぼ同等である。「ICU」の現場では、多職種連携のチーム医療を展開し、多種多様な疾患と刻一刻と変化する患者の状態に対応しなければならない。求められる薬剤師の役割は、さまざまな疾患に対する治療を理解し、最適な薬物治療が安全に行われるようサポートすることである。

「ICU」患者の特徴として、①病態が重篤、②多種類の注射薬を中心とした薬物療法が行われる、③病態が刻々と変化するため処方変更が頻繁である、④臓器機能の低下や透析などにより通常と異なる薬物動態を示す場合が多い。また、重症患者において抗菌薬の代謝が亢進することがある(ARC:augmented renal clearance)。さらに、重症患者では低アルブミン血症が珍しくない。⑤ほとんどの患者は意思の疎通が困難でベッドサイドでの服薬指導はできない、⑥年齢層が幅広い、⑦在室期間が短いなどが挙げられる。

高度急性期における薬剤師業務

「ICU」における薬剤師には、多種多様な病

態に対して投薬される薬剤の種類も多いため、医薬品情報(DI)と治療薬物モニタリング(TDM)に関する役割が強く求められる。DIに関しては、薬剤の使用方法(量、投与速度、簡易懸濁法など)や薬物有害反応に関する情報、肝・腎機能が低下している状態における薬剤選択及び投与量の調整、相互作用及び配合変化に関する情報などの提供である。TDMに関しては、特に感染症の治療において、PK/PD理論に基づいた薬剤師の役割が求められる。

(1) 情報収集・評価と提案

患者の特徴から、一般病棟以上に患者特性に応じた薬学的管理が重要となる。また、今後起こり得る状況を想定し、必要となる情報をあらかじめ準備しておくことも、重要なポイントである。したがって、収集する情報は膨大となるが、それらを評価し、患者に最適な薬物療法の設計・提案を行うことが必須である。多くの患者は、重要臓器の臓器不全を来しており、治療による侵襲も大きい。多数の薬剤を高用量で併用することが多く、肝・腎機能障害などさまざまな薬剤の有害反応が生じやすい状態にある。そのため、使用薬剤の効果や有害反応とともに、器官系統別に患者の生体機能をモニタリングし評価を行う。また、「ICU」に入室となる原因の1つとして薬剤による有害反応があるため、薬歴のチェックと評価も必要である。さらに、救急救命病床にあっては、医薬品、生活用品や農薬などによる急性中毒患者の場合は、原因(推定)物質に関する情報を迅速に検索する必要があり、拮抗薬や解毒薬を含めた治療法の情報を提供することも薬剤師の業務となる。

回診に同行することは非常に重要である。「ICU」の患者は病状が急変しやすいため当日に治療計画が決まることが多く、指示変更が頻繁にある。また、回診中やカンファレンスにおいて、薬剤師は症状や状態などを基に、薬剤の選択、使用法・投与量などについて情報提供及び提案をする。最終的な医師の指示に基づいて、注射薬の投与ルート・配合変化、重複投与、相互作用などのチェックを行う。

(2) 投与設計

患者は、基礎疾患として腎・肝疾患を有することが多く、著しい病態の変化に伴い腎・肝機能が急激に低下することもある。また、心機能の低下、血液浄化療法や相互作用など薬物動態に影響を及ぼす因子が数多く存在する。重症感染症治療においては、ARCを考慮する必要がある。そのため、有効かつ安全な薬物治療を遂行するためには、刻々と変化する患者の病態を把握・評価し、医薬品投与量・投与方法の調節を適宜医師に提案する。TDMによる最適な投与設計も求められるため、薬剤師は血中濃度測定の採血時間やタイミングを指示することが必要である。

(3) 医薬品管理

「ICU」で使用される薬剤は、麻薬、筋弛緩薬、向精神薬、毒薬、劇薬などのハイリスク薬が多く、適切な医薬品管理が必要とされる。

配置される薬剤師

「ICU」における業務を鑑みると、一定以上の経験と知識を有していることは当然であり、さらに、DIなどの薬剤部のセントラル機能との関係が良好に保たれていることが重要である。特に、周術期及びTDM業務の経験がある薬剤師が望ましい。また、バイタルサイン(モニタ類に表示されている値や波形の特徴など)を評価できる能力を有すると、患者の状態が変化した際に、早期に他のスタッフと連携し対応できるだけでなく、薬物治療への提案などにもつながる。最も重要なことは、「ICU」はチーム医療の最前線であり、他職種とのコミュニケーション能力がより強く求められる。

(松原 和夫)

Part 2 医療機能に合わせて求められる病棟薬剤業務

1 高度急性期

公益財団法人仙台市医療センター 仙台オープン病院
ICUにおける病棟薬剤業務の実際

●病院概要

所在地	宮城県仙台市
診療科目	13科(消化管・肝胆膵内科、循環器内科、呼吸器内科、総合診療科、消化器外科・一般外科、乳腺外来、心臓血管外科・呼吸器外科、腫瘍内科、麻酔科、病理診断科、放射線科、救急科、歯科)
病棟数	9病棟
病床数	330床(一般330床) ICU 10床、人間ドック10床
病院機能評価	審査体制区分3一般病院2(200〜499床)(主たる機能)(3rdG:Ver.1.0)認定
IT整備状況	電子診療録、院内LAN、病棟薬剤師業務支援システム用ノートPC(1病棟1台)
DPC	導入(平均在院日数11.0日)
入院患者	平均256.7人/日、入院処方箋:平均114.8枚/日、注射処方箋:平均151.6枚/日
外来患者	平均241.7人/日、外来処方箋:院内平均19.8枚/日、院外平均86.8枚/日(院外処方箋発行率81.4%)

●薬剤部門概要

人数	薬剤師19人、薬剤師以外1人
病棟薬剤業務	診療報酬請求件数:加算1平均972.7件/月、加算2平均118.0件/月 算定病棟数・病床数:9病棟・312床(1病棟・1週当たり24時間) 算定対象外病棟数・病床数:なし
薬剤総合評価調整	診療報酬請求件数:平均0件/月
薬剤管理指導	診療報酬請求件数:平均820.1件/月(担当薬剤師数:常勤換算3.8人) 実施病棟:全9病棟
その他の主な業務・施設基準	無菌製剤処理、ラウンド(ICT、NST、褥瘡、緩和ケア)への参加、輸血用製剤の管理、薬事委員会・医療安全対策委員会・化学療法委員会等の各委員会活動
夜間休日対応	夜間:当直体制、休日:日当直体制

高度急性期における病棟薬剤業務を実施するまでの流れ

　仙台オープン病院(以下、当院)は仙台市と仙台市医師会の協力により公設民営型の医師会病院として開設された施設であり、一般病棟9病棟(救急病棟、ICUを含む)で構成されている。

　2011年(平成23年)6月に循環器病棟において試運用として常駐を開始、2012年(平成24年)6月に一般病棟に薬剤師配置を行い病棟薬

剤業務実施加算の算定を開始した。一般病棟の常駐を開始した際、救急病棟に常駐している薬剤師がICUの管理担当も兼ねて、週20時間以上の常駐を担保しながらICUの病棟常備薬や、救急カートの定数確認・期限管理、持参薬鑑別などを行ったが、週に数回程度しか介入できていない状況であった。

2015年（平成27年）4月に人員を2人増員したことと、ICUでの適切な薬物療法の必要性から、同年11月よりICUでの病棟薬剤業務を開始した。救急・ICU病棟担当を2人から3人体制とし、日替わりで各々1人常駐している（1人は新人薬剤師のため業務が確立している救急病棟のみ担当とした）。2016年度（平成28年度）診療報酬改定により「病棟薬剤業務実施加算2」が新設され2016年（平成28年）4月より算定を開始した。

高度急性期における病棟薬剤業務の実際

(1) ICUでの病棟薬剤業務の概要

当院の診療科は循環器内科、心臓血管外科、消化器内科・外科、呼吸器内科を中心としているため、ICUへの入院疾患も心筋梗塞カテーテル治療後、消化器外科術後、大動脈解離術後・保存治療の患者が半数を占めている。ICUに入室が必要な患者の多くは病態変化が激しく、刻々と変化していくケースがほとんどであることを認識し業務に当たっている（表1）。

表1　ICUにおける病棟薬剤業務の概要

業務	概要
ICU入院時	薬剤業務支援システム病棟王®（アイシーエム）[1]を用いて持参薬の鑑別をし、鑑別表を基に持参薬の継続・中止を確認している。中止薬に継続が必要と思われる薬剤（副腎皮質ステロイド、免疫抑制薬等）が含まれている場合は代替薬の情報提供等を主治医に行っている
各種検査データの変化や臨床症状の確認	主疾患の他、心不全や不整脈等循環器疾患が併発していることも多い上、侵襲により大きな体液移動を生じるなど適切な薬物療法の提供には病態の変化をきちんと把握する必要がある。腎機能・肝機能等の臓器障害や凝固系の異常、浮腫・腹水・胸水等の水分貯留等の薬物動態に影響を及ぼす変化の確認や、心電図、血圧、脈拍などのモニターが装着してあるため、薬剤投与後の効果、副作用発現の確認もリアルタイムで可能である。血液ガス検査も頻回に行われており、そのデータも確認できるため、効果、副作用の客観的評価に有用である。会話が可能であれば、本人からの主観的評価を聞くこともある
配合変化の確認	入院時より注射薬が開始される場合がほとんどであり、使用薬剤数も多いため配合変化に注意が必要となる。マルチルーメンタイプの中心静脈カテーテル（CVカテーテル）を挿入されていることが多く、ある程度配合変化は回避できるが薬品数が多くなると投与ルートの選択が必要となる。薬剤師が常駐している時間には薬剤師が投与ルートの確認を行っているが、夜間など薬剤師が不在時は病棟へ薬剤部で作成した汎用薬の薬剤対比表（図1）を配置し、看護師のルート選択の参考にしている。表にない薬剤については薬剤師へ相談してもらう。持続投与で流量が少ないラインへのボーラス投与がされないような選択も必要である
薬剤の選択への介入	挿管中か否か、嚥下訓練の進捗等により投与できる薬剤が日々変化するため、言語聴覚士、看護師から、嚥下状況を聞き取りし、当院に採用ある中から適切な剤形を選択できるよう情報提供を行っている（粉砕の可否や、簡易懸濁等）
病棟配置薬剤の管理・補充	ICUへ常駐する前と、常駐してから数か月の間、病棟常備薬の管理・請求を病棟師長が行っており、配置薬の品目数、在庫数が多く管理しにくい状況であった。そこで薬剤品目、定数の適正化を図ることと、看護部からの要望もあり、病棟薬剤師が在庫の管理、定数補充、使用予定薬剤の請求を行うこととした。平成27年度と平成28年度を比較すると、薬剤師の介入により170品目から151品目、1546剤から1256剤へ減少している。また、期限切迫薬剤を早めに使用開始した別病棟へ依頼することで期限切れ薬剤を8剤から1剤へ減少することができた
薬剤師間での情報共有	病棟担当薬剤師間での情報の共有、標準化を行うためワークシート（図2）[2]を作成し、実際に運用を行っている。ワークシートはA4紙両面に全患者の情報を載せて運用している。ワークシートを使用することで、腎機能、投与量、使用期間、投与ルート等の確認が行われたかを把握でき、今後何を確認していくべきかも把握できるため、申送りの時間が短縮できた

薬剤対比表　(同一ラインでｄｒｉｐできる物は○・出来ない物は×)　2017/8/23改訂　薬剤部

	イノバン	ドブポン	ノルアド	ボスミン	ミルリーラ	ニトロール	ミオコール	ニカルジピン	ニコランジル	ハンプ	オリベス	メキシチール	エラスポール	ガベキサート	ナファモスタット	ヘパリン	ラシックス(フロセミド)	ネオフィリン	ミダゾラム	シンピット	マンニットール	オノアクト	フェンタニル	ディプリバン	プレセデックス
イノバン		○	○	○	○	○	○	○	○	×	○	○	×	○	○	○	×	×	○	○	○	○	○		○
ドブポン	○		○	○	○	○	○	○	○	×	○	○	×	○	○	×	×	×	○	○	○	○	○		○
ノルアド	○	○		○	○	○	○	○	○	×	○	○	○	○	○	○	×	×	○	○		○	○		○
ボスミン	○	○	○		○	○	○	○		×	○		○	○	○	○	×	×	○	○		○	○		
ミルリーラ	○	○	○	○		○	○	○	○	○	○	○	×	○	○	○	×	○	○	○	○	○	○		
プレセデックス	○	○	○				○	○		○			○	×		○	○		○		○	○	○	○	
	イノバン	ドブポン	ノルアド	ボスミン	ミルリーラ	ニトロール	ミオコール	ニカルジピン	ニコランジル	ハンプ	オリベス	メキシチール	エラスポール	ガベキサート	ナファモスタット	ヘパリン	ラシックス(フロセミド)	ネオフィリン	ミダゾラム	シンピット	マンニットール	オノアクト	フェンタニル	ディプリバン	プレセデックス

※空欄は配合変化のデータがありません。表に記載のないものやご不明な点がありましたら、その都度薬剤部までご相談ください。

図1　薬剤対比表

2床目 Dr.	持参薬	気管挿管	確認事項	鎮痛剤・鎮静剤	感染症	引継事項
氏名 ●● ●● 様	□未持参	□有 ☑無	□注射内容	□人工呼吸器管理中の鎮痛・鎮静	WBC 9340 /μL	BP100 HR60
年齢 80 歳	☑識別済み	介入 ☑可 □不可	□投与速度	□OPE後の疼痛管理	CRP 0.9 mg/dL	ワーファリン中止でOK
BW 60 kg	□常用薬なし	嚥下評価	投与量(確認済み)	□処置(痛みによるHR、RR上昇抑制)	PCT ng/mL	
Scr 1.07 1月30日	□持参予定(/)	□未評価		RASS目標	BT 36.5 ℃	疼痛有 2/10
Ccr M 46.7 F 39.7	持参薬継続可否	□評価済み			抗生剤	話をすると体も動かすため血圧上昇する
病名	☑中止	☑内服可能	ルート配合変化	薬剤名・投与量／速度	抗生剤	内服開始、持参ランデル再開
IMH st.B	□再開	□粉は可能	□白:	フェンタニル mg /NS mL mL/h	抗生剤	
	□一部再開	□とろみ可能	□青:	ミダゾラム mg /NS mL mL/h	抗真菌薬	
既往(特記すべきもの)	□指示待ち	□内服不可	□緑:	プレセデックス 200 μg /NS 50 mL 1 mL/h	培養	末梢:DEX,メイン、ニカルジピン3mL/h
HT af	ハイリスク持参薬	□NG,EDチューブ有	日数制限薬剤	ジアゼパム mg /NS mL mL/h	培養	今後の計画
	□糖尿病薬	□抗てんかん薬	～	プロポフォール mg /NS mL mL/h	経腸栄養剤	アボルブ残薬なし処方必要
	☑抗凝固薬	□免疫抑制薬	～	mg /NS mL mL/h		
	□	□	～	mg /NS mL mL/h		□抗凝固薬:OP後再開確認 □wf;V.K入りTPN
3床目 Dr.	持参薬	気管挿管	確認事項	鎮痛剤・鎮静剤	感染症	引継事項
氏名 ●● ●● 様	□未持参	☑有 □無	□注射内容	☑人工呼吸器管理中の鎮痛・鎮静	WBC 7420 /μL	1/24 大動脈弁置換(生体弁)、僧帽弁形成術

図2　ICUで使用しているワークシート(一部抜粋)

(2)薬剤師による介入事例―薬剤の適正使用の確認

播種性血管内凝固症候群(DIC)が疑われる場合：胆管炎などの感染性疾患において、採血結果などからDICスコアの算出を行い、医師にDICか確認し必要に応じてトロンボモジュリンを提案する場合もある。トロンボモジュリンが開始となった場合開始時に体重、BUN、Cre、尿量から用量の確認を行い、適正な使用がされているか投与前の確認を行っている。

他職種からの評価と要望

ICUの看護師20人を対象に自記式のアンケートを実施した。薬剤配合や適切な投与量などについて的確なアドバイスを受けることができることや、在庫管理、薬剤請求による業務の負担が減ったこと、転出病棟への内服薬の申送りに介入することで、安心して転出させられることなどが評価されていた。

今後の要望としては、病棟配置薬の減少や注射薬の混合調製をしてもらいたいとのことであった。気軽に相談できることも評価されており、声をかけられることでの情報取得も業務に役立っていると感じる。医師・看護師等とのコミュニケーションの大切さを再認識させられた。

●文献

1) 昆貴志：病棟薬剤師業務支援システムの導入における病棟薬剤師業務の効率化．病院薬剤師業務推進実例集４(日本病院薬剤師会監)，薬ゼミ情報教育センター，埼玉，p105-107，2015.
2) 森雅之，他：ICUにおける病棟薬剤業務の取り組み．第26回日本医療薬学会年会要旨，2016.

(森 雅之)

1 高度急性期

医療法人名古屋澄心会 名古屋ハートセンター
迅速・確実・安全な循環器疾患治療を目指した薬剤師の積極介入

●病院概要

所在地	愛知県名古屋市
診療科目	3科(循環器内科、心臓血管外科、内科)
病棟数	1病棟
病床数	64床(一般64床)
病院機能評価	—
IT整備状況	電子診療録、院内LAN
DPC	未導入(平均在院日数8.8日)
入院患者	平均44.5人/日、入院処方箋：平均27.5枚/日、注射処方箋：平均54.1枚/日
外来患者	平均145.8人/日、外来処方箋：院内平均1.9枚/日、院外平均62.2枚/日(院外処方箋発行率97.0％)

●薬剤部門概要

人数	薬剤師3人、薬剤師以外1人
病棟薬剤業務	診療報酬請求件数：平均315件/月 算定病棟数・病床数：1病棟・64床(1病棟・1週当たり22時間) 算定対象外病棟数・病床数：なし
薬剤総合評価調整	診療報酬請求件数：平均0件/月
薬剤管理指導	診療報酬請求件数：平均162件/月(担当薬剤師数：常勤換算1人) 実施病棟：全1病棟
その他の主な業務・施設基準	医療安全委員会、院内感染対策委員会、輸血療法委員会、褥瘡委員会、薬事委員会、DI業務、入院時持参薬管理、医局勉強会、病棟勉強会、心不全チーム
夜間休日対応	夜間：対応なし、休日：対応なし

高度急性期における病棟薬剤業務を実施するまでの流れ

　名古屋ハートセンター(以下、当院)は、2008年(平成20年)に開院した循環器専門病院である。外来患者は原則院外処方のため、開院当初は薬剤師1人で入院調剤と医薬品管理を主たる業務としていたが、循環器疾患の急性期は薬剤の追加・中止等の変更が多々あり、医師・看護師より入院患者に対する薬剤師の介入が要望されたため、2011年(平成23年)に薬剤師1人を増員し薬剤管理指導業務を開始した。2012年(平成24年)に新設された病棟薬剤業務実施加算は当初より算定しており、その後病棟業務を

さらに充実させるため、2015年（平成27年）に薬剤師1人を増員して3人体制とし、2016年（平成28年）には助手1人を採用し現在に至っている。

高度急性期における病棟薬剤業務の実際

（1）心血管カテーテル治療症例への介入

当院では、経皮的冠動脈形成術（PCI）、不整脈に対するカテーテルアブレーション、経皮的大動脈弁留置術（TAVI）等、さまざまなカテーテル治療を年間約1100件施行しているが、それぞれの治療において必要な薬剤の追加・休薬等に薬剤師が介入している。

PCIについては、施行前に血栓症予防のための抗血小板薬2剤併用療法（DAPT）が施行されており、かつ良好な服薬アドヒアランスが保たれているかを確認し、チェックシート（図1）を用いて看護師と情報を共有している。DAPT未施行もしくは投与量・投与期間が不十分な症例については主治医にローディングドーズの実施等を提案している。PCI施行後についてもDAPTの継続は必須であるため、安易に中断しないよう患者に必ず説明している。PCIは緊急で施行されることも多く、特に急性心筋梗塞症例では、DAPTに加えて心機能低下予防のためのACE阻害薬／アンジオテンシンⅡ受容体拮抗薬・β遮断薬・抗アルドステロン薬の服用意義についても併せて説明し、処方がなければ必要に応じて主治医に処方提案を行っている。

心房細動のカテーテルアブレーションについ

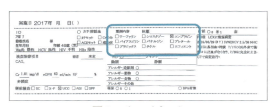

図1　チェックシート

ては、施行前に患者が抗不整脈薬及び抗凝固薬の休薬指示を遵守できているかを確認している。特に抗凝固薬については、休薬期間を過剰に設けることにより血栓塞栓症のリスクを増大させることから注意が必要である。また、重篤な合併症である左房食道瘻形成の予防のためにプロトンポンプ阻害薬の処方がなされていることも確認している。施行後については、抗凝固薬の再開及び継続が必須であるため、患者にもその必要性について説明するとともに、代替薬であるヘパリン持続静注を中止するタイミングについて、医師の指示を確認した上で看護師と情報を共有しながら対応している。

TAVIについては、術式により抗血小板薬・抗凝固薬の休薬の有無が異なることから施行前に確認している。術後は原則DAPTを施行するが、TAVI施行例は高齢者が多いため出血リスクも高いことから、大出血につながりやすい消化管出血の初期症状である下血・血便を早期発見できるよう患者とその家族に注意喚起を行っている。

（2）外科手術症例への介入

当院では、待機的及び緊急の外科手術が年間約300件施行されている。待機的手術については、術前に抗凝固薬・抗血小板薬の休薬指示を遵守できているか確認し、内服を継続していた場合については、状況を詳細に把握した上で医師と対応を検討している。術後については、施行した術式に応じて投与すべき薬剤が処方されているか、術前に内服・使用していた薬剤の中で再開すべき薬剤があるか、そして複数の注射薬を投与している症例ではライン管理が適切かを確認し、必要であれば対応を依頼している。また、利尿薬・ワルファリン・β遮断薬等の用量変更及び休薬が度々生じることから、処方変更を迅速かつ確実に対応するとともに、患者のバイタル・心電図・血液検査結果等の把握に努め、用量変更等を要する状況であれば薬剤師か

らも提案を行っている。このような状況を踏まえて、看護師が配薬する入院患者の与薬セットを薬剤師が毎日実施しており、その結果、病棟における薬剤に関連したインシデントも減少した。患者に対しては、全身状態がある程度落ち着いた時点で、ワルファリン等の必要性・注意事項・服薬期間などについて説明を行っている。

(3) 持参薬確認

当院は緊急入院する症例が多いため、診療情報提供書・お薬手帳等の処方薬に関する情報が不十分な状況で持参薬を確認することも少なくない。さらに、心不全症例については処方薬が症状増悪に関与していることもあるため、持参薬確認には薬剤師が積極的に介入している。不明点があれば紹介先の医療機関もしくはかかりつけ薬局に処方状況等を確認するなど現状把握に努め、継続及び中止すべき薬剤があれば主治医に処方提案を行っている。

(4) 病棟看護師に対する薬の勉強会の定期開催

循環器疾患の治療ではさまざまな薬剤が用いられ、薬剤に関するインシデントが重大な状況を招く薬剤も多いため、これに携わる医療スタッフは薬剤の知識もある程度有している必要がある。そこで当院では、薬剤師が隔週で薬剤に関する勉強会を開催し、新薬の情報・発生したインシデントへの対応と予防策等について講義し、各スタッフの知識向上だけでなく、薬剤師のプレゼンテーション能力向上にも役立っている。

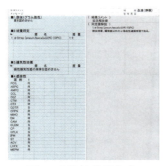

図2 血液培養報告書

(5) 薬剤師による介入事例

事例：40歳代・女性。体重43.7 kg、C_{cr} 79.0 mL/min

子宮内膜症術後に感染性心内膜炎(IE)による僧帽弁閉鎖不全症を併発したため、手術目的にて当院へ緊急搬送された症例。到着後早急に、薬剤師は前医からの診療情報提供書等を確認し、①抗血小板薬・抗凝固薬の服用歴、②薬剤アレルギー・副作用歴、③呼吸器疾患の既往について医師へ報告。また、年齢・体重・腎機能などから術中麻酔薬として用いるフェンタニルの投与量が適正であることも確認した。起因菌不明の発熱に対し、前医で投与していた抗菌薬を調査したところCFPN-PIであったため、セフェム系抗菌薬耐性菌を想定した抗菌薬の選択を医師に提案。医師と協議の結果、DAP 280 mg + GM 180 mg/日の投与を開始した。後に血液培養にてペニシリン低感受性の$α$溶血性連鎖球菌(図2)が検出された。腎障害・CPK上昇等の副作用は見られず、第11病日にはDAP単剤とし、第26病日にはLVFX 500 mg/日の経口投与に切り替え、経過良好にて第30病日に退院となった。IEの治療においては、適切な抗菌薬の選択と継続が重要であるため、積極的に介入して抗菌薬の有効性の確認及び副作用モニタリングを実施している。

他職種からの評価と要望

薬剤師が病棟に常駐することにより、薬剤の中止・変更指示への対応が迅速かつ確実に実施され、薬剤に関するインシデント・アクシデントも減少したことから、病棟スタッフからは良好な評価が得られている。今後は、急性期対応だけでなく長期予後を見据えた心不全チーム・心臓リハビリテーションチームへの参画が求められていることから、積極的に関わっていきたい。

（落合 広明）

Part 2 医療機能に合わせて求められる病棟薬剤業務

1 高度急性期

Case 1-3 地方独立行政法人静岡県立病院機構 静岡県立こども病院
NICUにおける病棟薬剤師の取組み

●病院概要

所在地	静岡県静岡市
診療科目	28科(総合診療科、新生児科、血液腫瘍科、遺伝染色体科、内分泌代謝科、腎臓内科、免疫アレルギー科、神経科、循環器科、小児集中治療科、皮膚科、放射線科、臨床検査科、小児外科、心臓血管外科、循環器集中治療科、脳神経外科、整形外科、形成外科、眼科、耳鼻いんこう科、泌尿器科、産科、歯科、麻酔科、病理診断科、発達小児科、こころの診療科)
病棟数	12病棟
病床数	279床(一般243床、精神36床) 小児入院医療管理料1 159床、新生児治療回復室入院医療管理料18床、児童・思春期精神科入院医療管理料36床
病院機能評価	審査体制区分3一般病院2(200〜499床)(主たる機能)、精神科病院(副機能)(3rdG：Ver.1.0)認定
IT整備状況	電子診療録
DPC	導入(平均在院日数10.8日)
入院患者	平均212人/日、入院処方箋：平均111枚/日、注射処方箋：平均201枚/日
外来患者	平均422人/日、外来処方箋：院内平均26枚/日、院外平均120枚/日(院外処方箋発行率82.2%)

●薬剤部門概要

人数	薬剤師14.8人、薬剤師以外4人
病棟薬剤業務	診療報酬請求件数：平均0件/月 算定対象病棟数・病床数：5病棟・66床(1病棟・1週当たり7時間) 算定対象外病棟数・病床数：7病棟・213床(1病棟・1週当たり1.7時間)
薬剤総合評価調整	診療報酬請求件数：平均0件/月
薬剤管理指導	診療報酬請求件数：平均203件/月(担当薬剤師数：常勤換算2.5人) 実施病棟：全12病棟
その他の主な業務・施設基準	医療安全管理室、感染対策室、栄養サポートチーム
夜間休日対応	夜間：夜勤＋当直体制、休日：日直体制

高度急性期における病棟薬剤業務を実施するまでの流れ

　静岡県立こども病院(以下、当院)のNICU(新生児特定集中治療室)では、周産期センターの新生児部門として低出生体重児や先天性疾患を持つ新生児を受け入れている。ここでは小さな患児に多くのハイリスク薬(麻薬、鎮静薬、強心薬等)が使用されており、その薬用量や投与方法が極めて少量かつ複雑で投与ルートも限られているために、薬剤師による医薬品の適正使用と安全管理を必要とする院内の声は多かった。そこで2012年(平成24年)4月に薬剤師が1人増員となり、同年5月より薬剤師1人が病棟での持続注射剤の無菌調製業務を、さらに2013年(平成25年)1月からはもう1人の薬剤師を病棟に配置し、薬剤管理指導業務を開始した。この間に薬剤助手1人も増員となり、薬剤師業務の整理を行って常に調剤室を3人体制とすることで病棟業務へ当てる人員を捻出した。

高度急性期における病棟薬剤業務の実際

　現在、平日に毎日2人の薬剤師が各2時間半ずつ病棟へ滞在し、それぞれクリーンベンチでの無菌調製業務(TPN平均109件/月、強心薬平均18件/月、その他241件/月)と薬剤管理指導業務を行っている。

(1) 新生児用の約束処方TPNの運用

　無菌調製業務を開始するに当たり、医師と連携して新生児用の約束処方TPNを考案した。新生児の栄養は、電解質を含まない糖液やN-10(電解質はCaのみの約束処方)で開始し、維持液に近い約束処方N-1、N-2、N-3へ移行していく。

　この約束処方を基に、水分必要量や電解質、血糖値に応じて処方設計がされる。運用としては、薬局のクリーンルームにてビタミン以外のものを混合した予製剤を作成して使用期限を2週間に設定して保管しており、ビタミンは使用直前に病棟で添加することとしている。平日の10時半から13時までは薬剤師が、それ以外の時間は看護師が混合調製業務を行う。約束処方開始以前の、患者ごとに何種類もの薬剤を少量ずつ混合調製していた頃と比較すると、約束処方TPNを使用することで調製時間や鑑査に要する時間が短縮し、急な指示変更への迅速な対応が可能となったといえる。もちろん全ての患児に約束処方が当てはまるわけではないため、約束処方の組成が適さない場合は個別対応としている。また2017年度(平成29年度)の取組みとして、約束処方TPNを使用した患者をレトロスペクティブに調査し、肝酵素(AST、ALT)の推移を主要評価項目としてチェックすることで安全性を検証した。その結果、新生児科の医師の見解も含め、約束処方TPNが安全に使用されているという結論を得ることができた。

(2) 処方監査

　当院のICU系病棟では、電子診療録と連動するフィリップス社の生体情報管理システム(以下、PIMS)が使用されている。患者の状態に合わせて医師の指示が頻繁に変わるNICUでは、PIMSを用いることによって看護師がリアルタイムに指示を確認し、対応することができる。しかし、内服薬は薬局で調剤するが、注射薬は看護師が病棟定数から使用した分を次の日に補充するという形をとっており、一般病棟で行っている注射薬の個人セット調剤ができないために、事前の監査が難しい。そこで、薬剤師が病棟薬剤業務として当日に電子診療録画面にて注射薬処方の監査を行うこととした。患者の体重や出生週数から薬用量、用法、投与ルート、流速、点滴速度、配合変化などを監査のポイントとしており、適切な投与ルートを提案し、配合変化による力価低下を回避できた例もある。また、院内で決められている開始許可と

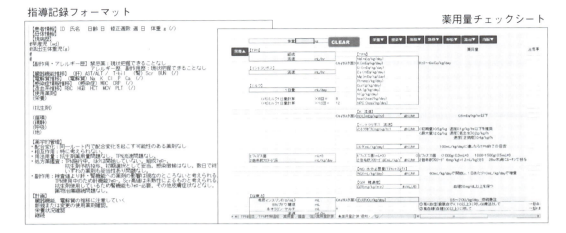

図1　薬用量チェックシートと指導記録フォーマット

継続許可の必要な抗生物質製剤について、処方されている患者の情報を感染対策委員（ICT）へ提供している。さらに、実際にベッドサイドでもシリンジポンプの流速設定と投与ルートの確認、ルート内の配合変化の有無などのチェックを行っている。また、NICUで副作用や検査値をチェックしながら患者ごとの薬剤管理指導記録を記入しており、隣接するGCU（新生児治療回復室）における薬剤管理指導（退院時指導含む）につなげている。記録を書くに当たり、薬用量をチェックできるツールやフォーマット（図1）を作成して所要時間の短縮に努めている。

(3) 問合せへの対応

医師、看護師からの問合せは、注射薬の用法・配合変化、副作用、注射薬インラインフィルター通過の可否に関することが多い。特に質問の多い注射薬配合変化、インラインフィルター通過の可否については、一覧表を作成してスタッフ全員が簡単に情報共有できるよう改善した。またバンコマイシン注の投与量についての問合せも多く、TDMを行って適切な投与量や投与スケジュールを提案している。

他職種からの評価と要望

2016年（平成28年）11月にNICUの医師8人、看護師60人を対象に、約束処方TPNの使用や病棟薬剤業務を行うことのメリットについてアンケート調査を行った。約束処方TPNの使用により、医師は配合変化やヘパリンの入力忘れなどの処方間違いを、看護師は調製時の過誤を減らすことができる、衛生的である、処方内容の変更に迅速に対応できるなどの回答を得た。病棟薬剤業務については、薬剤の用法用量のチェックにより安全性が向上するだけでなく、看護師の負担軽減になり看護業務へ専念できること、問合せやTDMへの迅速な対応など、良好な評価を得ることができた。今後、さらなる処方提案や情報提供が期待されている。また新生児・未熟児に対する薬用量や用法が確立されていない薬剤も多く、適正使用について判断に迷うこともあるが、専門知識を身につけ、医師や看護師との連携を強化し、NICUでの医療安全に貢献できるよう努めていきたい。

（松浦　詩麻）

急性期に求められる病棟薬剤業務とは

はじめに

　2014年(平成26年)6月、団塊の世代が75歳以上となる2025年に向けた医療・介護の提供体制を構築するために「地域における医療及び介護の総合的な確保を推進するための関係法律の整備等に関する法律(医療介護総合確保推進法)」が制定された。これにより地域における効率的かつ効果的な医療提供体制を確保するために、都道府県は医療計画の一部として「地域医療構想」を位置づけるとともに、その実現を目的に「協議の場」を設置することになった。地域医療構想は、病床の機能分化及び連携を一体的に推進する区域において、「高度急性期」、「急性期」、「回復期」及び「慢性期」の将来(2025年を想定)における病床の必要量を推計し、あるべき医療提供体制の姿を明らかにするとともに、その実現に必要となる施策を示すものである。その中で急性期機能の役割は「急性期の患者に対し、状態の早期安定化に向けて医療を提供する機能」と定義されている[1]。今後、各施設は医療機能に対応した業務展開が求められており、薬剤師として医療従事者の負担軽減及び病棟で行う薬物療法の有効性、安全性の向上に資する薬剤関連業務(以下、病棟薬剤業務)を実践することが重要である。

急性期の特徴

　病床機能における「高度急性期」と「急性期」を区別することは難しく、「平成28年度病床機能報告の結果について」[2]によると、急性期機能を有する病棟は「7：1病棟」、「10：1病棟」、特定の機能を有する病棟として「地域包括ケア病棟」などが挙げられる。

　また、「急性期」は病気の発症初期や発症様式、救急医療という概念でとらえられることも多い。患者の状態をいち早く観察し、日々変化する状況において他職種と連携を取りながら対応していくことが重要である。

急性期における薬剤師業務

　2012年度(平成24年度)診療報酬改定において病棟薬剤業務が「病棟薬剤業務実施加算」の新設によって評価された。それを受けて、日本病院薬剤師会(以下、日病薬)は「薬剤師の病棟業務の進め方 Ver.1.0(現在はVer.1.2[3])」を作成した。以下、Ver.1.2に病棟薬剤業務として記載されている項目を示す。

①患者背景及び持参薬の確認とその評価に基づく処方設計と提案
②患者状況の把握と処方提案
③医薬品の情報収集と医師への情報提供等
④薬剤に関する相談体制の整備

⑤副作用等による健康被害が発生した時の対応
⑥多職種との連携
⑦抗がん薬等の適切な無菌調製
⑧当該医療機関及び当該病棟における医薬品の投薬・注射状況の把握
⑨当該病棟における医薬品の適正な保管・管理
⑩当該病棟に係る業務日誌の作成等
⑪病棟薬剤業務実施加算を算定できない病棟又は治療室においても病棟薬剤業務を実施するよう努める

　急性期における患者の状態は急激に変化するため、各医療スタッフがそれぞれの専門性を発揮し、総合診療的なチーム医療の実践と特に安全管理が必要な医薬品の管理が重要である。チーム医療の推進については、日病薬が「医療スタッフの協働・連携によるチーム医療の推進について」の解釈と実践事例(Ver.2.0)[4]を作成している。また、特に安全管理が必要な医薬品についても、「ハイリスク薬に関する業務ガイドライン(Ver.2.2)」[5]が作成されている。薬剤師は、病棟薬剤業務を通じて患者の状態に応じた薬物療法を提供し、急性期医療の現場に深く関わっていくことが求められている。

今後の展開

　病棟薬剤業務は、「平成26年度診療報酬改定の結果検証に係る特別調査」の病院部門の調査で「診療報酬項目に関する勤務医の負担軽減及び処遇改善上の効果」に対して「医師事務作業補助体制加算」に次いで「効果があった」という高い評価を得た[6]。また、医師・看護師部門の調査においても同様に病棟薬剤業務に対する評価は高い。今後、さらなる病棟薬剤業務を推進していくためには、業務の中心となっている「医薬品の投薬・注射状況の把握」や「持参薬の確認及び服薬計画の提案」に加えて「プロトコールに基づいた薬物治療」や「処方提案」へと業務拡大を行う必要がある。また、「7：1入院基本料を算定している病棟」から「地域包括ケア病棟」へ病床が移行していく中、2016年度(平成28年度)診療報酬改定において「重症度、医療・看護必要度」のA項目評価者に薬剤師が追加された。これは、急性期における病棟薬剤業務の位置づけが非常に重要になることを意味している。

おわりに

　医療機能の分化及び病院完結型から地域完結型医療への転換により、さまざまな場面で多様な連携が必要となってくる。「高度急性期」、「急性期」から「回復期」、「慢性期」へと次の医療機関につないでいくためにも病棟薬剤業務で実施した活動内容を情報提供し、継続していく必要がある。今後、多職種で連携して退院時支援の強化を図り、継続した薬物療法を推進していくことが期待される。

●文献
1) 地域医療構想策定ガイドライン等に関する検討会：地域医療構想策定ガイドライン．平成28年3月．
2) 医療計画の見直し等に関する検討会：第5回地域医療構想に関するWG．平成29年6月2日．
3) 日本病院薬剤師会：薬剤師の病棟業務の進め方(Ver.1.2)．平成28年6月4日．
4) 日本病院薬剤師会：「医療スタッフの協働・連携によるチーム医療の推進について」日本病院薬剤師会による解釈と実践事例(Ver.2.0)．平成26年4月12日．
5) 日本病院薬剤師会：ハイリスク薬に関する業務ガイドライン(Ver.2.2)．平成28年6月4日．
6) 中央社会医療保険協議会：平成26年度診療報酬改定の結果検証に係る特別調査(平成26年度調査)の速報案について．平成27年4月22日．

(兼重　晋)

2 急性期

一般財団法人広南会 広南病院

抗凝固薬の適正使用を目指した急性期病院における取組み

●病院概要

所在地	宮城県仙台市
診療科目	5科(神経内科、脳神経外科、血管内脳神経外科、脳血管内科、神経麻酔科)
病棟数	5病棟
病床数	209床(一般209床)
病院機能評価	—
IT整備状況	紙ベース、FileMakerサーバーによる院内LAN
DPC	未導入〔平均在院日数14.3日(7:1病棟)、19.5日(10:1病棟)〕
入院患者	平均146人/日、入院処方箋:平均60枚/日、注射処方箋:平均85枚/日
外来患者	平均125人/日、外来処方箋:院内平均1.2枚/日、院外平均40枚/日(院外処方箋発行率97.1%)

●薬剤部門概要

人数	薬剤師7人、薬剤師以外1人
病棟薬剤業務	診療報酬請求件数:平均0件/月 算定対象病棟数・病床数:4病棟・159床(1病棟・1週当たり3.5時間) 算定対象外病棟数・病床数:1病棟・50床(1病棟・1週当たり0時間)
薬剤総合評価調整	診療報酬請求件数:平均0件/月
薬剤管理指導	診療報酬請求件数:平均220件/月(担当薬剤師数:常勤換算6人) 実施病棟:5病棟中4病棟
その他の主な業務・施設基準	医療安全対策委員会、感染対策委員会、褥瘡対策委員会、栄養サポートチーム、薬事委員会
夜間休日対応	夜間:オンコール体制、休日:日直体制

急性期における病棟薬剤業務を実施するまでの流れ

広南病院(以下、当院)は脳神経疾患専門の急性期病院である。中でも脳梗塞の占める割合は高いため、ハイリスク薬である抗血小板薬や抗凝固薬などのような血液凝固阻止薬が処方される患者も多くなってくる。また、病院の特性上、入院患者においては脳梗塞の超急性期から急性期の治療に当たることが多く、血液凝固阻止薬の導入、再発等による変更に携わることが多い。

抗凝固薬であるワルファリンは血液凝固能検査(プロトロンビン時間及びトロンボテスト)に

Part 2 医療機能に合わせて求められる病棟薬剤業務

年月日	PT-INR※	ワーファリン(mg)	併用薬	トロンボテスト値(%)※	備考
. 4.19.	1.09				入院
. .23.		2.0mg			ワルファリン開始
. .26.	1.17	↓			
. 5. 1.	1.25	↓			
. . .		3.0mg			
. . 4.	1.44	↓			
. . .		3.5mg			
. . 8.	1.51	↓			
. . .		4.5mg			
. . .	1.95				
. .11.	2.26				
. .15.	2.59				
. .21.					
. .28.					退院

※ワーファリンによるコントロールはPT-INRで70歳未満：2.0〜3.0、70歳以上：1.6〜2.6が推奨されています。
※トロンボテスト値でコントロールしている場合は10〜27%前後が推奨されています。

図1　ワルファリン手帳記入例
当院で採用しているワルファリン製剤は「ワーファリン」であるため、使用している手帳も「ワーファリン手帳」となっている。各社ワルファリン手帳を患者向け資材として提供している。

基づいて投与量を決定し、血液凝固能管理を十分に行いつつ使用する必要がある薬剤である。さらにワルファリンに対する感受性は個体差が大きく、個人内でも変化することがあるため、定期的に血液凝固能検査を行い、維持投与量を必要に応じて調節することも求められる。当院では、医師よりワルファリンを内服していた入院患者や外来患者において、かかりつけ医でのワルファリンコントロール状況が確認できるツールの要望があった。そこで当薬剤部において2008年（平成20年）よりワルファリンを内服している全入院患者に対して「ワルファリン手帳」（図1）の発行を行うこととなった。

急性期における病棟薬剤業務の実際

(1) ワルファリン投与患者の持参薬確認とその評価

ワルファリン内服歴のある患者が再入院となった場合、持参薬の確認時にはワルファリン手帳の確認も行っている。当院を退院してから再入院までのワルファリンの投与量、PT-INR推移がかかりつけ医でも記載が継続されており、治療経過が分かる。PT-INRが良好にコントロールされた状態での再発かコントロール不良であったかの確認ができ、治療選択の手がかりとなる。もちろん、服薬アドヒアランスも重要となるため、それも併せて医師に情報提供している。しかし、ワルファリン手帳の普及率はまだ低いのが現状である。お薬手帳の持参率が70%程度であるのに対し、ワルファリン手帳は20%程度にとどまっているため、今後改善していかなければならない。また、ワルファリン手帳は病棟薬剤業務だけでなく、外来や他施設との情報共有という側面も持ち合わせていると考えている。入院時点でワルファリンを内服していた脳梗塞患者の50%以上で入院時抗凝固薬の用量が適正ではないことが分かっており、ワ

ルファリン手帳が普及すれば、適正使用にもつながると期待できる。

事例：心原性脳塞栓症にて入院した70歳代・男性。6年前にも同疾患で当院に入院歴があり、その時からワルファリンが開始となっていた。再入院する時までワルファリンを継続しており、さらに当院で発行されたワルファリン手帳も継続的にかかりつけ医の元で記載されていた。病棟担当薬剤師が持参薬確認時にワルファリン手帳も確認したところ、6年間のワルファリンコントロール状況がすべて分かる状態であり、おおむねPT-INRは治療域内でコントロールされていた。持参薬の情報提供と共に入院前までのワルファリンコントロール状況も医師に情報提供し、当院で継続する抗凝固薬としてはDOACへ変更することとなった。

(2) DOAC処方時の対応

現在、当院で選択される抗凝固薬は7割がDOAC〔直接経口抗凝固薬。NOAC（新規経口抗凝固薬）〕となっており、ワルファリンは3割程度と減少してきている。おのずとワルファリン手帳発行数も減少しているが、DOACも含めた抗凝固薬の適正使用は重要である。現在まで4種類のDOACが処方可能となっており、それぞれ投与基準が異なっている。そのため薬剤部ではDOACが処方された入院患者の年齢、体重、腎機能、併用薬を全例で確認し、選択薬と投与量の妥当性を評価し、適正量でない場合は医師への確認を行っている。

事例：心原性脳塞栓症にて入院した70歳代・男性。入院前より心房細動にてダビガトラン220 mg分2で内服をしていた。病棟担当薬剤師が持参薬確認を行い、患者から聞き取りをしたところ、「夕食後の薬は飲み忘れることが多い」との情報を得て、医師へ情報提供した。医師は服薬コンプライアンス不良も考慮し、1日1回投与であるエドキサバン30 mgへ変更した。薬剤師が患者情報を確認すると、腎機能や併用薬、体重等に特に問題はなかったため、エドキサバン60 mg投与を医師に推奨し、処方変更となった。DOACは減量基準や禁忌がそれぞれの医薬品で異なるため、混乱を招きやすく、薬剤師の介入は重要であると思われる。

他職種からの評価と要望

ワルファリン手帳については医師より、「入院中のPT-INRとワルファリン投与量の推移が一目で分かるようになっており、病棟業務に忙しい医師にとっては大変助かっており、退院時の患者指導のツールとして大いに役立てることができている」とコメントを得た。

一方でDOACは年齢、体重、腎機能、併用薬に応じた投与量の調節が必要であり、保険薬局の薬剤師からは「PT-INRだけでなく、腎機能の検査値を知りたい」との要望も多い。今後はワルファリンだけでなく、すべての抗凝固薬統一の手帳を検討したいと考えている。

当院の入院患者の半数は入院時点で抗凝固薬を適正に使用していない可能性があり、適正使用のために抗凝固薬の導入・変更に携わる急性期病院として、患者又は近隣診療所、保険薬局への情報発信の役割は重要であると考える。

（新沼 佑美）

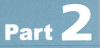

医療機能に合わせて求められる病棟薬剤業務

急性期

公益社団法人鹿児島共済会 南風病院

病棟業務を中心に全員で取り組む

●病院概要

所在地	鹿児島県鹿児島市
診療科目	19科（内科、糖尿病・内分泌内科、呼吸器内科、循環器内科、消化器内科、腎臓内科、人工透析内科、神経内科、肝臓内科、ペインクリニック内科、緩和ケア内科、外科、消化器外科、脳神経外科、整形外科、小児整形外科、放射線科、麻酔科、病理診断科）
病棟数	9病棟
病床数	338床（一般338床） ICU 6床
病院機能評価	審査体制区分3一般病院2（200～499床）（主たる機能）（3rdG：Ver.1.0）認定
IT整備状況	電子診療録、院内LAN
DPC	導入（平均在院日数12日）
入院患者	平均244人/日、入院処方箋：平均192枚/日、注射処方箋：平均162枚/日
外来患者	平均330人/日、外来処方箋：院内平均55枚/日、院外平均142枚/日（院外処方箋発行率72.1％）

●薬剤部門概要

人数	薬剤師25.8人、薬剤師以外1.5人
病棟薬剤業務	診療報酬請求件数：加算1平均1516件/月。加算2平均120件/月 算定病棟数・病床数：9病棟・338床（1病棟・1週当たり23.1時間） 算定対象外病棟数・病床数：なし
薬剤総合評価調整	診療報酬請求件数：平均0件/月
薬剤管理指導	診療報酬請求件数：平均896件/月（担当薬剤師数：常勤換算4人） 実施病棟：全9病棟
その他の主な業務・施設基準	NST、ICT、RST、褥瘡チーム、化学療法チーム、緩和ケアチーム
夜間休日対応	夜間：当直体制、休日：日直体制

急性期における病棟薬剤業務を実施するまでの流れ

南風病院（以下、当院）では2013年（平成25年）2月に電子診療録が導入され、同年5月から病棟薬剤業務の準備を開始した。従来、薬剤管理指導業務において担当病棟制となっていたが、改めて業務を見直し、薬剤部員全員で調剤

や無菌調製、薬剤師外来、医薬品情報などのいわゆるセントラル業務と病棟業務に取り組むことを目標にした。薬剤部内のレイアウトを変更し、中央部に多目的テーブルとパソコンを数台増設し、情報共有の場とした。さらに病棟ごとに専用の電子診療録用パソコンとPHSを準備した。試行の後、届出を行い、同年7月より病棟薬剤業務実施加算を算定した。その後、病棟業務の充実を目的に2016年（平成28年）4月時点では薬剤師26人となった。同時期からICUを含む全病棟（9病棟）に薬剤師を配置し、新設された病棟薬剤業務実施加算2の算定が可能となった。

急性期における病棟薬剤業務の実際

当院の基本理念「人にやさしくあたたかく」の下、薬剤部では専門性を発揮し、医薬品の適正使用と安全管理について迅速で良質な薬剤部業務を目指している。

（1）病棟薬剤業務の概要

業務体制は、経験年数等を考慮して部長を除く全員をいずれかの病棟にバランスよく配置し、さらに9病棟を3グループに分けてグループ内でお互いに補完しあう。セントラル業務も併行して行うため、午前と午後の業務をシフト制にしている。午前中は、調剤と外来がん治療での薬剤師外来や無菌調製が多く、病棟業務は1人で2病棟を担当することもあるが、午後は、各病棟に1人から2人配置して病棟業務を行っている。勤務管理は週ごとにシフト表を作成して、業務を均等に振り分ける。ICTやNSTなどのチーム活動もその中に組み込み、必要に応じて病棟薬剤師と連携している。調剤などの各業務部門にマネジャーを置き、状況に応じてシフトの変更も行う。また認定薬剤師等をリー

表1 病棟薬剤業務の概要

業務	概要
持参薬確認・処方提案	年間約2100件の外科及び整形外科の手術や、消化器、呼吸器などの患者の化学療法も数多く実施されるため、他院からの紹介患者や手術後に転院する患者も多い。そのため必ず入院時に持参薬確認と処方提案を行う。電子診療録システム上で、医師がその情報を引用できる。入院中は毎日、処方内容について確認を行う。ハイリスク薬、注射薬の投与量、投与速度、配合変化、腎機能障害患者への投与量など、さらに新規入院患者情報、抗菌薬の適正使用、疑義照会内容の確認など多岐にわたる
情報共有	ICTやNSTをはじめとするチーム医療や術前カンファレンス・化学療法カンファレンスなどにも積極的に参加している。得られる情報や病棟からの情報は、朝夕の部内カンファレンスで報告する。課題があれば、その場でディスカッションし、共有して病棟業務に役立てている。医薬品情報なども担当者から伝えられる。共有した情報の内容は記録に残し、後で閲覧できるようにしている
医薬品適正使用と安全管理	医薬品の投与状況を確認し、相互作用や副作用の有害事象が生じた場合は、電子診療録システムで報告し、薬事委員会への報告、必要に応じて製薬会社やPMDAへ報告を行う。2016年度（平成28年度）は、PMDAに8件の報告を行った。抗菌薬の適正使用にも病棟薬剤師がICTと連携し、取り組んでいる。指定抗菌薬届出制では、医師が処方時に届け出るが、その際病棟薬剤師が確認し、投与期間等も把握する。治療薬物モニタリング（TDM）も各病棟担当薬剤師が行うが、感染制御認定薬剤師等のバックアップを受けられる体制としている。また、がん化学療法においても初回の投与は入院時に行われることが多いため、病棟薬剤師が積極的に介入し、がん薬物療法認定薬剤師と協力して支持療法などの処方提案も行っている。その他、病棟の医薬品安全管理に関しても日々介入し、記録を残している
連携	入退院支援システムの中で薬剤師が入院予定患者の面談を行うが、その際休薬などの指示の確認や、事前に医薬品に関する情報を得るために、かかりつけ薬局へ情報提供依頼やお薬整理相談バッグ（鹿児島県薬剤師会作成）を用いた持参薬の整理などの協力を依頼し、連携を試みている。最近では院外処方箋への一般名処方や検査値記載（院内処方箋にも検査値記載）も開始し、保険薬局との連携をさらに進めていきたいと考えている。また、転院の際は医療連携室と協力し、事前に患者の持参薬やその中止薬、当院処方薬等の医薬品情報を提供して転院調整に役立てている

ダーにしたがんや感染、栄養などのチームで臨床面をサポートし、情報を共有する。新入職薬剤師も3か月の教育プログラムを終えると病棟に配置し、その後3か月ごとの評価をしながら臨床現場での育成を行っている。日々の問題点、希少な事例は朝夕の薬剤部カンファレンスで報告し、迅速な情報共有を図っている。また、年度末には全員による症例報告会で評価し、課題を抽出している。

主な病棟薬剤業務の内容を表1に示す。日本病院薬剤師会の「薬剤師の病棟業務の進め方」を基に構築している。

院外への連携も含めて、全員で病棟業務に取り組むメリットは、入院患者の薬物治療について積極的に連携し、関連して医薬品の情報収集やスキルアップに取り組むことで、その経験をお互いに身近なものとして共有できることにあると考える。

(2) 薬剤師による介入事例

事例：74歳・男性の透析患者(体重49 kg)の左足関節骨折に対し、骨接合手術が実施された。しかし術後感染が疑われ、創部培養からMRSAが検出された。そのため主治医からVCMの投与量設計を依頼された。病棟薬剤師は、TDMガイドラインを基に初日1回1000 mg、2回目以降1日1回500 mgを透析日の透析後投与を提案し、採択された。6日目の3回目透析直前の血中濃度は19.2μg/mLであった。主治医と協議し、骨軟部組織の感染症も考慮し、トラフ値を高く保つために維持量として1日1回500 mgを透析日の透析後投与の継続を提案した。合計14日間投与し、手術部位感染のおそれはなくなったため終了した。この間、聴力障害やアレルギー反応などの副作用についても観察したが、特に問題は生じなかった。

他職種からの評価と要望

処方提案や処方支援を積極的に行っていることもあり、医師からも支持を得ている。処方提案は、医師の負担軽減とともに、医薬品の適正使用に貢献し、疑義照会による処方提案採択率は92%(2016年度提案624件中572件採択)である。病棟において医薬品に関する相談にすぐ対応できることやスタッフに対する情報提供、服薬自己管理導入時の積極的介入、転院・退院時など調整や指導を通して、病棟に薬剤師が常駐することの意義が理解され、病棟業務をスムーズに遂行している。今後は、在院日数がさらに短縮される中で、初回面談や退院時指導などの完全実施や患者の状態把握により調剤業務とリアルタイムに連携し、返品を少なくするなど業務の効率化が求められている。

(益田 宏代)

2 急性期

Case 2-3 社会医療法人恵和会 西岡病院
臨床薬剤業務の充実を目指した中小病院におけるPBPMの実践

●病院概要

所在地	北海道札幌市
診療科目	6科(内科、呼吸器内科、消化器内科、循環器内科、糖尿病内科、神経内科)
病棟数	2病棟
病床数	98床(一般48床、医療療養50床) 地域包括ケア病床12床
病院機能評価	審査体制区分1 複合病院(一般・療養100床未満)(Ver.6.0)認定
IT整備状況	電子診療録、オーダリング、PACS、院内LAN
DPC	導入(平均在院日数15.8日)
入院患者	平均91.4人/日、入院処方箋:平均39.1枚/日、注射処方箋:平均60.5枚/日
外来患者	平均211.8人/日、外来処方箋:院内平均0.5枚/日、院外平均178.2枚/日 (院外処方箋発行率:99.7%)

●薬剤部門概要

人数	薬剤師4人、薬剤師以外0.5人
病棟薬剤業務	診療報酬請求件数:平均163.8件/月 算定病棟数・病床数:2病棟・86床(1病棟・1週当たり21.7時間) 算定対象外病棟数・病床数:1病棟・12床(一般病棟内の地域包括ケア病床)
薬剤総合評価調整	診療報酬請求件数:平均0件/月
薬剤管理指導	診療報酬請求件数:平均76.5件/月(担当薬剤師数:常勤換算0.75人) 実施病棟:全2病棟
その他の主な業務・施設基準	院内製剤調製、高カロリー輸液無菌調製、医薬品情報管理、輸血管理、治療薬物モニタリング、在宅患者訪問薬剤管理指導、薬学生実務実習受入(完結型)、薬事委員会、倫理委員会、医療安全管理委員会、院内感染防止対策委員会、褥瘡対策委員会、NST委員会、無菌製剤処理料2、感染防止対策加算2、医療安全対策加算2等
夜間休日対応	夜間:オンコール体制、休日:オンコール体制

急性期における病棟薬剤業務を実施するまでの流れ

西岡病院(以下、当院)は札幌市内でも比較的高齢化の進んだ地域に位置するケアミックス型病院で、厚生労働省から在宅医療連携拠点事業を受託するなど、在宅医療にも注力している。2012年(平成24年)4月に筆者が着任した当時

は薬剤師3人体制で調剤中心の業務であったが、同年の診療報酬改定で病棟薬剤業務実施加算が新設されたことを契機に、臨床薬剤業務の充実を目指して業務改善に取り組み、同年7月から算定を開始した。

図1は薬局業務の現状をマトリックス分析したもので、縦軸には収益性、横軸には専門性をとり、業務内容と取組み状況〔2016年（平成28年）4月時点〕を記している。右上に位置する専門性と収益性の高い業務は、薬剤師が積極的に実施すべき業務といえるが、当初は左下のセントラル業務に忙殺される状況であり、臨床薬剤業務の比重を高める必要があると考えた。初年度である2012年度（平成24年度）は調剤業務システムの導入により調剤業務の機械化を推進、薬剤助手の採用により非専門業務を移行、2年目は薬剤部門のワンフロア化により作業動線を改善、簡易懸濁法の導入により調剤業務を軽減、看護部とTQM活動を行い臨床薬剤業務に係る連携の改善など、業務時間の確保、業務の正確性向上や効率化を図った。

これらの取組みにより薬剤部門の実績（診療報酬換算）は約3倍となり、薬物療法の安全性確保や質向上への期待から、薬剤師1人の増員が認められた。その後も、高カロリー輸液無菌調製、薬学生実務実習受入、在宅患者訪問薬剤管理指導、TDM等を業務拡大している。

急性期における病棟薬剤業務の実際

専門性を兼ね備えたジェネラリストを目指し「みんなで調剤、みんなで病棟」の考えの下、業務シフトを午前と午後に分けて、薬剤師全員がセントラル業務（調剤、無菌調製等）と臨床薬剤業務を半日ずつ担当している。

(1) 医療安全への貢献

当院は薬の自己管理が困難な高齢患者が多いため、ほとんどの薬は一包化調剤（服用日・時点、医薬品名・数量を印字）後、配薬ケースに準備してから、調剤明細書（図2）を添付の上、病棟に払い出している。調剤明細書には処方内容に加えて識別コードも印字し、薬剤師が処方薬消尽日を記載することで、看護師が確認・管理しやすいようにしている。

持参薬は薬剤師が全て識別を行い、継続する場合は一元管理を可能にするため電子診療録に登録、必要に応じて再分包するなど、円滑かつ安全に使用する体制を構築している。調剤業務

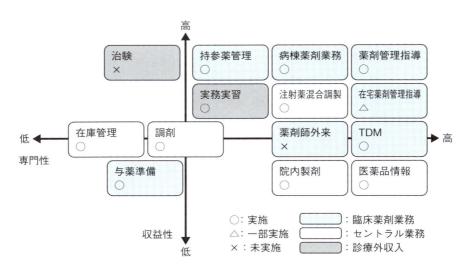

図1　薬局業務分析

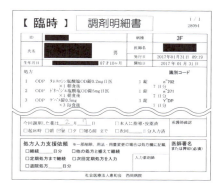

図2　調剤明細書

システムは電子診療録の持参薬オーダとも連動するため（マスタ未登録薬は自動生成）、重複・相互作用などの処方確認や分包作業も院内処方薬と同様に行うことができる。

(2) PBPMの実践

プロトコールに基づく薬物治療管理（PBPM）は、臨床薬剤業務の充実だけにとどまらず業務効率化にも有効な手段であるが、実践には他職種との信頼関係が大切だと考える。当院では薬事委員会の承認を受けて、医師との包括同意に基づきPBPMを実践している。薬剤師が処方修正やオーダ入力等のPBPMを実施した後、医師はその内容を電子診療録で確認し、承認する流れである。

処方入力支援：前述の調剤明細書を利用し、継続処方のオーダ入力を実施している。錠剤粉砕から同一成分散薬への処方変更、注射アンプル併用時の生食注キットから生食注への処方修正も可能である。

調剤方法の最適化：患者の服薬状況を把握し、調剤方法を最適化（一包化・PTP調剤の選択、嚥下困難者の錠剤粉砕、簡易懸濁法）している。簡易懸濁法は同一成分薬に限り、適した剤形に処方変更も可能である。

継続持参薬の入力支援：継続中の持参薬がなくなった場合は、採用薬に振り替えて継続処方をオーダ入力している。未採用薬は同一成分薬だけではなく、等価換算した上で同種同効薬への切替えも可能である。

TDM検査オーダの入力支援：抗MRSA薬は全例に初期投与設計を実施、薬物血中濃度測定に必要な採血オーダを入力し、採血ポイントを最適化している。

事例：医師からの依頼又は抗MRSA薬の新規処方を把握した場合は、病棟担当薬剤師が初回投与設計を行い、投与方法と薬物血中濃度測定の採血ポイントを提案する。医師と協議した後、薬剤師は電子診療録にその要点を記載、検査オーダを入力し、看護師と採血上の注意点を事前に打ち合わせる。測定は外注であり、電子診療録への結果反映にも若干、時間を要するため、検査科には測定結果が判明次第、薬局への迅速な情報提供を依頼しておく。薬剤師が測定結果を把握次第、速やかに再投与設計を行い報告することで、外注によるデメリットの軽減に努めている。

(3) 薬剤師業務支援システムの独自作成

当院のシステムエンジニアに依頼し、電子診療録の情報を利用して動作する当院独自の薬剤師業務支援システム「よしたまくん」を作成した。注射抗菌薬使用患者・継続使用日数、患者ごとに薬歴・検査値・薬剤管理指導記録の一覧表示などが可能であり、臨床薬剤業務を効率的に実施するためには欠かせないツールとなっている。

他職種からの評価と要望

医師からは処方入力支援による薬物療法の最適化、看護師からは配薬準備による医療安全への貢献などが評価を受けている。その一方で、服薬を自己管理する患者のアドヒアランス向上や入院中の情報を活用した在宅患者訪問薬剤管理指導の実施など、チーム医療の一員としてさらなる薬剤師職能の発揮も期待されている。

（横山　敏紀）

3 回復期

回復期に求められる病棟薬剤業務とは

はじめに

　地域医療構想の医療機能区分において、回復期機能としては「急性期を経過した患者への在宅復帰に向けた医療やリハビリテーション（以下、リハビリ）を提供する機能」が求められている。回復期のイメージとして、急性期を経過した脳血管疾患や大腿骨頸部骨折等の患者に対し、ADLの向上や在宅復帰を目的としたリハビリを集中的に提供する機能、回復期リハビリ病棟での活動が連想されるが、回復期のフィールドは決してそれだけではない。

回復期の特徴

　回復期には、さまざまな疾患に対し行われた急性期医療の後を診る「Post-acute」としての役割と、在宅・介護施設等からの急性増悪を診る「Sub-acute」としての役割を担う必要がある。それらのフィールドをカバーする病棟として地域包括ケア病棟や一般病棟などもその役割を担っており、回復期機能を支えるフィールドであると考えることができる。これらのフィールドを薬物療法中心に考えると、地域包括ケアシステムにおいて、まさに急性期医療と在宅医療をつなぐ「薬物療法の適正化」を担う重要な期間であると考えられる。したがって、回復期で薬物療法をいかに適正化するかが、患者のその後の在宅療法の継続やQOLを左右するといっても過言ではない。患者のQOLに最も影響する薬物療法に関する何らかのトラブルによる予期せぬ再入院を避けるためにも、病院薬剤師にとって重要なミッションがそこにある。ミッションとしては適切な薬物療法や服薬支援における再入院の減少、高齢者のスキントラブルや褥瘡の予防、精神科領域薬剤の適正使用、適切な栄養療法への関与などが考えられる。特に専門性が高く、チーム医療が進んでいる病院薬剤師は、その専門性を生かした活躍が求められ、地域へと戻る患者をイメージしながら活動することが重要である。

回復期における薬剤師業務

　回復期を担う病院薬剤師が行うべき業務は、そのシーン別に整理することができる。ここではその大まかな考えを示し、詳細な取組みについてはこの後の実例集を参考にしていただきたい。

(1) 高度急性期・急性期からのPost-acuteとして

　高度急性期・急性期での在院日数は10日前後であり、在院日数が短い患者が回復期に送られてくる。したがって、急性期治療に伴う新規薬剤が調整途中であったり、予期せぬ副作用が出てきたりする可能性がある。副作用モニタリングについては、急性期で使用された薬剤の特性を理解した上で注意深く行う必要がある。こ

れらの薬剤については、必ずしも持参薬として内服継続しているとは限らない。急性期に入院中でのみ使用された注射薬や内服薬についても副作用が出てくる可能性があり、モニタリングを継続する必要がある。このように、回復期で薬物療法調整・副作用モニタリング段階としての機能を果たすためには、急性期病院との情報連携が必須である。また、急性期治療を優先したことにより一時中止していた薬剤の再開に伴うポリファーマシーの回避への介入も重要となってくる。さらに、疾患が安定期に入ってくることにより、処方目的と患者希望や臨床症状等を総合的に検討し、ポリファーマシーとならないように、その患者に合った最適な処方設計となるように、薬剤師の継続的な介入も必要となる。

(2) 在宅に向けたリハビリテーション期間として

リハビリには患者それぞれの目標がある。回復期では多くの場合で在宅復帰をイメージしている。そのため、リハビリの状況に合わせた、在宅をイメージした服薬支援が必要となる。

内服に深い関係がある嚥下機能を例に考えると、リハビリ開始当初は錠剤の嚥下が困難ならば、薬剤師は処方内容を簡易懸濁法及び水剤・細粒剤・ドライシロップ剤等への変更を提案する。言語聴覚士によるリハビリにより、患者が錠剤も危険なく嚥下可能になった際には、今度は逆に薬剤師は管理しやすい錠剤への処方変更の提案を行う。いずれにしても患者が継続して内服しやすい剤形を考慮しながら介入していく必要がある。これは運動機能（PTP等から薬剤を出す、分包紙をあける、貼付する、点眼するなど）に関しても同様の取組みが必要となってくる。また、精神機能に関してもこの時期に服薬管理に関する患者の理解度等について、さまざまな指標〔服薬管理能力判定試験（J-RACT）、MMSE（Mini Mental State Examination）など〕を用いて評価を行い、服薬の自己管理に関し薬剤師が積極的に介入することも重要である。

(3) 在宅、介護施設等への橋渡し期間として

(1)(2)の期間を経て、実際に退院先が決定し、退院に向けた入院中での最後の調整期間といえる。病院薬剤師は居宅に帰る患者に対しては退院時共同指導等において薬物療法の継続のための情報を地域の医療資源（保険薬局薬剤師、訪問薬剤師、ケアマネジャー等）へ伝える必要がある。介護施設へ入所する患者においても、施設職員等との情報連携が重要である。

(4) 慢性期との橋渡し期間として

回復期入院期間中に、目標とした在宅・施設への復帰が困難で、医療必要度の高い長期間の療養が必要となり、慢性期機能を担う病院施設への転院となる場合もある。(3)と同様に転院先の医療機関との情報連携、特に病院薬剤師との情報連携が、転院後の薬物療法の継続に重要である。

(5) 在宅・介護施設等からの急性増悪を診るSub-acuteとして

一時的に入院治療が必要な場合やレスパイト入院の場合においても、(2)〜(3)もしくは(4)のミッションが病院薬剤師に求められるとともに、それまでの薬物療法を薬剤師目線で見直す期間として活用することもできる。

おわりに

キーワードとして「副作用モニタリング」、「情報連携」、「在宅をイメージした薬物療法の最適化」、「服薬支援」等が挙げられる。中小病院には回復期リハビリ病棟や地域包括ケア病棟を持つ施設が多数ある。それら回復期を支える病棟における薬剤師による指導業務はその多くが現在の包括とされているが、今回の実例集が全国の中小病院の薬剤師の各施設の特性に合わせた回復期における病棟薬剤師業務のさらなる展開のきっかけとなり、回復期における薬剤師の取組みがより多くの場でその有用性と共に示されることを切に願う。

（岸本　真）

3 回復期

Case 3-1 医療法人徳洲会 大垣徳洲会病院
多職種協働で進める在宅復帰に薬剤師ができること

●病院概要

所在地	岐阜県大垣市
診療科目	23科（内科、消化器内科、循環器内科、呼吸器内科、糖尿病内科、外科、消化器外科、整形外科、脳神経外科、乳腺・内分泌外科、産婦人科、皮膚科、泌尿器科、眼科、放射線科、リハビリテーション科、麻酔科、ペインクリニック外科、歯科口腔外科、病理診断科、呼吸器外科、心臓血管外科、肛門外科）
病棟数	5病棟
病床数	250床（一般148床、医療療養51床、介護療養51床） 回復期リハビリテーション病棟51床
病院機能評価	―
IT整備状況	電子診療録
DPC	導入（平均在院日数19.1日）
入院患者	平均190人/日、入院処方箋：平均76.7枚/日、注射処方箋：平均91.8枚/日
外来患者	平均285人/日、外来処方箋：院内平均134.4枚/日、院外平均0.2枚/日（院外処方箋発行率0.1％）

●薬剤部門概要

人数	薬剤師13.8人
病棟薬剤業務	診療報酬請求件数：平均91件/月 算定病棟数・病床数：4病棟・199床（1病棟・1週当たり21.2時間） 算定対象外病棟数・病床数：1病棟・51床（1病棟・1週当たり20.1時間）
薬剤総合評価調整	診療報酬請求件数：平均0件/月
薬剤管理指導	診療報酬請求件数：平均588件/月（担当薬剤師数：常勤換算5人） 実施病棟：5病棟中4病棟（一般病棟、療養病棟）
その他の主な業務・施設基準	医療安全管理、院内感染対策（ICT）、輸血療法、褥瘡対策、救急外来、化学療法、緩和医療、糖尿病、栄養管理（NST）、クリティカルパス
夜間休日対応	夜間：当直体制、休日：当直体制

回復期における病棟薬剤業務を実施するまでの流れ

大垣徳洲会病院（以下、当院）は開院当時から全病棟担当制で薬剤師が配置されており、通常の服薬指導に加えて病棟薬剤業務の内容に近いものを業務として行っており、半年間の試行期間を経て2012年（平成24年）10月に病棟薬剤業務実施加算の算定を開始した。加算を取ることで看護部からは今までの業務に上乗せして薬剤

師が薬のことに介入し、看護師の業務負担の軽減につながると大きな期待が寄せられた。しかし、加算取得後も看護師の業務にはほとんど変化がなかったことに不満を訴えられるなど、説明不足から理解が得られず前途多難なスタートを切った。その後、徐々にではあるが病棟薬剤師の業務に対する理解が深まり信頼関係が生まれ、それぞれの病棟の特性に合わせた業務を展開している。

当院が回復期病棟を開設したのは2012年(平成24年)4月で回復期病棟という病棟の特性に最初は戸惑うことも多かった。しかし、在宅復帰を視野に入れた長期入院であることを生かして患者本人や家族へ在宅復帰後の服薬管理がスムーズに行われるよう薬剤師の活動が求められ現在に至っている。病棟薬剤業務を開始するに当たり最も大きな障壁は薬剤師の人員不足であった。業務の効率化やスケジューリングを図ってから業務に踏み切ったが担当薬剤師の疲弊が強かった。さらに当院では増床計画もあったので早急な人的補填を訴え、2016年(平成28年)は3人の新人を迎えることができ、現在は業務に少し余裕が持てるようになった。

回復期における病棟薬剤業務の実際

(1) 在宅復帰に向けての流れ(図1)

①回復期リハビリテーション病棟に転棟する前から介入―病床運営会議に参加：当院の回復期リハビリテーション病棟(以下、回復期病棟)は、当院一般病棟から転棟してくる患者の他に他院一般病棟から転院してくることがある。回復期病棟に入る候補の患者は病床運営会議(毎週水曜日)にて医師・各病棟師長・リハビリテーション科・退院支援看護師・MSW・薬剤師(回復期病棟・療養病棟担当)で審議された後に主治医が転棟を決定する。当院からの患者は一般病棟での基礎的な情報が把握できるが、他院からの情報提供書には薬の詳細が不明なときや、記載が内服薬のみで注射薬の投薬歴が省かれていることがあり、入院してから混乱を生じたことがあった。また、薬品が高額か否かなどは病院経営的にも確認する必要があり薬剤師が参加している。薬剤師の役割は前述のような投薬内容の確認や、会議参加者と対象患者の状態や予測できる成果について薬の専門家の立場から議論している。

②持参薬鑑別から当院処方への切替え支援：他院一般病棟から当院へ転院時に持参薬を鑑別し当院処方へ切り替える際、当院採用がない場合、推奨代替薬を鑑別報告書に記載している。その場合に用法が変更になる場合は用法も記載している。急性期から回復期へ症状が変化する際の処方なので回復期では不要な場合もあり、今後は不要と思われる持参薬についても医師に提案していきたいと考えている。

③服薬指導：当院の回復期病棟は主に整形領域と脳神経外科領域の患者が多く、当該疾患を繰り返すことがないように血糖・血圧管理は薬物治療における最重要課題となる。また、基礎疾患の管理は退院後のQOLを高めるためには必要である。回復期病棟に入院したことで介護する家族が患者の身体状態を再認識し、互いに良好な関係を構築できるようサポートするのが

病床運営会議	回復期病棟へ入院	病棟カンファレンス	服薬指導	外来窓口にて
・当院一般病棟及び他院よりの受入を検討する際、投薬内容の確認や予測される予後を他職種とともに議論	・他院からの患者は持参薬を鑑別報告書に記載・代替推奨薬を提案 ・初回面談時に入院前の服薬状況や患者背景を聴取し服薬管理能力を検討	・内服薬自己管理が可能と思われる患者を抽出し、他職種へ評価を依頼 ・リハビリにより改善可能な内服薬自己管理に関わる機能がある場合はリハビリの機能訓練への取入を提案 ・病態の変化に伴い薬剤の調整を医師に提案	・自己管理可能となった患者には継続を支援。退院後の薬物治療が円滑に行われるよう患者本人又は家族に服薬指導を実施。必要に応じてケアマネジャー・転院先の施設担当者に情報伝達	・当院がかかりつけの患者には引き続き服薬指導を実施

図1　多職種協働で進める在宅復帰に向けての流れと薬剤師の関与

回復期病棟の目標の1つであり、服薬指導を通じて薬剤師が関与できる範囲は大きいと思われる。現在は患者本人に加え必要時は家族や施設職員に対して服薬指導を行っている。

また、回復期病棟は急性期と慢性期の間に位置づけられている病棟であり、急性期の病態では必要だった薬剤が創傷の治癒、リハビリテーションによる運動能力の向上、入院に伴う食事療法によって不要になる場合も多い。例えば鎮痛薬は回復期病棟に転棟の際は定時内服していた患者も時間の経過に伴い頓服服用や外用剤で十分な鎮痛効果を得られる場合もある。減薬に関しては薬剤師が痛みに対する評価を行い、薬が必要な状況を見極めそれに応じた減薬を医師に提案することで患者が減薬に不安を感じずリハビリに臨めるようにしなければならない。また、長期入院によるストレスから引き起こされる不眠、便秘、血圧上昇、高血糖などに対する薬剤の追加投与も提案している。

④自己管理支援：退院後の良好なコンプライアンスのためには入院中からの処方薬自己管理が必須である。当院ではリハビリスタッフ・看護師・薬剤師は協働で処方薬を自己管理できるかどうか確認し指導している。インスリンの自己注射（後述）だけでなく、吸入薬・貼付剤などの外用薬や内服薬についても同様に指導を行っている。内服薬はその患者の能力を服薬能力判定試験（J-RACT）や服薬理解能力評価スケール（RCS）を用いて評価し、リハビリスタッフ・看護師と三者の合意の下で内服薬自己管理を開始している。患者の能力や退院後の家庭の環境を想定して内服薬を薬袋に入れて管理するか、お薬カレンダーに入れて管理するかを決め患者に合わせて変更する場合もある。また、内服薬自己管理を行っている患者は、服用前に正しい薬剤を選択しているかを看護師が毎回チェックし記録することで、自己管理能力の評価と服用間違いを防止している。自己管理が不可能な患者でも開封のみ自己で行うなど個々の患者の能力に合わせた処方薬への関わり方を提案している。

⑤カンファレンスの参加：回復期病棟では週3回カンファレンスがあり、その際に薬について他職種からの質問や薬剤師からの提案を行う。また、参加している医師に処方提案を行う経過を他職種に見てもらうことで、処方変更になった経緯や注意点を伝達する場となっている。

(2) 薬剤師による介入事例

実際に関与した脳卒中患者に対しインスリン自己注射手技獲得を例に挙げると、インスリン注が必要な独居患者の自宅退院への可能性をカンファレンスにて話し合い、自己注射手技獲得が可能か否かが焦点となった。リハビリスタッフがインスリン自己注射の手技に関わる高次脳機能障害や巧緻性を評価し、訓練すれば取得可能と判断しリハビリに取り入れた。次に医師の許可を得て薬剤師が自己注射の指導を繰り返し行い、最後に看護師が指導後の手技を見守り自己注射が継続できるか評価した。患者は無事にインスリン自己注射の手技を獲得し、無事自宅へと退院した。

他職種からの評価と要望

他職種からは、「薬で分からないことがあればすぐに質問できるので助かる」との声をもらっている。そして何よりも他職種と関わり合いながら業務を行うことで心理的にも距離が近くなり、互いを理解できる仲となったことが今後薬剤師としての成長にもつながることと思われる。看護師からの要望でもあるが、患者家族がよく来院する時間帯は担当薬剤師が不在の平日日勤終了後や土・日に多いため、今後担当薬剤師不在時間の短縮化に向けた勤務時間の変更も検討していく。

（堀 浩子）

3 回復期

Case 3-2

社会医療法人三車会 貴志川リハビリテーション病院

回復期リハビリテーション病棟における薬剤師の関わり

●病院概要

所在地	和歌山県紀の川市
診療科目	10科（整形外科、脳神経外科、リハビリテーション科、外科、内科、循環器内科、呼吸器内科、麻酔科、放射線科、救急科）
病棟数	3病棟
病床数	168床（一般60床、医療療養108床） 回復期リハビリテーション病棟48床
病院機能評価	―
IT整備状況	電子診療録、院内LAN、部門システム
DPC	未導入（平均在院日数14.7日）
入院患者	平均148人／日、入院処方箋：平均72枚／日、注射処方箋：平均40枚／日
外来患者	平均92人／日、外来処方箋：院内平均6枚／日、院外平均49枚／日（院外処方箋発行率89.1%）

●薬剤部門概要

人数	薬剤師5人、薬剤師以外2人
病棟薬剤業務	診療報酬請求件数：0件／月 算定対象病棟数・病床数：2病棟・90床（1病棟・1週当たり15時間） 算定対象外病棟数・病床数：1病棟・48床（1病棟・1週当たり10時間）
薬剤総合評価調整	診療報酬請求件数：平均1.5件／月
薬剤管理指導	診療報酬請求件数：平均283件／月（担当薬剤師数：常勤換算3人） 実施病棟：全3病棟
その他の主な業務・施設基準	医薬品安全管理者、感染防止対策加算2、災害支援病院、医療チームへの参加（NST、ICT）、病院運営会議・部課長会・医療安全・感染・NST・薬剤審議・電子診療録・災害・接遇など各委員会の活動、関連施設の薬剤本部機能
夜間休日対応	夜間：オンコール体制、休日：オンコール体制

回復期における病棟薬剤業務を実施するまでの流れ

貴志川リハビリテーション病院（以下、当院）は24時間体制の救急医療と急性期から在宅までの一貫したリハビリテーション医療を通して地域医療に貢献できるように、地域に根づいた病院を目指し、回復期リハビリテーション病棟（以下、回復期リハ病棟）においては、回復期リハビリテーション病棟入院料1を取得し、手厚

い看護を基本としている。

今回は当院薬剤師が病棟で行っている事例について特に回復期リハ病棟での内容を紹介する。筆者が着任した2012年(平成24年)は、常勤薬剤師３人、非常勤薬剤師１人で人員的な問題もあり、日々の調剤業務の中、時間を見つけて一般病棟と療養病棟で薬剤管理指導を行うといった状況であった。そこで医療安全の確保及び患者満足度の観点から全病棟に担当薬剤師を配置し薬剤管理指導及び薬剤管理を行った。人員体制も常勤薬剤師４人、非常勤薬剤師２人とし薬剤師は可能な限り病棟業務に専念できるように常勤薬剤助手を２人採用し体制を組み替えた。それにより、今まで手薄であった回復期リハ病棟でも担当薬剤師を配置することが可能となった。

回復期における病棟薬剤業務の実際

当院に入院する患者は複数の医療機関を受診しているケースが多い。そこで当院では入院する全ての患者の持参薬において、基本的に入院当日に持参薬鑑別依頼箋を用いて鑑別業務を行う。入院後すぐ手術を行う患者の場合は、入院当日までに外来において持参薬鑑別を行い、持参薬の切換え薬剤の提案を担当薬剤師が鑑別結果表を用いて医師に提案し、医師の継続及び中止の指示決定につなげている。

これは手術目的のため、あらかじめ薬剤部で作成した抗血小板薬などの中止薬剤一覧表(**図１**)を基に医師に中止薬剤の提案を行う。これは患者に手術当日までにどの薬剤をどのタイミングで止めてもらうかを分かりやすくするためである。そうすることにより、以前は薬剤服用のため手術延期といったケースがあったが、外来で持参薬鑑別を行い何日前から手術当日まで中止の薬剤を患者に伝えることにより、薬剤服用のために手術を延期するケースがなくなった。

また病棟担当薬剤師は、薬剤管理指導を行い知り得た情報を医師にフィードバックした上で、入棟後投与の必要性や副作用の疑いによる薬剤の切換え等の処方提案を行い、アウトカム評価をし、必要に応じて継続的に薬物療法に関与している。特に睡眠導入薬の変更などでは、回復期リハ病棟に入棟されている患者の多くはリハビリテーション目的であることから、転倒リスクの多い患者の場合は睡眠導入薬の中止もしくは変更を行い、結果として転倒リスクを軽減した。

以下にポリファーマシーに対する評価の一例を紹介する。

事例：84歳・女性、当院内科外来通院時に他の医院でも内科の薬剤の処方を受けていたこ

抗血小板、抗凝固薬の手術前休薬の目安

商品名	先発品名	一般名	中止する期間	主な作用機序	作用持続時間
イグザレルト錠10mg	—	リバーロキサバン	24時間以上前[1),8)]	第Xa因子を阻害することによりトロンビン産生及び血栓形成を抑制する	24時間[2)]
イコサペント酸エチル粒状カプセル600mg「日医工」	エパデールS	イコサペント酸エチル	7～10日前[4)] 7日前[7)]	血小板細胞膜のリン脂質のイコサペント酸含量を増加させることで、アラキドン酸代謝を競合的に阻害してトロンボキサンA2の産生を抑制し、血小板凝集抑制作用を示す	7～10日間(血小板の寿命)[4)]
イフェンプロジル酒石酸塩錠20mg「サワイ」	セロクラール錠	イフェンプロジル酒石酸塩	1～2日前[4)]	血管平滑筋弛緩作用とα_1受容体遮断による脳血管拡張作用や血小板凝集抑制作用を有する	—
サルポグレラート塩酸塩錠100mg「テバ」	アンプラーグ錠	サルポグレラート塩酸塩	1～2日前[4)]	血小板及び血管平滑筋における5-HT_2受容体に拮抗し、抗血小板作用及び血管収縮抑制作用を示す	12時間[4)]
ジピリダモール錠25mg「日医工」	ペルサンチン錠	ジピリダモール	1～2日前[4)]	虚血心筋から遊離されるアデノシンの細胞内への再取込みを阻害することにより、アデノシンの血管拡張作用を増強して冠拡張作用を現す	—
シロスタゾールOD錠50mg「トーワ」	プレタール錠	シロスタゾール	2～3日前[4)] 3日前[6),8)]	血小板及び血管平滑筋のPDE3活性を選択的に阻害することにより、抗血小板作用及び血管拡張作用を示す	48時間[3)]
チクロピジン塩酸塩錠100mg「NP」	パナルジン錠	チクロピジン塩酸塩	10～14日前[1)] 7～14日前[6),8)] 7～10日前[7)]	血小板のアデニレートシクラーゼ活性を増強して血小板内cAMP産生を高め血小板凝集能・放出能を抑制する	8～10日間(血小板の寿命)[2)]
ニセルゴリン錠5mg「日医工」	サアミオン錠	ニセルゴリン	1～3日前[4)]	血流増大作用、血小板凝集抑制作用、赤血球変形能亢進作用、脳エネルギー代謝改善作用などを有する	—
バイアスピリン錠100mg	—	アスピリン	7日前[1)] 7～14日前[6),8)] 7～10日前[7)]	COX-1を阻害することにより、TAX_2の合成を阻害し血小板凝集抑制作用を示す	7～10日間(血小板の寿命)[2)]
プラザキサカプセル110mg	—	ダビガトランエテキシラートメタンスルホン酸	24時間前 大手術は2日前[1)] 24時間～4日前[8)]	トロンビンの活性部位に競合的かつ可逆的に結合し、フィブリノゲンからフィブリンに変換するトロンビンの触媒反応を阻害する	—
プラビックス錠75mg	—	クロピドグレル硫酸塩	14日前[1)] 7～14日前[6),8)]	不可逆的に血小板のADP受容体に作用し、ADPの結合を阻害することにより、血小板の活性化に基づく血小板凝集を抑制する	8～10日間(血小板の寿命)[2)]
ベラプロストNa錠20μg「ファイザー」	ドルナー錠 プロサイリン錠	ベラプロストナトリウム	1日前[4)]	血小板や血管平滑筋のPGI2受容体に作用して細胞内cAMP濃度上昇、Ca2+流入抑制、TXA2生成抑制などを起こし、抗血小板作用や血管拡張作用を示す	—
リクシアナ錠15mg	—	エドキサバントシル酸塩水和物	24時間以上前[1)]	活性化血液凝固第X因子(FXa)を可逆的、競合的かつ選択的に阻害する	24時間[2)]
リマプロストアルファデクス錠5μg「日医工」	オパルモン錠 プロレナール錠	リマプロストアルファデクス	1日前[4)]	プロスタグランジンE1誘導体で、血管平滑筋拡張やサイクリックAMP増加を介する血小板凝集抑制作用などのPGE1の作用を示す	3時間[4)]
ワーファリン錠1mg	—	ワルファリンカリウム	4～5日前[5)] 3～5日[6),8)] 4日前[7)]	ビタミンK作用に拮抗し肝臓におけるビタミンK依存性血液凝固因子(プロトロンビン、第Ⅶ、第Ⅸ、及び第Ⅹ因子)の生合成を抑制して抗凝血効果及び抗血栓効果を発揮する	投与後12～24時間目に作用発現 十分な効果は36～48時間後 その効果はその後48～72時間持続する[2)]

参考・出典 1) 添付文書、2) インタビューフォーム、3)先発品インタビューフォーム、4) メーカーDI、5) Warfarin適正使用情報 第3版、6)循環器疾患における抗凝固・抗血小板療法に関するガイドライン(2009年改訂版)
7)手術医療の実践ガイドライン(2013年)、8)心房細動治療(薬物)ガイドライン(2013年改訂版)

2017年2月 貴志川リハビリテーション病院 薬剤部

図１ 中止薬剤一覧表

表1　薬剤師の介入前後の処方変化

介入前	介入後	変更理由
医療機関A		
ファモチジン錠 20 mg 　1回1錠　1日1回　夕食後	ファモチジン錠 20 mg 　1回1錠　1日1回　夕食後	―
メコバラミン錠 500 μg 　1回1錠　1日2回　朝夕食後	（削除）	症状緩和のため
フルスルチアミン錠 25 mg 　1回1錠　1日3回　毎食後	（削除）	摂食良好で診療上必要がないため
チアマゾール錠 5 mg 　1回1錠　隔日　朝食後	チアマゾール錠 5 mg 　1回1錠　隔日　朝食後	―
エルデカルシトールカプセル 0.75 μg 　1回1カプセル　1日1回　朝食後	エルデカルシトールカプセル 0.75 μg 　1回1カプセル　1日1回　朝食後	―
ミノドロン酸錠 50 mg 　1回1錠　4週間に1回　起床時	ミノドロン酸錠 50 mg 　1回1錠　4週間に1回　起床時	―
医療機関B		
メナテトレノンカプセル 15 mg 　1回1カプセル　1日2回　朝夕食後	（削除）	2か所の通院医療機関で薬効が重複しているため
アムロジピン錠 5 mg 　1回1錠　1日2回　朝夕食後	アムロジピン錠 5 mg 　1回1錠　1日2回　朝夕食後	―
ロサルタン錠 50 mg 　1回1錠　1日2回　朝夕食後	ロサルタン錠 50 mg 　1回1錠　1日2回　朝夕食後	―
イコサペント酸エチルカプセル 900 mg 　1回1包　1日2回　朝夕食後	イコサペント酸エチルカプセル 900 mg 　1回1包　1日2回　朝夕食後	―
アロプリノール錠 100 mg 　1回1錠　1日1回　朝食後	アロプリノール錠 100 mg 　1回1錠　1日1回　朝食後	―
ジフェニドール錠 25 mg 　1回1錠　1日3回　毎食後	（削除）	症状緩和のため
ベタヒスチン錠 12 mg 　1回1錠　1日3回　毎食後	ベタヒスチン錠 12 mg 　1回1錠　1日3回　毎食後	―
ジクロフェナク徐放カプセル 37.5 mg 　1回1カプセル　1日1回　朝食後	（削除）	症状緩和のため

とが、入院時に持参薬鑑別により判明。医師と相談した結果、薬効が重複しているため骨粗鬆症治療薬と胃腸機能調整薬、自覚症状が見られないため鎮痛薬と鎮暈薬、摂食良好のためビタミン製剤の計5種類の薬剤が中止となった。その後、痛みや目まい、食欲に特に問題はなく退院となった（表1）。

このように、今後も漠然と服用されている薬剤について薬学的観点から医師に提案していきたいと考えている。

他職種からの評価と要望

従来の一般病棟に担当薬剤師を配置し、その他の病棟に対しては必要な際に薬剤師が行くといった体制から、全病棟に薬剤師を配置する体制に変更した。どうしても人員の問題から専任もしくは専従といった体制まではとれないにしても、病棟担当薬剤師を決め配薬をはじめ医師やその他の医療スタッフからの問合せに対応するようになったことは、ダイレクトに連絡を取り合い情報の一元化及び共有化がしやすくなったと評価されている。

また以前よりも病棟担当薬剤師と調剤担当薬剤師との連携がスムーズにいき情報共有もしやすくなったことにより、各医療チームへのフィードバックもしやすくなり今まで以上にチーム医療にも貢献できている。

今後、薬剤師の専門性や重要性が評価される中、多職種との連携を強化し、それぞれの医療スタッフが専門性を発揮し質の高い医療が行われるよう努めていきたいと考える。　　（岩西　伸晃）

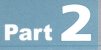

Part 2 医療機能に合わせて求められる病棟薬剤業務

3 回復期

医療法人紅萌会 福山記念病院

Case 3-3 在宅復帰に向けた
シームレスな病棟薬剤業務を目指して

● 病院概要

所在地	広島県福山市
診療科目	6科(内科、外科、整形外科、形成外科、脳神経外科、リハビリテーション科)
病棟数	3病棟
病床数	103床(医療療養103床) 回復期リハビリテーション病棟67床
病院機能評価	審査体制区分2一般病院1(100床以上)(主たる機能)(3rdG：Ver.1.0)認定
IT整備状況	紙ベース、タックリハビリテーション支援システム、PACS、院内LAN
DPC	未導入(平均在院日数75.3日)
入院患者	平均94.1人/日、入院処方箋：平均10.5枚/日、注射処方箋：平均12.1枚/日
外来患者	平均102.6人/日、外来処方箋：院内平均15.9枚/日、院外平均38.6枚/日 (院外処方箋発行率70.8%)

● 薬剤部門概要

人数	薬剤師4人、薬剤師以外0.7人
病棟薬剤業務	診療報酬請求件数：平均40件/月 算定病棟数・病床数：1病棟・36床(1病棟・1週当たり20.5時間) 算定対象外病棟・病床数：2病棟・67床(1病棟・1週当たり21.6時間)
薬剤総合評価調整	診療報酬請求件数：平均2件/月
薬剤管理指導	診療報酬請求件数：平均25件/月(担当薬剤師数：常勤換算0.5人) 実施病棟：3病棟中1病棟(医療療養病棟)
その他の主な業務・施設基準	在宅患者訪問薬剤管理指導、無菌製剤処理料、薬事委員会、院内感染対策委員会、安全管理委員会、労働衛生管理委員会、業務改善委員会、NST委員会、褥瘡対策委員会、教育委員会、診療情報管理委員会、運営会議
夜間休日対応	夜間：オンコール体制、休日：オンコール体制

回復期における病棟薬剤業務を実施するまでの流れ

2025年に向けて地域包括ケアシステムの構築が急務である。病院完結型から地域完結型へ向かう流れの中で、病院は個々に医療機能を強化し相互に連携していくことが必要となる。福山記念病院(以下、当院)はこれまで地域に親しまれ信頼される病院を目指すことを理念に掲げ、脳卒中に代表される脳神経外科疾患や整形外科疾患を中心に、特に急性期から回復期に重点を置き、急性期治療の終了した患者に対して

積極的にリハビリテーション医療を提供してきた。薬剤科では2013年（平成25年）11月から病棟薬剤業務実施加算の算定を開始し、当初から回復期リハビリテーション病棟（以下、回復期リハ病棟）を含め全ての病棟（3病棟）に専任の薬剤師を配置して積極的な薬学的ケアを実践している。病棟薬剤業務を実施する際には1人の増員を行い、常勤薬剤師4人体制で開始した。

当院では2016年（平成28年）6月に医療療養病棟33床（地域包括ケア病床18床）を回復期リハ病棟33床へ転換し、同年10月の病床機能報告では当該病棟の医療機能を急性期から回復期へと移行した。今回の転換後においても専任の病棟薬剤師は継続して配置し、病棟薬剤業務を行っている。現在の当院の医療機能は回復期機能2病棟、急性期機能が1病棟となり、地域医療において回復期機能をより充実させていく方針となっている。

回復期における病棟薬剤業務の実際

急性期から在宅へ向けてシームレスな薬物治療が必要となる中、回復期リハ病棟での薬学的ケアは地域包括ケアシステムにおいても重要な役割を担う。薬剤に関する業務も多岐にわたり、積極的な病棟薬剤業務の実施が必要であるが、現在の病棟薬剤業務実施加算は回復期リハ病棟では努力義務である。そのような中、当院では週20時間以上の病棟薬剤業務を実施している。

(1) 入院時での病棟薬剤業務について

入院当日には患者、患者家族への面談を実施し、持参薬の理解度や在宅での服薬管理方法、OTC薬の服用などについて聞き取りを行う。その結果は持参薬チェックシートとしてまとめ、診療録に添付している。入院時での聞き取り業務はプロブレムリスト作成においても非常に重要である。また、薬剤鑑別では持参薬の鑑別に加え、院内代替え処方を提案する。持参薬については腎機能・肝機能に注意が必要な薬剤や同効薬の重複投与、アスピリン製剤の単独投与など13のチェック項目からスクリーニングを行い、その結果を処方見直しの提案書として医師へ報告している。代替え処方の際は、TDMやPIMs（潜在的に不適切な薬剤）の検出から継続投与の必要性を検討する。入院時カンファレンスでは病棟薬剤師も病棟スタッフの一員として参加し、転院又は退院体制等についてもあらかじめ協議を行う。特に在宅予定の患者には入院当初から内服薬の自己管理をはじめ、在宅復帰へ向けた積極的な薬学的ケアへのアプローチが必要である。

(2) 入院中での病棟薬剤業務について

回復期リハ病棟の入院期間は最大で180日のため、急性期病棟に比べてある程度時間をかけて薬学的ケアの実践が可能となる。医薬品の投薬・注射状況の把握、相互作用の確認などに加えて、当院では病棟カンファレンスを通じて内服薬の自己管理、服薬アドヒアランス向上、副作用回避、検査オーダの依頼、減薬調整などの薬学的ケアに介入している（**表1**）。病棟カンファレンスは入院患者ごとに1か月に1回行われており、医師、看護師、セラピスト、医療ソーシャルワーカー、病棟薬剤師が参加し、多職種が連携して患者ケアに取り組んでいる。また、回復期リハ病棟での対象疾患は脳血管疾患又は大腿骨頸部骨折などであり、血液凝固阻止薬や糖尿病治療薬などハイリスク薬の服用患者も多い。当院では吉備高原ルミエール病院で作成されたハイリスク薬モニタリングシートを参考にハイリスク薬モニタリングシステム（**図1**）を構築し、ハイリスク薬ごとに必要な検査値や副作用発現状況について定期的に確認している。

(3) 退院時での病棟薬剤業務について

入院中に行った薬学的ケアは退院後も継続して行う必要があり、退院後のかかりつけ医や施

表1 回復期リハ病棟カンファレンスでの薬学的ケア介入事例

事例分類	疾患名	病棟薬剤師関与の概要
自己管理への介入・服薬支援	アテローム血栓性脳梗塞	リハビリによりマヒ改善傾向が見られ、内服薬自己管理に介入(Day 46：J-RACT 10点)。指先の細やかな作業が難しいため、看護師、リハビリ担当者に協力を依頼し、毎食時に薬包(一包化)の開封の練習を行う。1日分から自己管理開始(Day 47)後、1週間管理(Day 56)へ移行できた
減薬調整	腰椎圧迫骨折	持参薬のトラマドール塩酸塩錠からトラマドール塩酸塩・アセトアミノフェン配合錠へ切替え(Day 5)を行う。入院前から吐き気は継続していた。吐き気の訴えにより、リハビリが進まないため主治医に中止を提言する。中止後、症状は軽快し、リハビリも積極的に行うことができた
副作用回避・検査オーダの依頼	てんかん	PTより、頸部の後屈症状、日中傾眠が強く、訓練が進まないとの意見あり。バルプロ酸Naの血中濃度測定を主治医に依頼し、TDMを行う。血中濃度が85.4μg/mL(トラフ値)の結果から1日量を1日800mgから600mgへ減量し、後屈症状、傾眠傾向が改善された結果、リハビリの進行状況に改善が認められた

J-RACT：Japanese Regimen Adherence Capacity Tests

設との連携が必要である。当院では病棟薬剤師が退院時に薬剤管理サマリーを作成し、処方内容(入院時、退院時)、入院中の副作用歴、服薬状況、調剤方法、薬効理解度(本人、家族)、退院後の服薬管理方法、プロブレムリストなどの情報を医師の診療情報提供書とともに紹介元や退院先の施設に情報提供している。また、お薬手帳にも薬剤管理サマリーを添付し、調剤薬局へ情報提供のツールとして活用している。

他職種からの評価と要望

看護師からは「医師に対して、処方に関するフィードバックが早くなった」、「病棟薬剤師が患者情報を一元化し、窓口となることで問合せ

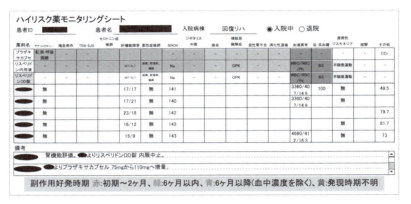

図1 ハイリスク薬モニタリングシステム(FileMakerを活用して作成)

がスムーズになった」などの評価を得ている。医師からは在宅へ向けてポリファーマシー削減に関した要望が多い。

入院医療について医療機能に応じた評価に対応することは重要な課題である。回復期リハ病棟では病棟薬剤業務が努力義務の中で薬剤師のニーズを積極的にアピールし、急性期から在宅への流れの中で継ぎ目のない薬学的ケアを確立させることが重要となる。

(西塚 亨)

慢性期に求められる病棟薬剤業務とは

はじめに

日本が高齢化のピークを迎える2025年に向け、国は医療提供体制について、高度急性期、急性期、回復期、慢性期の各々での、医療機能の分化と強化を図る施策を示している。ここでは、慢性期、特に医療療養病棟に関して、その現状と病棟における薬剤業務に関して総論を述べることにする。

慢性期の特徴

療養病棟入院基本料1・2の算定は、日常生活動作を評価した「ADL区分」と、医療の必要性の高い病状を評価した「医療区分」の各々3段階評価の組合せで決まる。図1は「医療区分・ADL区分に係る評価票」で、日々の評価が必要なことが分かる。また診療報酬上点数が高く設定されている療養病棟入院基本料1では、当該病棟での医療区分2・3に該当する入院患者の割合が8割以上であることが施設基準となっている。また、2016年度(平成28年度)診療報酬改定により、療養病棟入院基本料2の算定病棟においても、医療区分2・3に該当する入院患者の割合が5割以上であることが施設基準に加えられた。表1に医療区分2・3の項目を抜粋して示す。難病等の疾患、体内出血反復等の状態、また中心静脈栄養や24時間持続点滴等の医療処置の実施は、急性期の治療が終了した後も在宅での治療が困難な場合が多く、これら入院患者の受入先が療養病棟となっている現状がある。

また、厚生労働省社会保障審議会「療養病床の在り方等に関する特別部会」での審議資料「慢性期の医療・介護ニーズへ対応するためのサービス提供類型」では、医療療養病床に求められる機能として、先に触れた「医療区分2・

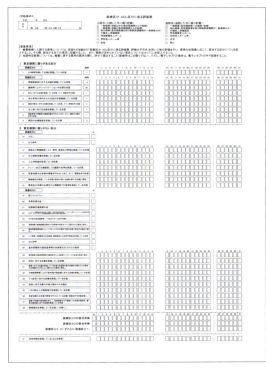

図1　医療区分・ADL区分に係る評価票(一部)

Part 2 医療機能に合わせて求められる病棟薬剤業務

表1 医療区分（抜粋）

医療区分3	・24時間持続して点滴を実施している状態 ・スモン ・医師及び看護職員により、常時、監視及び管理を実施している状態 ・中心静脈栄養を実施している状態 ・人工呼吸器を使用している状態 ・ドレーン法又は胸腔もしくは腹腔の洗浄を実施している状態 ・気管切開又は気管内挿管が行われており、かつ、発熱を伴う状態 ・酸素療法を実施している状態 ・感染症の治療の必要性から隔離室での管理を実施している状態
医療区分2	・尿路感染症に対する治療を実施している状態 ・傷病等によりリハビリテーションが必要な状態 ・脱水に対する治療を実施している状態、かつ、発熱を伴う状態 ・消化管等の体内からの出血が反復継続している状態 ・頻回の嘔吐に対する治療を実施している状態、かつ、発熱を伴う状態 ・せん妄に対する治療を実施している状態 ・経鼻胃管や胃瘻等の経腸栄養が行われており、かつ、発熱又は嘔吐を伴う状態 ・頻回の血糖検査を実施している状態 ・筋ジストロフィー症 ・多発性硬化症 ・筋萎縮性側索硬化症 ・パーキンソン病関連疾患〔進行性核上性麻痺、大脳皮質基底核変性症、パーキンソン病（ホーエン・ヤールの重症度分類がステージ3以上であって生活機能障害度がⅡ度又はⅢ度の状態に限る）〕 ・その他の難病 ・脊髄損傷（頸椎損傷を原因とする麻痺が四肢すべてに認められる場合に限る） ・慢性閉塞性肺疾患（ヒュー・ジョーンズの分類がⅤ度の状態に該当する場合に限る） ・人工腎臓、持続緩徐式血液濾過、腹膜灌流又は血漿交換療法を実施している状態 ・悪性腫瘍（医療用麻薬等の薬剤投与による疼痛コントロールが必要な場合に限る） ・肺炎に対する治療を実施している状態 ・褥瘡に対する治療を実施している状態（皮膚層の部分的喪失が認められる場合又は褥瘡が2か所以上に認められる場合に限る） ・末梢循環障害による下肢末端の開放創に対する治療を実施している状態 ・うつ症状に対する治療を実施している状態 ・他者に対する暴行が毎日認められる場合 ・1日8回以上の喀痰吸引を実施している状態 ・気管切開又は気管内挿管が行われている状態（発熱を伴う状態を除く） ・創傷（手術創や感染創を含む）、皮膚潰瘍又は下腿もしくは足部の蜂巣炎、膿等の感染症に対する治療を実施している状態

3を中心とするもの」と、「医療の必要性が高いもの」、「人工呼吸器や中心静脈栄養などの医療」、「24時間の看取り・ターミナルケア」を挙げている。今後も上記に適応する患者の入院受入が、療養病棟の機能といえよう。

慢性期における薬剤師業務

先に上げた表1を見ると、これら医療区分2・3の病態では、何らかの薬物療法が実施されているケースがほとんどである。「医療区分2」の中に「頻回の血糖検査を実施している状態」がある。この項目を詳説すると「糖尿病に対するインスリン製剤、又はソマトメジンC製剤の注射を1日1回以上行い、1日3回以上の頻回な血糖検査を実施している状態」となる。独居、又は高齢者2人世帯等では、スライディングスケールでのインスリン製剤管理が困難な場合が多く、主治医へのCペプチド検査の提案、並びに内服薬への変更、又はインスリン製剤の1日1回、単位数固定投与への変更について、院内の栄養サポートチームや摂食機能訓練指導チーム等と協働して関与していく必要がある。病棟カンファレンスへの参加から患者背景を把握し、在宅退院への障害となる事象を薬剤師の視点で考え、対応策を提案する必要がある。

療養病棟での病棟薬剤業務は、全入院期間を通した薬物療法モニタリングと、退院を見据えた積極的な処方提案の実施といえる。

また、さまざまな疾病・症状に対して、チームで取り組むことが治療に効果的であるケースが多い。これらのチーム医療において、薬剤師が不在で進行することはマイナス面が大きいと言わざるを得ない。診療報酬化の有無、また、施設基準での薬剤師要件にかかわらず積極的にチーム医療に参画していくことは、病院薬剤師の責務と考えられる。

（棗 則明）

4 慢性期

Case 4-1

医療法人健周会 東新潟病院

慢性期病棟における褥瘡をはじめとした適切な外用療法への取組み

●病院概要

所在地	新潟県新潟市
診療科目	4科(内科、神経内科、歯科、リハビリテーション科)
病棟数	6病棟
病床数	288床(一般55床、医療療養110床、介護療養123床)
病院機能評価	―
IT整備状況	紙ベース
DPC	未導入(平均在院日数413.4日)
入院患者	平均244.3人/日、入院処方箋：平均104.5枚/日、注射処方箋：平均81.8枚/日
外来患者	平均27.7人/日、外来処方箋：院内平均19.7枚/日、院外(特養ホームへの嘱託医往診のみ)平均10枚/日(院外処方箋発行率33.7%)

●薬剤部門概要

人数	薬剤師4人、薬剤師以外1人
病棟薬剤業務	診療報酬請求件数：平均0件/月 算定対象病棟数・病床数：3病棟・165床(1病棟・1週当たり2.5時間) 算定対象外病棟数・病床数：3病棟・123床(1病棟・1週当たり1時間)
薬剤総合評価調整	診療報酬請求件数：平均1件/月
薬剤管理指導	診療報酬請求件数：平均0件/月(実施件数：平均0件/月　※4件/年) 実施病棟：全6病棟
その他の主な業務・施設基準	感染防止対策加算2、医療安全委員会、院内感染対策委員会、褥瘡対策委員会、輸血療法委員会、防災委員会、在宅患者訪問薬剤管理指導、居宅療養管理指導、院外処方箋交付前監査、予約カートへの薬剤セット
夜間休日対応	夜間：オンコール体制、休日：オンコール体制、連休：半日直＋オンコール体制

慢性期における病棟薬剤業務を実施するまでの流れ

東新潟病院(以下、当院)は内科、神経内科、リハビリテーション科、歯科からなり、褥瘡治療を対象とする皮膚科医や形成外科医は在籍していない。必要時には外部の皮膚科医にコンサルトを依頼している。

褥瘡委員会は毎月開催されているが、委員長は内科医であり、各病棟の症例報告と治療法の検討、及び環境の整備にとどまり、褥瘡対策チームとしての回診は行われていなかった。しかし近年になり、院内発生の褥瘡だけではなく、療養目的での転院や在宅からの入院による

持ち込み褥瘡が重症例も含めて増加し、外部皮膚科医へのコンサルトだけでは対応しきれないこと、月1回の委員会内の情報共有だけでは適切な治療が迅速に進められないことなどの問題点が生じていた。このような中で、薬剤師が病棟に出向き褥瘡に積極的に関わることで、適切な処方提案を行う必要が生じた。創の評価や処方提案を行う際は、随時各病棟に出向いて行うため、薬剤師の増員は特に行っていない。

慢性期における病棟薬剤業務の実際

褥瘡は患者の基礎疾患や皮膚の状態、発生部位や発生要因、また病期によりその病態が多様である。当院のような慢性期病院における褥瘡治療は保存的治療が主であるが、治療に用いられる外用剤や創傷被覆材は多種多様に存在し、その特性もそれぞれで異なる。効果的な薬物治療を行うには、軟膏基剤の製剤学的特性まで考慮した薬剤選択が重要となるため、褥瘡治療に関する院内プロトコールを作成した。プロトコールは日本褥瘡学会の褥瘡予防・管理ガイドライン(第4版)内の「保存的治療のアルゴリズム」をアレンジし、DESIGN-R評価と組み合わせ、褥瘡の評価を行いながら薬剤の選択ができるようなフローチャート形式にした。特にExudate(滲出液)の評価項目と外用剤の基剤特性の関係を重視し、複数の外用剤を混合したブレンド軟膏も選択できるようにした。また効果的な薬物治療を行うために、ポケットの有無や創の形状から創に働く外力を想定し、創固定が必要と思われる場合はその行い方について記載した。それまで採用されていなかったが必要と思われた薬剤に関しては、褥瘡委員会を通じて薬事審議会に申請し、新規採用とした。

褥瘡発生患者あるいは発生リスクの高い患者については褥瘡に影響する基礎疾患及び薬剤等の使用について確認を行う。亜鉛キレート形成作用を有する薬など、褥瘡の治癒遅延に影響する薬剤の服用がある場合は医師にその旨情報提供を行う。

褥瘡が発生すると、主治医の依頼により薬剤師が介入する(図1)。他院や在宅からの持ち込み褥瘡の場合は入院前に依頼される場合もある。褥瘡の評価はDESIGN-Rを用いて薬剤師と看護師で行い、褥瘡評価書を作成するとともにプロトコールに基づいて薬剤師から主治医に処方提案を行う。同時にリハビリテーション科・栄養科への情報提供を行い、体位や栄養管理と合わせ褥瘡治療に最適な環境となるように積極的に働きかけていく。局所治療に用いる外用剤だけではなく、抗生物質製剤などによる全身管理を行うか否かについてもプロトコールに基づき主治医に処方提案を行う。主治医は患者

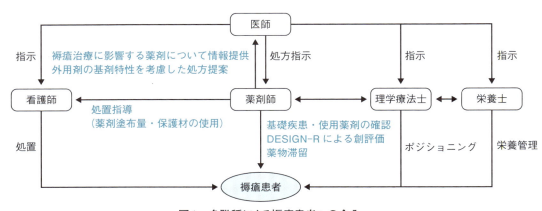

図1 多職種による褥瘡患者への介入

の全身状態・治療方針と褥瘡評価書から判断し処方指示を行う。

2014年（平成26年）3月、厚生労働省医政局通知（医政医発0319第2号）により「薬剤師が、調剤された外用剤の貼付、塗布又は噴射に関し、医学的な判断や技術を伴わない範囲内での実技指導を行うこと」と、薬剤師が外用剤に関する実技指導を実施できる範囲が明確化された。通知は薬局や在宅での患者に対する実技指導を想定しているが、入院中の患者においても創処置を行う際、外用剤の使用量について医師から明確な指示がなかったために看護師によってばらつきが出てしまっていた。特に褥瘡治療においては滲出液量をコントロールし創面の湿潤を適切な状態に保持することが重要となるため、選択した薬剤が創に対して適切な塗布量でないと基剤特性を十分に生かすことができず、薬剤の効果判定や治療経過に大きく影響する。

処置の際の統一化を図るため、処置の手順や薬剤の使用量を医師・看護師が理解しやすいように、写真や計量スプーンなどを用いて例示した（図2）。

褥瘡治療は多職種がチームとして取り組むことが功を奏するが、中でも軟膏などの外用剤の基剤特性を理解し、効果的な薬物療法を提案できる薬剤師の存在はまさに不可欠である。また治療期間が短縮することで他のスタッフの負担軽減を図ることができ、同時に経済的視点においても貢献することができる。

他職種からの評価と要望

現在は院内の褥瘡患者のほとんどに介入し、処方提案を行っている。薬剤師の介入により「褥瘡の治癒が早くなった」ことが何よりも好評であり、特に看護師からは、目に見えて創の状態がよくなっていくことが張り合いとなるとの意見もあった。看取り看護も少なくない慢性期の療養病床においては、こういった日々の張り合いが実は大切なのではないかとも感じる。

また、創の評価と処置指導の際には、創にかかる外力や使用する薬剤の特徴などをその場で説明しながら行うので、看護師には勉強になると好評である。現在は褥瘡以外の外用療法についても看護師から質問を受けることが多くなっており、外用剤に関する勉強会の開催を強く要望されている。

（土屋 博子）

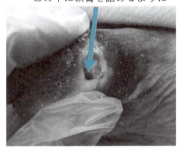

処置

指で挟むと亀裂が開く
この中に軟膏を詰めるように

1) 洗浄・亀裂内の水分を綿棒でよくとる
2) ネグミンシュガー5gを舌圧子で亀裂に入れ込むように塗布
3) 16折ガーゼ1枚あてる
4) フィルムで覆う
5) レストンで保護

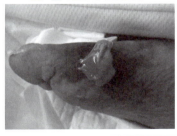

小指の先大の量（5g）
上に盛り上がる程度塗布

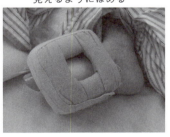

中心の穴から処置部が見えるようにはめる

図2　処置方法の例示資料

Part 2 医療機能に合わせて求められる病棟薬剤業務

4 慢性期

Case 4-2 医療法人鉄友会 宇野病院
多剤投与から適正使用へ —薬剤師の関わり方

● 病院概要

所在地	愛知県岡崎市
診療科目	30科（内科、外科、リハビリテーション科、整形外科、内分泌内科、糖尿病内科、放射線科、心療内科、神経内科、脳神経外科、心臓血管外科、麻酔科、消化器内科、消化器外科、循環器内科、肛門内科、肛門外科、胃腸内科、眼科、内視鏡内科、内視鏡外科、リウマチ科、泌尿器科、ペインクリニック内科、化学療法内科、皮膚科、形成外科、乳腺内科、乳腺外科、救急科）
病棟数	4病棟
病床数	180床（一般115床、医療療養65床） 地域包括ケア病床12床、回復期リハビリテーション病棟55床
病院機能評価	—
IT整備状況	電子診療録、院内LAN
DPC	未導入（平均在院日数49.3日）
入院患者	平均176.2人/日、入院処方箋：平均62.8枚/日、注射処方箋：平均67.7枚/日
外来患者	平均157.6人/日、外来処方箋：院内平均4.2枚/日、院外平均77.5枚/日（院外処方箋発行率94.9％）

● 薬剤部門概要

人数	薬剤師7人
病棟薬剤業務	診療報酬請求件数：平均441.3件/月 算定病棟数・病床数：3病棟・113床（1病棟・1週当たり34.4時間） 算定対象外病棟数・病床数：1病棟・67床（1病棟・1週当たり30.9時間）
薬剤総合評価調整	診療報酬請求件数：平均13.4件/月
薬剤管理指導	診療報酬請求件数：平均257.3件/月（担当薬剤師数：常勤換算3.5人） 実施病棟：4病棟中3病棟（一般病棟、療養病棟）
その他の主な業務・施設基準	委員会（院内感染対策室長、医療安全管理、医療ガス安全管理、労働安全衛生、褥瘡・NST、糖尿病療法支援、診療録管理、治験審査、薬事） 医薬品安全管理責任者、無菌製剤処理料1・2、後発医薬品使用体制加算1、外来化学療法加算2、感染防止対策加算2、医療安全対策加算2、認知症ケア加算2
夜間休日対応	夜間：オンコール体制、休日：オンコール体制

慢性期における病棟薬剤業務を実施するまでの流れ

　筆者が着任した2004年(平成16年)は、常勤薬剤師が3人、非常勤薬剤師が2人(週1日程度)であり、業務は主に調剤に追われ、薬剤管理指導を何とか行っている状態であった。電子診療録は導入されていたが、うまく活用できず業務はかなり煩雑であった。まず、電子診療録の有効利用から始まり、以前より行っていた入院時の持参薬鑑別を手書きから電子診療録入力にし効率化を図った。また、オーダストップ時間を決め、処方を区切って発行し調剤業務の集中を図り、他の業務時間を捻出するようにした。それにより内服薬を薬剤科で管理し、毎日与薬払出しを行って、重複・相互作用などの防止に努めた。さらにタイムスケジュールを作り、他の業務も集中化させ時間管理を行った。委員会業務にも多くの時間を割けるようになり、カンファレンス・各種回診に参加できるようになった。それにより、医師・看護師との距離も近くなり、処方提案・介入が多く行えるようになった。その後2010年(平成22年)に増床のための建替え・増築時にミキシング室を造り、TPN、24時間持続PPN、バイオ製剤及び抗悪性腫瘍薬の混合業務を行うようになった。徐々に病棟関連業務を拡張させ、もう少しで病棟薬剤業務実施加算の算定要件である週20時間を満たすところまでいった。2011年(平成23年)に入院患者の調剤業務を午前から午後に変更。午前中は病棟に上がって医師の回診に同行することになった。算定要件をクリアし、2012年(平成24年)の当初から同加算の算定を開始した。病棟薬剤業務の実施に伴って薬剤師の評価が高まり、定員は増加した。薬剤師数は算定開始時の2012年(平成24年)の常勤4人、非常勤1人(30時間以上)が、常勤7人、非常勤1人にまで増えた。もちろんそれだけではなく、病院側に薬剤科の出来高を毎月提示した。薬剤管理指導料、病棟薬剤業務実施加算、調剤料、無菌製剤処理料など薬剤師が関わる業務での出来高を出しアピールした。当時、療養病床が主体の病院で算定に至る病院は少なく、その先駆けとなれた。

慢性期における病棟薬剤業務の実際

　回診への同行を通じて医師の処方意図を把握できるようになり、医師とのコミュニケーションは深まった。回診の場などで医師に処方変更を提案しやすい環境は整っていた。以前よりも長く病棟で時間を費やすようになると、鎮痛薬や睡眠薬、下剤などの頓服薬が、スタッフステーションの一角にたくさん並んでいることが気になった。漫然と続いている処方をチェックし、その中止や変更を医師に提案した。毎日使用していない定期薬から頓服薬に切り替え、使用していない頓服薬は中止するよう促した。下剤については、さらに取組みを進めた。多くの患者に酸化マグネシウム(以下、酸化Mg)が処方されており、便秘は改善し、むしろ軟便になっているのに処方が続いた。頻度は低いが、副作用として高Mg血症が引き起こされ、死亡するケースもある。それまで外注だった血清Mg濃度検査を院内で実施すること、不定期の実施にとどまっていた腎機能検査(生化学)(図1)を実施することを病院側に提案。検査は包括払いの対象になるためコスト増になるが、必要性が認められ、実施が決まった。その結果、検査を実施した患者173人のうち53人(30.6%)に腎機能の低下が認められた(図2)。酸化Mg服用患者43人中25人(58.1%)では血清Mg値が高値だった(図3)。血清Mg高値の患者では、酸化Mgの中止や減量、他の薬剤への変更を提案し、受け入れられた。さらに、腎機能が低下した患者の処方内容を確認し、腎機能

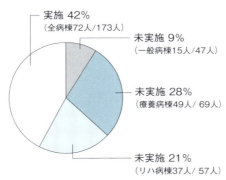

図1　1か月以内の腎機能検査実施状況
173人中101人（58.4％）が1か月以上生化学検査を実施していなかった。

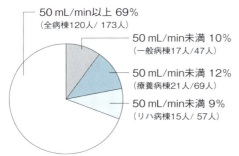

〈C_{cr}推算式（Cockcroft-Gaultの式）〉
男性：(140−年齢)×体重kg/(72×血清クレアチニン値mg/dL)
女性：0.85×(140−年齢)×体重kg/(72×血清クレアチニン値mg/dL)

図2　クレアチニンクリアランス（C_{cr}）推算結果
クレアチニンクリアランス（C_{cr}）値50 mL/min以下の腎機能低下患者は173人中53人（30.6％）であった。

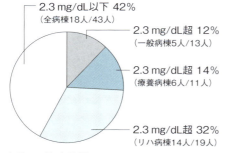

図3　血清Mg検査結果
酸化Mg錠服用患者中43人中25人（58.1％）に血清Mg濃度の高値（血清Mg値正常範囲：1.6〜2.3 mg/dL）が見られた。

に応じた減量や中止、適正薬剤への変更を積極的に提案した。いずれもその後、症状が悪化した症例はなかった。この結果とその後の経過をまとめ、医局会に提示。この成果を受け、血清Mg値や腎機能の検査は、定期的に実施されるようになった。さらに、定期的な検査の必要な薬を対象に、検査が実施されていなければ医師に提案することも開始した。検査値に基づいて医師に処方変更を提案できる環境に発展し、モニタリングにも力を入れるようになった。薬の潜在的なリスクの軽減を図ることを心がけている。

他職種からの評価と要望

各種検査値や腎機能に基づいて必要最小限の薬の服用を目指した。薬を減らすと状態がよくなることが多く、看護師らも症状に対して医師に処方を要求せず、薬剤師に相談するようになった。「薬剤数が減ると服薬介助時間も短くなり、その分を看護の時間に費やせるようになった」と話す。医師からも、「前医からの処方はなかなか処方を中止することがしづらかったが、薬剤師が患者の状態と検査値を把握し提案してくれることで、中止の後押しをしてくれる」と話す。食事など環境の変化によって高血圧や脂質異常症が改善し、薬が不要になる場合もある。入院後すぐに全ての薬剤を変更することは難しい。時間をかけて様子を見ながら調節している。適正使用の推進が薬剤費の削減にもつながった。療養病棟や回復期リハビリテーション病棟の薬剤費は包括払いになるため、薬剤費削減は病院経営にも貢献する。入院期間中に不必要な薬剤を調整し、退院後も継続されるようになれば、病院経営だけでなく国全体の医療費削減につながっていく。

（有木　寛子）

Case 4-3 入院予定時から関わる処方提案とその後の適正使用

医療法人長安会 中村病院

慢性期

●病院概要

所在地	京都府宇治市
診療科目	7科(内科、外科、整形外科、脳神経外科、胃腸科、肛門科、放射線科)
病棟数	2病棟
病床数	103床(医療療養103床)
病院機能評価	—
IT整備状況	院内LAN、紙ベース
DPC	未導入(平均在院日数235日)
入院患者	平均100.7人/日、入院処方箋:平均24枚/日、注射処方箋:平均23枚/日
外来患者	平均37人/日、外来処方箋:院内平均0.2枚/日、院外平均15枚/日(院外処方箋発行率98.7%)

●薬剤部門概要

人数	薬剤師3人
病棟薬剤業務	診療報酬請求件数:平均56件/月 算定病棟数・病床数:全2病棟・103床(1病棟・1週当たり22時間) 算定対象外病棟数・病床数:なし
薬剤総合評価調整	診療報酬請求件数:平均0.7件/月
薬剤管理指導	診療報酬請求件数:平均399件/月(担当薬剤師数:常勤換算0.9人) 実施病棟:全2病棟
その他の主な業務・施設基準	医薬品安全管理、医薬品情報管理、各種委員会(薬事委員会、褥瘡予防委員会、医療安全対策委員会、感染防止対策委員会、栄養委員会)、チーム医療(栄養カンファレンス)、院内研修会参加、医薬品安全管理研修会実施
夜間休日対応	夜間:オンコール体制、休日:オンコール体制

慢性期における病棟薬剤業務を実施するまでの流れ

中村病院(以下、当院)は1977年(昭和52年)4月に医院として開院、1995年(平成7年)12月全床療養型病床となる。2003年(平成15年)6月増床し、医療療養病床103床で地域における急性期病院の後送病院としての機能を担っている。電子診療録は未導入で紙媒体である。現在、2000年(平成12年)4月から算定を始めた薬剤管理指導料と、2012年(平成24年)4月に新設された病棟薬剤業務実施加算を算定している。これらの業務を実施するに当たり、種々の環境整備を行った。医薬品情報管理室の設置、薬剤師の増

員(常勤１人、パート２人)、また病棟薬剤業務実施加算においては、入院時から起算して８週間という制限があり、診療報酬で人件費を賄うことは難しいが、薬剤管理指導業務と病棟薬剤業務をより充実させるためにはマンパワーが必要と考え、さらに薬剤師(パート)１人を増員した。現在常勤２人、パート３人で取り組んでいる。

このように病院側が病棟薬剤業務の実施に積極的に動いたのには、当院の理念である「全ては患者の利益のために」を実践するために病棟薬剤業務は必要不可欠と評価されたのが理由である。

慢性期における病棟薬剤業務の実際

院内LANの完備、各看護師詰所に薬剤管理指導支援システムの端末を配置した。薬剤部のPCには細菌検査や血液検査結果もネット送信され、漫然とした抗生物質製剤の連用を防いでいる。熱発や喀痰の増加等、感染症が疑われた場合、まず細菌検査が実施され、広域スペクトルの抗菌薬が投与される。薬剤師は検査結果を必ず確認して、原因菌と感受性薬物検査の結果を踏まえて、有効な抗生物質を医師に情報提供している。ツールとして当院で採用している「抗菌薬選択の指標」(**図１**)を作成している。

抗生物質の処方で注意が必要なのは漫然とした長期処方と、内服抗生物質製剤から注射抗生物質製剤へ切替え時の重複である。薬剤部では薬剤管理指導支援システムとは別に、抗生物質使用歴ファイル(**図２**)を作成しており、長期投与と重複投与防止に大いに役立っている。

また、慢性病床では大半が合併症を持つ高齢者である。長期にわたり同じ処方が続くことが多く、特にハイリスク薬(ジゴキシンやワル

●：第一選択
◍：有効
○：感受性あり

分類	薬剤名		注射	経口	G+ 球菌 黄色ブ球菌 PC感性	PC耐性	MRSA	連鎖球菌	肺炎球菌	腸球菌	ペプトストレプトコッカス属	G+ 桿菌 ジフテリア	炭素菌	クロストリジウム
ペニシリン系	ABPC	ビクシリンS	■		◍	●		◍	◍	◍		○	○	○
セフェム系	CEX	セファレキシン		■	◍			◍	◍	◍				
	CEZ	セファゾリン	■		◍	◍		◍	○			○		
	CTRX	セフトリアキソン	■		◍	○		◍	◍		◍	○	○	○
	CAZ	セフタジジム	■		◍	◍		◍	○		◍			
	CMZ	セフメタゾール	■		◍	○		○			◍	○	○	○
グリコペプチド系	VCM	バンコマイシン	■		◍	◍	●	○	◍	○		○	○	◍
マクロライド系	CAM	クラリスロマイシン		■	◍	◍		◍	◍	○	◍	○		○
	MINO	ミノサイクリン		■	◍	◍	○	◍	○	◍		○	◍	○
キノロン系	LVFX	レボフロキサシン		■	◍	◍		◍	◍	◍	○	○	◍	○
	CPFX	シプロフロキサシン		■	◍	◍	○	◍	○	○	○	○	◍	○
その他	ST合剤	ダイフェン		■	○	○		○	○			○	○	○
	FOM	ホスマイ		■	◍	◍	○	○	○					○

分類	薬剤名		G− 球菌 淋菌	髄膜炎菌	モラクセラ・カタラーシス	G− 桿菌 大腸菌	クレブシエラ	インフルエンザ	緑膿菌	セラチア	プロテウス・ミラビレス	プロテウス・ブルガリス	シトロバクター	エンテロバクター	赤痢菌	サルモネラ
ペニシリン系	ABPC	ビクシリンS	○	○	○						◍	○			○	○
セフェム系	CEX	セファレキシン	◍			◍	◍	◍			プロビデンシ	モルガネラ	◍	◍		
	CEZ	セファゾリン	○	○	○	◍	◍				◍	○			○	○
	CTRX	セフトリアキソン	◍	○		◍	◍	◍	○	◍	◍	◍	◍	◍	○	○
	CAZ	セフタジジム	○	○	○	●	●	●	●	◍	◍	◍	◍	◍	○	○
	CMZ	セフメタゾール	○	○		●	●	○		○	●	●			○	○
グリコペプチド系	VCM	バンコマイシン														
マクロライド系	CAM	クラリスロマイシン	○		◍			◍								
	MINO	ミノサイクリン	◍	○		◍	◍	●	◍	○	◍	◍	◍	◍	◍	○
キノロン系	LVFX	レボフロキサシン	○	○	◍	◍	◍	◍	○	◍	◍	◍	◍	◍	◍	◍
	CPFX	シプロフロキサシン	○	○	○	◍	◍	◍	◍	◍	◍	◍	◍	◍	◍	○
その他	ST合剤	ダイフェン	○	○		◍	◍	◍		○	◍	◍	◍	◍	◍	◍
	FOM	ホスマイ	○			◍	○	○	◍	◍	◍	◍	○	○	◍	◍

連鎖球菌：黄色ブドウ球菌　ジフテリア：Corynebacterium sp.　モラクセラ：ブラハンメラ・カタラーシス　プロテウス属：モルガネラ・モーガニー
:B　炭素菌：バシラス　クレブシエラ：肺炎桿菌　:プロビデンシア属
:V　淋菌：ナイセリア　Acinetobacter：G−

図１　抗菌薬選択の指標

患者　氏名				
開始	終了	薬剤名	備考	
2015/12/17	2015/12/19	CEX	熱発　MRSA−、Streptcoccus viridansG2+	IVへ
2015/12/19	2015/12/26	CEZ注	熱発　MRSA−、Streptcoccus viridansG2+	内服セファレキシン返薬済み
2016/4/29	2016/5/9	LVFX	CRP4+、Serratia marcescens3+	効果有
2016/11/25	2017/3/2	LVFX	Acinetobacter baumannii1+	長期、効果判定必要
2017/3/2	2017/4/27	MINO	CRP2+　Pseudomonas aeruginosa1+	長期、効果判定必要

図２　抗生物質使用歴ファイル

表1　持参薬鑑別手順

介入時点	業務内容	資料	項目
入院前	患者情報収集	診療情報提供書 看護サマリー	①意識レベル ②服薬経路 ③処方薬（採用有無・ハイリスク有無） ④患者のADL
入院当日	初回面談（①②） 持参薬鑑別書作成 （③④）	診療情報提供書 看護サマリー お薬手帳	①患者や患者家族へのインタビュー ②薬歴とアレルギー、副作用確認 ③採用薬・同一成分薬・同効薬等の情報を提供 ④持参薬終了日明記 ※病棟は薬局から提供された鑑別書を、診療録に添付する
初回服薬指導時	持参薬の効果判定	各種検査結果	①ハイリスク薬濃度 ②各種検査（血液、細菌）結果の確認
持参薬終了時	処方提案		①下剤・睡眠薬・血圧降下薬・抗不安薬等の必要性確認 ②処方のスリム化

ファリン、抗てんかん薬等）の薬学的管理（他剤との相互作用、配合変化や副作用等の状況把握）は必須である。薬剤管理指導支援システムに薬物血中濃度を入力して管理しているが、定期的な血中濃度測定が未実施の場合は医師に依頼して副作用発現の防止に努めている。データ管理はハイリスク薬だけでなく、電解質の値にも留意している。特に注入食の患者は電解質のバランスが崩れやすく電解質NaやKの値は重要である。

療養病床では採用医薬品も一般病床のそれに比べて格段に少なく、持参薬から当院採用薬への移行に苦慮しているが、当院のポリファーマシー解決への取組みを紹介する。

入院予定者の服用歴は事前に看護サマリーや診療情報提供書を基に把握している。持参薬鑑別は入院患者100％に実施している。表1に当院の持参薬鑑別手順を示す。このようにして医師に服薬計画を提案し、処方のスリム化を実現している。

他職種からの評価と要望

看護師からは「他施設からの情報提供内容と実際の持参薬が異なっていることも多く、薬剤部による鑑別と処方提案が、正確で分かりやすく業務軽減に役立っている」と評価は高い。

医師からは「慢性期病棟ではDo処方が長く続く傾向があるため副作用には特に配慮を要する。薬剤師が身近におり、リアルタイムで問いかけに適切な情報を提供してくれる。また血液検査・細菌検査結果を踏まえての疑義照会や副作用・適応症の提言は、有効で安全な薬物療法に大変役立っている」と高く評価されている。

将来、慢性期病棟から退院し在宅へ移行する事例もますます増えると予想される。薬薬連携を密にして患者が退院後も安全に薬が管理できるように処方提案し、病棟業務から始まり地域医療にも貢献していくことが今後の重要な課題である。

（垣内　淑子）

5 周術期

周術期に求められる病棟薬剤業務とは

はじめに

　全国的に手術患者数は増加傾向にあり、患者の高齢化とそれに伴う合併症の増加、医療の高度化、多様化により周術期における薬剤師の必要性が高まっている。2012年度（平成24年度）より病棟薬剤業務実施加算が導入となり、約18%の病院において算定され病棟に薬剤師が常駐するようになっている。そのような中で2015年度（平成27年度）日本病院薬剤師会の現状調査では208施設中58施設（27.9%）の周術期管理チームにおいて薬剤師が関わっているが、他の緩和ケアチーム、感染管理チーム、栄養サポートチームに比べて低く、薬剤師が関与する余地が大きいことが示されている。また2016年度（平成28年度）から周術期管理チーム認定薬剤師制度も開始となっており、さらなる薬剤師の活躍が期待されている。

周術期の特徴

　日本病院薬剤師会は病院薬剤師の業務として、患者指導と薬剤の管理を行う薬剤管理指導業務、処方提案及び薬学的管理を行う病棟薬剤業務、調剤を含めた医薬品の管理と取扱いを行う業務があるとしている。周術期において薬剤師はこれらをバランスよく行う必要がある。2004・2005年度（平成16・17年度）の厚生労働科学研究「医薬品の取り違え防止の視点に立った薬剤師業務のあり方に関する研究」において、「フロー14　これからの薬剤師による手術部の薬剤管理（案）」では、麻薬、向精神薬（1種、2種）、向精神薬（3種）、筋弛緩薬、静注麻酔薬、吸入麻酔薬の6薬剤の管理及び取扱いについて手術室業務の方向性が提示された[1]。その上で、2014年度（平成26年度）学術委員会学術第8小委員会の「周術期患者の薬学的管理と手術室における薬剤師業務に関する調査・研究」報告[2]では、薬剤師が薬学的介入を行うタイミングは後追いになっている現状が示されている。また文献数から感染管理や薬学的管理、薬剤調製に関する業務は行われているものの、疼痛管理や血栓症予防、栄養管理などは介入が十分になされていない現状も報告された[2]。

周術期における薬剤師業務

　周術期の薬剤師の関わりは**表1**で示すとおり多岐にわたっており、特定の疾患や術式に対する知識だけでなく、内科の幅広い薬物療法に関する知識が重要である。手術前に執刀医は出血や血栓、アレルギーなどのリスクを重要視しがちだが、麻酔科医は循環動態や呼吸機能など麻酔薬や筋弛緩薬を使用するに当たっての重要なリスクを最小化することを考慮している。薬剤師は処方されている薬剤の管理だけでなく、コ

表1　周術期における病棟薬剤業務

手術前*	・アレルギー歴、副作用歴の確認 ・薬歴の確認 ・持参薬の管理・鑑別 ・使用しているOTC薬、サプリメント、健康食品の管理・鑑別 ・術前休薬が必要な薬剤、OTC薬、サプリメント、健康食品の確認 ・休薬に関するリスクとベネフィットの説明と同意 ・周術期使用薬の適正化 ・アレルギー歴、副作用歴の確認 ・予防抗菌薬の選択・投与量の決定 ・術後鎮痛法の選択 ・PCA（患者自己調節鎮痛法）デバイスの術前指導 ・PONV（術後悪心・嘔吐）のリスク評価と予防投与 ・ステロイドカバーの検討 ・ERAS（術後回復強化）を含めた術前栄養管理
手術中	・医薬品調製 ・PCA調製 ・麻酔薬調製 ・筋弛緩薬管理 ・麻薬管理 ・麻酔薬管理 ・特定生物由来製品の管理 ・術中使用薬剤の薬歴管理 ・手術におけるコスト管理 ・肝機能、腎機能に合わせた投与量の調節
手術後	・術後疼痛管理 ・PONV管理 ・術後せん妄管理 ・血栓症予防 ・術後栄養管理・輸液管理 ・PCAの使用状況の確認 ・感染管理 ・休薬した薬剤の再開確認 ・術後合併症・副作用モニタリング ・排便、排尿のモニタリング

＊術前外来での業務を含む。

ントロールされていない疾患や未治療の疾患に対しても薬学的介入を行う必要がある。

DPC制度により入院日数の短縮が進んでおり、入院後にこれらの薬学的な一元管理を行うことは難しい。そのため薬剤師外来による使用薬剤の鑑別・管理を行う施設が増加してはいるものの、ピルなどのホルモン剤は必要とされる休薬期間が長く、術前の薬剤師外来のチェックでも休薬期間が不十分となるケースがある。今後は口腔外科による周術期口腔機能管理計画策定料のような病院と薬局薬剤師の連携が必要になる。術前の病棟薬剤業務は時間的制約から、術前薬剤師外来で管理・確認された内容の再確認やPCA（patient controlled analgesia、患者自己調節鎮痛法）の指導、ステロイドカバーや抗菌薬の選択・投与量の決定が主な業務となる。術中は医薬品の管理を徹底して行い、PCAの調製や麻酔薬の調製、術後へのシームレスな疼痛管理を行う。術後においてはPCAを含めた疼痛管理、中止薬剤の再開、抗凝固薬の初期投与量の設計、深部静脈血栓症の管理、輸液だけでなく栄養剤を含めた全身管理などを実施する。

またPCAなどの医療機器も医薬品医療機器等法において定められており、薬剤師の管理と指導を行う必要がある。現在は医薬品と医療機器を統合した情報提供書やモニタリング用紙はないため新たに作成し指導を行うべきである。

おわりに

周術期において薬剤師は病態に応じた薬剤選択、有効性・安全性の評価や医薬品管理など幅広い業務が必要となる。またジェネラリストである薬剤師が医薬品の管理だけでなく薬学的な管理・介入を行うことが重要である。

●文献
1) 平成17年度厚生労働科学研究報告書 医薬品の取り違え防止の視点に立った薬剤師業務のあり方に関する研究．2006．
2) 舟越亮寛ほか：平成26年度学術委員会学術第8小委員会報告 周術期患者の薬学的管理と手術室における薬剤師業務に関する調査・研究．日病薬誌，51：1169-1172，2015．

（平田 一耕、舟越 亮寛）

Part 2 医療機能に合わせて求められる病棟薬剤業務

5 周術期

Case 5-1 社会医療法人財団互恵会 大船中央病院
周術期におけるシームレスな薬剤管理

●病院概要

所在地	神奈川県鎌倉市
診療科目	28科(内科、呼吸器内科、消化器内科、循環器内科、血液腫瘍内科、腎臓内科、糖尿病内科、内分泌内科、外科、内視鏡外科、乳腺外科、整形外科、脳神経外科、泌尿器科、眼科、耳鼻咽喉科、救急科、皮膚科、婦人科、血管外科、放射線診断科、放射線治療科、病理診断科、麻酔科、リハビリテーション科、歯科、歯科口腔外科)
病棟数	7病棟
病床数	285床(一般285床)
病院機能評価	審査体制区分3一般病院2(200〜499床)(主たる機能)(3rdG：Ver.1.1)認定
IT整備状況	オーダリング、電子診療録、服薬指導支援システム、薬袋印字システム
DPC	導入(平均在院日数11.5日)
入院患者	平均195人/日、入院処方箋：平均65枚/日、注射処方箋：平均88枚/日
外来患者	平均448人/日、外来処方箋：院内平均16.7枚/日、院外平均226枚/日(院外処方箋発行率93.1%)

●薬剤部門概要

人数	薬剤師20人、薬剤師以外4人
病棟薬剤業務	診療報酬請求件数：平均850件/月 算定病棟数・病床数：7病棟・285床(1病棟・1週当たり26時間) 算定対象外病棟数・病床数：なし
薬剤総合評価調整	診療報酬請求件数：平均8件/月
薬剤管理指導	診療報酬請求件数：平均833件/月(担当薬剤師数：常勤換算7人) 実施病棟：全7病棟
その他の主な業務・施設基準	各種委員会(薬事、リスクマネージメント、感染、NST、褥瘡、緩和、化学療法プロトコール等)、外来化学療法加算1、感染防止対策加算2、各種カンファレンス参加、プロトコールに基づく薬物治療管理の実施(処方代行入力)、術前薬剤管理業務(眼科、整形外科、泌尿器科)、消化器外来への薬剤指導支援(持参薬確認、自宅大腸内視鏡検査前処置薬剤説明)、注射薬混合調製業務、薬学生実務実習受入
夜間休日対応	夜間：当直体制、休日：日直体制

周術期における病棟薬剤業務を実施するまでの流れ

　周術期管理における薬剤師の役割は、術前（外来時）、術前（入院時）、術中、術後、退院時、経過観察（外来時、他院）までの6工程を医薬品の専門職として薬剤師が介入し、シームレスに薬学的管理を行うことにある（図1）。
　大船中央病院（以下、当院）では、眼科・整形外科・泌尿器科の3診療科に対し、術前から薬剤管理を行ってきた。しかしながら、院外薬局との連携に関しては退院後の情報提供（退院時服薬指導書）のみであり、術前からの連携が行えていなかった。
　2016年度（平成28年度）の当院の事業計画において、地域包括ケアシステムの項目が挙げられ、院外薬局とのさらなる薬薬連携が必要となってきたことをきっかけとし、術前からの連携を強化するために、眼科の手術患者において術前の薬剤管理情報を患者を介してかかりつけ薬局へ情報提供し、術前からの連携強化を始めた。

周術期における病棟薬剤業務の実際

　手術の日程が決定すると、薬剤部窓口にて患者より既往歴・副作用・アレルギー歴・服用薬・OTC薬やサプリメントの使用などの必要項目の聞き取りを行い薬剤管理表に記入する（図2）。特に周術期においては、手術前からの中止必要薬の確認や、その中止期間の確認、手術当日朝服用継続必要薬剤・服用中止必要薬剤の確認をし、患者へ説明理解してもらうことが必要となってくる。また、アレルギー・副作用歴に関して、薬剤名が分からない場合は、手術日（入院日）までに薬剤名を伝えてもらうように患者へ指導することも必要である。記入した用紙のコピーを患者に渡し、かかりつけ薬局に提示するように呼びかける（個人情報の観点から、薬剤管理表をかかりつけ薬局へ提出することは任意とすることで、院内の倫理委員会で運用の承認が得られている）。かかりつけ薬局へは薬剤管理表を受け取った際に指導内容や追加情報を記載して当院薬剤部へFAXするように運用開始前に地域の薬剤師会を通じて近隣薬局に呼びかけを行った。また、情報提供用紙にも趣旨説明の文章を入れて運用が分かるようにした。
　FAXが当院薬剤部に戻ってくると、入院予定病棟薬剤師に情報が伝わり、それらの情報を加味して担当薬剤師は入院から退院までの指導に反映させる。また、退院時指導書にも必要事項を反映させてかかりつけ薬局へフィードバックする。

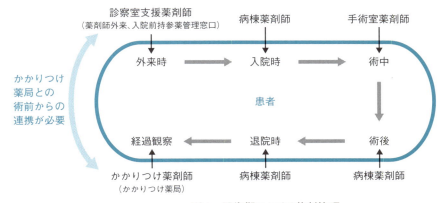

図1　周術期における薬剤管理

薬剤管理表（眼科）

特記事項（肝・腎機能異常値、中止薬など）
お薬手帳 （あり）・ なし

IDNo.
名前
生年月日
病棟
（　）歳
性別

NS記入欄	ムンテラ日	右眼：H29／8／1	左眼：H　／　／	
NS記入欄	入院	右眼：H29／8／23	左眼：H　／　／	
Ph記入欄	退院	右眼：H　／　／	左眼：H　／　／	
	主治医	樋渡	薬剤師	越智良明
診断名：白内障	身長（目測可）	136.5 cm	肝機能	AST/ALT:(18 / 9) alb:(4.0)、Plt(11.0)
主訴 8/23 Rt PEA+IOL予定	体重（目測可）	47.4 kg	腎機能	BUN/Scr:(39 / 1.81) eGFR:(22)

【持参薬】

処方機関名	薬品名（規格/用法/用量）
〈A病院〉	トラゼンタ(5)　1T/1x朝食後
	プレミネントLD　1T/1x朝食後
	クレストール(5)　1T/1x朝食後
	フェブリク(20)　1T/1x朝食後
	グルベス配合錠　3T/3x毎食直前
	ネキシウムカプセル(20)　1C/1xねる前
	アテレック(5)　1T/1xねる前
〈B整形〉	セレコックス(100)　2T/2x朝夕食後
	モーラステープ(20)　1日1回1枚 腰
〈C泌尿器〉	ハルナールD(0.2)　1T/1x朝食後
〈D眼科〉	キサラタン点眼0.005%　1日1回両眼 ←ねる前に点眼している
	アイファガン点眼0.1%　1日2回両眼

＊外用（湿布、目薬など）・健康食品なども聴取）

既往歴
20歳 結核
72歳 圧迫Fx

☑DM　☑HT　□asthma（⊖）　☑glaucoma　☑digestive ulcer

白内障誘発剤（⊖）：□ステロイド　□タモキシフェン　□フェノチアジン系　□その他
抗凝血剤（⊖）：□ワーファリン　□パナルジン　□プラビックス　□プレタール　□バイアスピリン
（⊖）：□プラザキサ　□ペルサンチン　□EPA　□その他

【中止薬（中止日）】
トラゼンタ(5)とグルベス配合錠は8/23朝中止して来院
アイファガン点眼0.1%は8/23朝 右眼は中止

薬剤アレルギー、副作用歴（点眼薬・抗生剤を特に聴取）
牛乳アレルギー

【病院薬剤部】
☑ 点眼確認 → 普段より点眼使用しており点眼手技問題なし
☑ 点眼開始時期確認 → 8/20～2種点眼開始，理解力O.K
☑ 中止薬確認 → 別紙にて説明
☑ 抗生剤内服開始時期確認 → 8/22～内服開始，理解力O.K

～コメント～
・腎機能低下につき抗生剤減量しているため注意
・ハルナールD(0.2)内服によるIFISリスクに関してDr.へ伝え済

【かかりつけ薬局：　　】
□ 点眼確認
□ 点眼開始時期確認
□ 中止薬確認
□ 抗生剤内服開始時期確認

～コメント～

患者様へ
この用紙には薬剤部で確認させていただいた普段服用している薬の情報やアレルギー歴・既往歴、検査データなどの個人情報が含まれています。差支えなければ処方箋と共に調剤薬局にお渡し頂き、薬剤管理指導の資料として使わせて頂ければ幸いです。同意いただけない方はお手数ですが、破棄して頂きますようにお願い致します。
大船中央病院　薬剤部
電話番号(代)：0467-45-2111

図2　かかりつけ薬局に情報提供を行う際の薬剤管理表（眼科）

他職種からの評価と要望

運用2か月後にかかりつけ薬局の薬剤師を対象にアンケートを実施した。81%が役に立った取組みとの評価であり、「検査データの把握や手術日の確認、併用薬の把握ができて役に立った」という意見が得られた。さらに、「院内での指導内容や情報が把握できるので、患者指導もスムーズに行えた」との意見も挙げられた。

病棟薬剤師からも、「かかりつけ薬局からの情報によってキーパーソンが分かったり、追加の薬剤が分かったりするなど役に立つ情報が得られている」との意見があった。

また、以前は当院薬剤部から、前日・当日に中止してほしい薬剤の情報を患者に伝えていたが、眼科の手術（主に白内障）を受ける患者は高齢者が多く、指示どおりに行えていなかった事例も散見された。運用開始後には前日・当日に中止する薬剤に関しては全ての患者が行えていた。かかりつけ薬局による術前の指導を行うことはより安全に手術を行えることにつながると考えられる。

現在は眼科以外にも整形外科、泌尿器科に診療科を広げ、さらなる術前からの薬剤管理を発展させている。

（越智 良明）

5 周術期

Case 5-2 医療法人育和会 育和会記念病院
ハイケアユニット（高度治療室）においても周術期管理が求められる！

●病院概要

所在地	大阪府大阪市
診療科目	23科（総合内科、消化器内科、循環器内科、呼吸器内科、アレルギー科、糖尿病内科、神経内科、外科、消化器外科、肛門科、乳腺・内分泌外科、整形外科、リウマチ科、リハビリテーション科、脳神経外科、婦人科、泌尿器科、皮膚科、形成外科、放射線科、臨床検査科、救急科、麻酔科）
病棟数	7病棟
病床数	265床（一般265床） HCU 12床、地域包括ケア病床43床
病院機能評価	審査体制区分3一般病院2（200〜499床）（主たる機能）（3rdG：Ver.1.0）認定
IT整備状況	電子診療録、院内LAN
DPC	導入（平均在院日数16日）
入院患者	平均203人/日、入院処方箋：平均93枚/日、注射処方箋：平均127枚/日
外来患者	平均310人/日、外来処方箋：院内平均7枚/日、院外平均166枚/日（院外処方箋発行率96.0％）

●薬剤部門概要

人数	薬剤師15人、薬剤師以外2人
病棟薬剤業務	診療報酬請求件数：平均513件/月 算定病棟数・病床数：7病棟・265床（1病棟・1週当たり30時間） 算定対象外病棟数・病床数：なし
薬剤総合評価調整	診療報酬請求件数：平均2件/月
薬剤管理指導	診療報酬請求件数：平均850件/月（担当薬剤師数：常勤換算12人） 実施病棟：全7病棟
その他の主な業務・施設基準	院内感染防止対策委員会、ICT、NST、緩和ケアチーム、保険診療委員会、DPC委員会、安全管理対策委員会、褥瘡対策委員会、診療情報管理委員会、輸血療法委員会、医療ガス安全管理委員会、医療倫理委員会、コンピューター委員会
夜間休日対応	夜間：当直体制、休日：日当直体制

周術期における病棟薬剤業務を実施するまでの流れ

　育和会記念病院（以下、当院）では2012年（平成24年）4月から病棟薬剤業務実施加算を算定している。当院ではそれ以前より全病棟において薬剤師が常駐に近い状態で関わってきた歴史があり、「どのような患者にでも関わる」とい

う態勢が整っていた。つまり、周術期であってもなくても、患者がいればどのような薬の使い方をしているかは必ず把握し介入するという意識づけがあったのである。筆者も当院に入職し、病棟にて仕事をするようになってからは、そういった視点を学んだ。

2014年(平成26年)の12床のハイケアユニット新設に伴い、救急外来を受診した患者を中心に、比較的重症度の高い患者をHCU病棟にて密度の高い医療を提供している。また院内急変時にも即座に対応し受け入れている。筆者はHCU病棟にて常駐を行っており、救急症例にて、緊急手術を受けた患者や術後に急変した患者と関わることが多いため、ここでの業務内容を紹介する。

予定手術の周術期は、主に外科病棟・整形外科病棟にて、管理されることが多い。また、現在、当院には周術期管理チームはなく、薬剤師の手術室への常駐は行えていない。

周術期における病棟薬剤業務の実際

(1) 周術期に確認すべきポイント

周術期に確認すべきポイントを列挙する。緊急手術の場合、術後急変の場合でも基本的には確認すべき点は変わらないと考えている。

現病歴の把握、現在使用中の薬剤・持参薬の確認：例えば、抗血小板薬・抗凝固薬の内服はあるのか。病歴に糖尿病など代謝疾患はないか。また、院内急変であったならば、入院時の疾病はどの程度まで治療が行われていたのかなどの把握を行っている。

患者情報の収集：基本的に患者家族や看護師から情報を得ていることが多い。院内急変の場合では、前病棟の担当者から申送りがあり、病歴把握にも役立てている。

点滴ルートの確認、設計、配合変化の確認：排液や尿量、輸血、輸液量にてin/outバランス

の確認を行い、適正な輸液量が投与されているかを検査値・バイタルサインなどを用いて確認している。また、ルート設計に関しては配合変化を確認しながら、医師・看護師に提案している。

挿管患者における鎮静・鎮痛の確認：どのような薬剤をどのような投与量で使用するかを確認する。鎮痛・鎮静はスケールを用いて適正量の投与かを確認している。

硬膜外麻酔の投与量・鎮痛・鎮静の確認：消化器外科の緊急手術を受けた患者の場合では硬膜外麻酔を継続して施行することが多い。投与量の変動におけるバイタルサインの変化、鎮痛スケールの把握を行う。有害事象の有無を確認する。

感染のコントロール：術後に新たな感染の発現がないか、適正な抗生物質製剤が投与され、適切な投与量で投与されているかを確認する。コントロールされていない場合に、医師と共に適正な抗生物質製剤への変更を考慮している。

血糖コントロール：手術後には必ず血糖変動が起こる。適正な血糖コントロールが行えているかを確認している。

これら以外には、日々のガーゼ交換に帯同し、どの程度の傷の具合かを把握することもある。HCU病棟入室中の短い期間ではあるが、できるだけ患者とコミュニケーションをとり、有害事象の発現がないかを確認している。

(2) 周術期等で使用する医薬品に関する研修会の開催

周術期及び救急において使用する薬剤(麻酔薬、筋弛緩薬、循環作動薬、鎮痛鎮静薬等)は、投与方法、投与量、保存に厳密な管理を要する薬剤である。また投与中、投与後継続して患者ケア・投与量モニタリング・指導などが重要となる場合が多くなる。処方する医師だけでなく、実際にケアを行う看護師や医療スタッフがこれらの薬剤に対し、十分な知識を得ること

が重要である。

こういった薬剤の使用頻度は多かったものの、医師各々の経験や診療科によって使用方法が異なることが多く、知識の整理が必要となった。2015年（平成27年）4月より「周術期、救急で使用する医薬品の勉強会」と題した研修会を計画、開催している。

研修会を開催したことで、医師が「さじ加減」で使用してきた薬剤について、薬剤の特徴をとらえて、使用方法の違いを理解することができた。HCU病棟において、看護師が積極的に鎮痛・鎮静の評価を行う意識が高まった。元々、鎮静のみ鎮静スケールRASSで評価していたが、鎮痛も鎮痛スケールCPOTを用いて評価していくことになった。研修会開催後、知識の向上と共有により、客観的な評価を行えるようになった。

（3）薬剤師による介入事例

事例：82歳・女性。インフルエンザ発症を契機にCOPD急性増悪にて入院。その後リハビリ目的にて当院の地域包括ケア病棟へ転棟。腹痛を訴えられ、消化管穿孔の診断にて緊急手術がなされた。術後は挿管したまま帰室となった。帰室時、手術室にて麻酔科医にて右頸部にダブルルーメンが留置されていた。主治医である呼吸器内科医師と看護師で人工呼吸器設定を確認されていた。その間に、筆者は必要薬剤を考えてルート設計を施行した。その時点で、必要薬剤の種類が多く、ダブルルーメンのみでは足りないと分かった。呼吸器内科医師に早急にトリプルルーメンを鼠径部に挿入してもらうように提案した。呼吸器内科医師と必要薬剤を確認したところ、ルートがいっぱいで足りないとの見解となり、右鼠径部よりトリプルルーメンを挿入された。その後は前述した周術期に確認すべきポイントに従い、副作用の有無、全身状態を確認していった。

どのような薬剤を投与するかを予想し、早急に医師、看護師とコミュニケーションをとり、対策を行うことの大切さを学んだ症例であった。

他職種からの評価と要望

医師からは「薬に関しての情報を入手したい時に、早く対応をしてくれる」と評価を得ている。看護師からは「薬剤全般、特にさじ加減が必要な薬剤に関してはタイムリーに相談しやすく、至適用量などを薬剤師に聞いてから、医師に相談・確認、依頼することができるようになったため、薬に関する煩雑な業務に惑わされることなく、看護業務に専念しやすくなった」との評価を得た。

院内急変を含む救急診療では薬剤が病態に関わっていることも多い。そのため迅速に薬剤情報を確認することが求められている。HCU病棟において、多職種間の情報共有は必須であり、そのチームの中で薬剤師は必要不可欠な存在になりつつある。病棟に常駐していて、医師や看護師だけでなくリハビリスタッフやMEも含めてカンファレンスを行う機会が増えたと感じている。

薬剤師が行う必要薬剤の提案や鎮痛・鎮静の評価により、有害事象の予防が行われている。また、投与ルートの設計に関しては薬剤師から提案している。薬剤師が常駐していない時間帯でも迅速に配合変化表を確認できるように、使用頻度の高い薬物の配合変化表を作成した。

目まぐるしく変化する病態に適した薬物療法に関する情報を速やかに提供して、安全な薬物治療が行える体制を他職種と共に整えていくことが、今後も薬剤師の業務として望まれていると考える。

（鹿沼　奈央）

Part 2 医療機能に合わせて求められる病棟薬剤業務

5 周術期

国家公務員共済組合連合会 広島記念病院
Case 5-3 病棟薬剤師と外来薬剤師の連携による周術期管理

●病院概要

所在地	広島県広島市
診療科目	25科(内科、内視鏡内科、消化器内科、胃腸内科、肝臓内科、外科、消化器外科、内視鏡外科、食道外科、胃外科、腹部外科、肝臓外科、腫瘍外科、乳腺外科、小児科、婦人科、耳鼻咽喉科、アレルギー科、皮膚科、泌尿器科、眼科、総合診療科、麻酔科、放射線科、リハビリテーション科)
病棟数	4病棟
病床数	200床(一般200床) 地域包括ケア病棟50床
病院機能評価	審査体制区分3一般病院2(200〜499床)(主たる機能)(3rdG:Ver.1.0)認定
IT整備状況	オーダリング、電子診療録、院内LAN
DPC	導入(平均在院日数14.9日)
入院患者	平均186人/日、入院処方箋:平均78.6枚/日、注射処方箋:平均98枚/日
外来患者	平均255人/日、外来処方箋:院内平均9.7枚/日、院外平均114.3枚/日(院外処方箋発行率92.2%)

●薬剤部門概要

人数	薬剤師10人
病棟薬剤業務	診療報酬請求件数:平均808件/月 算定病棟数・病床数:3病棟・150床(1病棟・1週当たり29.1時間) 算定対象外病棟数・病床数:1病棟・50床(1病棟・1週当たり15.8時間)
薬剤総合評価調整	診療報酬請求件数:平均0件/月
薬剤管理指導	診療報酬請求件数:平均439件/月(担当薬剤師数:常勤換算3人) 実施病棟:4病棟中3病棟(一般病棟)
その他の主な業務・施設基準	感染、緩和ケア、NST、褥瘡、薬事、がん化学療法レジメン検討、医療安全対策、クリニカルパス等の各種委員会活動
夜間休日対応	夜間:オンコール体制、休日:オンコール体制

周術期における病棟薬剤業務を実施するまでの流れ

広島記念病院(以下、当院)では、術前中止必要薬剤(以下、中止薬)の休薬期間不足が麻酔科医より指摘されるインシデントが年に数例報告されていた。これらは入院後の持参薬確認だけでは患者の薬剤情報の収集が遅いことに加え、

患者へ休薬すべき薬剤を周知することが不十分であったことなどが原因ととらえていた。これらを防ぐ目的で、外来にて薬剤師の介入を開始することにした。そして、病棟薬剤師は外来薬剤師との連携を強化することで周術期の薬物管理を行い、持参薬管理や術前の中止、術後の再開といった中止薬支援に取り組むことでより安全な医療につなげることとした。

周術期における病棟薬剤業務の実際

(1)入院及び外来での薬剤師介入

入退院支援室において外来薬剤師は、入院日程表(**図1**)を基に患者への関与を開始する。当院では病棟薬剤業務開始以前より、医師と術前中止薬と中止期間に関する協議を行い、院内基準(**図2**)を設けている。それに従って、入院日程表に中止薬とその中止期間を記し、患者及びその家族に周知している。外来薬剤師は、その内容を情報共有しやすいように電子診療録内の重要度分類「くすり」という表示条件内へ登録し、全職種の閲覧を可能にしている(**図3**)。病棟薬剤師の術前における関与として、外来薬剤師の記録を基に、持参薬鑑別と入院時初回面談を行い、指示された薬剤が休薬できているか確認を行う。確認後、中止薬の休薬実行の有無と

内科・外科入院日程表　説明日：8月 5 日

ID：000001　名前：記念 太郎　様　77 歳　主治医：

入院日	＊ 8 月 12 日(月) 9 時頃 ＊診察券を通さず、1階総合受付 ①番へ直接お越しください ＊入院当日：朝食・昼食は(可 不可)です
部 屋	・大部屋 ・個室(1日10.800円) ・特別室(1日15.120円) ※個室を希望されても、入院当日ご準備できない場合がありますのでご了承ください ※前回入院時より、ご住所の変更があれば入院時に申し出てください。(有・無)
入院後の検査	月 日( ) 同意書□済 □未 月 日( ) 同意書□済 □未 月 日( ) 同意書□済 □未 月 日( ) 同意書□済 □未
中止薬 ・あり ・なし	＊(バイアスピリン)は、8月 7 日から 飲まないでください。 ＊サプリメント：あり( )・なし ※現在飲んでいるお薬があれば、ご持参ください ※お薬手帳・薬剤情報提供書などがあれば、ご持参ください
C P	・あり 入院診療計画書名( ) ・なし
説 明	＊検査・手術説明： 8月 13 日 (火) 18時頃予定
手 術	＊手術予定日： 8月 14 日 (水) 9時頃予定 ※手術説明は、説明を聞かれる方がそろわれましたら、病棟看護師に伝えてください ※主治医が手術で、約束した時間に説明ができない場合がありますのでご了承ください
歯科紹介	＊あり・他院( )・当院 ・なし

＊病院から、確認のお電話をさせて頂くことがあります
＊ご心配なことがありましたら、何でもご相談ください(8:30～16:00まで)
＊電話でご相談の場合は、広島記念病院代表にお電話頂き、入退院支援室または各科外来受付をご指定ください
広島記念病院代表：082－292－1271 (・入退院支援室 内線3341または・外科 ・内科外来受付)
(説明担当者：) ＊限度額説明：有・無　＊薬剤師説明：有・無　＊手術室説明：有・無

図1　入院日程表

院内基準　手術前（硬膜外麻酔・腰椎麻酔）の服用に注意の必要な医薬品　（一部抜粋）

分類	一般名	主な商品名	採用薬	中止時期の目安	理由等
血液凝固阻止剤	ワルファリンカリウム	ワーファリン錠 0.5mg・1mg・5mg	ワーファリン錠 1mg	5～7日前	ＶＫ作用に拮抗し肝臓におけるＶＫ依存性血液凝固因子（ﾌﾟﾛﾄﾛﾝﾋﾞﾝ、第Ⅶ、第Ⅸ、及び第Ⅹ因子）の生合成を抑制し抗凝血作用。
直接トロンビン阻害剤	ダビガトランエテキシラートメタンスルホン	プラザキサカプセル75mg、110mg		2～4日前 （出血ﾘｽｸHigh）	腎機能50＜CCr　（出血ﾘｽｸHighの場合2～4日） 30＜CCr≦50　（出血ﾘｽｸHighの場合4日） 出血ﾘｽｸHigh：完全な止血機能を要する大手術（心臓、脳、腹部、重要臓器に関連するなど）、腰椎麻酔など。また高齢、合併症、抗血小板薬の併用など出血リスクの高い患者の手術。
選択的直接作用型第Ｘa因子阻害剤	リバーロキサバン	イグザレルト錠10mg、15mg	イグザレルト錠10mg、15mg	１日以上前	選択的直接作用型第Ｘa因子の阻害剤
	アピキサバン	エリキュース2.5mg、5mg		１～2日以上前	選択的直接作用型第Ｘa因子の阻害剤 （出血ﾘｽｸLowの場合1日以上前、出血ﾘｽｸHighの場合2日以上前）
	エドキサバントシル酸塩水和物	リクシアナ		１日前	選択的直接作用型第Ｘa因子の阻害剤
抗血小板剤	アスピリン	バイアスピリン錠100mg タケルダ配合錠	バイアスピリン錠100mg	７日前	ＣＯＸ－１阻害によりＴＸＡ$_2$の合成を阻害し血小板剤凝集抑制作用。
	アスピリン・ダイアルミネート	バファリン81mg錠			
	イコサペント酸エチル（ＥＰＡ）	エパデールS300、S600、S900 エパデールカプセル300	エパデールS900	７日前	血小板膜からのアラキドン酸代謝を競合的に阻害することによりＴＸＡ$_2$産生抑制し血小板剤凝集抑制作用。
	塩酸サルポグレラート	アンプラーグ細粒10% アンプラーグ錠50mg・100mg		１日前	５－ＨＴ$_2$遮断薬で、セロトニンで増強された血小板剤凝集抑制作用。
	塩酸チクロピジン	パナルジン細粒10% パナルジン錠100mg ピクロナジン錠100mg	ﾁｸﾛﾋﾟｼﾞﾝ塩酸塩錠100mg「ｻﾜｲ」 ﾊﾟﾅﾙｼﾞﾝ錠100mg（院外）	10～14日前	血小板のｱﾃﾞﾆﾚｰﾄｼｸﾗｰｾﾞ活性を増強して血小板内cAMP産生を高め血小板凝集能・放出能抑制。
	ジピリダモール	ペルサンチン錠12.5mg・25mg・100mg	ペルサンチン錠12.5mg・25mg	２日前	血管壁からの、ＰＧＩ$_2$の放出促進、作用増強。血小板のＴＸＡ$_2$の合成抑制。
	シロスタゾール	プレタール錠50mg・100mg	ｼﾛｽﾀｿﾞｰﾙOD錠50mg「ｻﾜｲ」 ﾌﾟﾚﾀｰﾙ錠50mg（院外）	２日前	ＡＤＰ、コラーゲン、アラキドン酸、エピネフリンによる血小板凝集を抑制。ﾎｽﾎｼﾞｴｽﾃﾗｰｾﾞ3を阻害し血小板内cAMP産生を高め血小板凝集抑制作用。
	ベラプロストナトリウム	プロサイリン錠20 ドルナー錠20μg	ドルナー錠20μg	直前～２日前	抗血小板剤、ＰＧＩ$_2$誘導体。
	硫酸クロピドグレル	プラビックス錠25mg・75mg コンプラビン配合錠	プラビックス錠25mg、75mg	14日以上前	活性代謝物が、不可逆的に血小板のADP受容体サブタイプP2Y$_{12}$に作用し、ADPの結合を阻害することにより、血小板の活性化に基づく血小板凝集を抑制。
解熱鎮痛剤	アスピリン	アスピリン末	アスピリン末	７日前	手術前１週間以内にアスピリンを投与した例では失血量が有意に増加したとの報告がある。
	アスピリン・アスコルビン酸	E・A・C 錠			
	アスピリン・ダイアルミネート	バファリン330mg錠			
脳循環・代謝改善薬	イブジラスト	ケタスカプセル10mg	ケタスカプセル10mg	３日前	血小板及び脳神経ホスホジエステラーゼ阻害作用、プロスタサイクリン増強作用等。
	酒石酸イフェンプロジル	セロクラール錠10mg・20mg セロクラール細粒４％		１日前	セロトニン摂取・放出反応を抑制することにより、ＡＤＰ、コラーゲン、エピネフリン等による血小板凝集を抑制。
冠拡張薬	塩酸ジラゼプ	コメリアンコーワ錠50mg、100mg コメリアンコーワ顆粒10%	コメリアンコーワ錠100mg	２日前	血小板ホスホリパーゼ活性を抑制することでＴＸＡ$_2$産生が抑制される。
	トラピジル	ロコルナール錠50mg、100mg ロコルナール細粒	ロコルナール錠100mg		ＡＤＰ、エピネフリン、コラーゲン、アラキドン酸、トロンビン等による血小板凝集抑制。
血管拡張薬	リマプロスト アルファデクス	オパルモン錠5μg プロレナール錠5μg リマルモン錠5μg	オパプロスモン5μg（GE）	１日前	ＰＧＥ$_1$誘導体。

図2　院内基準

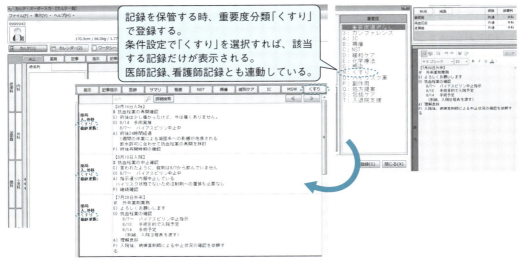

図3　くすり

中止している期間を「くすり」へ記載し、医師や看護師と情報を共有している。面談及び持参薬鑑別にて中止されていない薬剤が発見された場合は、速やかに主治医及び麻酔科医へ報告している。この取組みを開始して以降、薬剤師が関わった症例では手術中止例は発生していない。

術後では、中止薬再開への関与をしている。クリニカルパス（以下、パス）適応患者では、パス中の指示として中止薬再開確認を組み込むことで、再開が遅延することを防いでいる。一方で、パス適応外患者の場合は、再開確認の有無がシステムとしてなく、再開忘れの危険があった。これに対し病棟薬剤師は術前に中止薬を確認した時、再開確認に関するプロブレムを「くすり」に登録しており、再開忘れを防いでいる。

(2) 今後の展望

薬剤師が周術期に関わることで、予定されていた治療の延期や術後の中止薬再開忘れを完全に防ぐことが期待される。現在当院では、病棟に常駐することで術後の抗血栓・抗凝固薬の再開忘れがないように対応が行えている。また、術前では外来での薬剤師介入が手術中止症例の減少につながっていることから、術前術後を通じた薬剤師介入は非常に有効であると考える。

今後は外科医と協議を重ね、手術部位を考慮した中止薬の再開時期を組み込んだ中止薬再開プロトコールを構築していきたいと考えている。

他職種からの評価と要望

病院長からは、「病棟に薬剤師が常駐することで医師及び看護師の業務負担軽減につながっていて、患者への薬物療法への関与や病棟での医薬品管理などを通じて、薬の適正使用が行われていると考えている。当院では、手術前に休薬すべき薬剤があるにもかかわらず、入院まで内服継続されていたため、手術が延期となるケースがあった。当院の入退院支援室を立ち上げる時、薬剤師介入を強く望み、対応を検討いただいた。今回、外来及び病棟に薬剤師がいることで、手術延期例を減らすことができたことに対しても、主治医や外来看護師からの評価は高い。また、現在の取組みにより、何よりも患者が安心して入院し、治療に専念できる環境となっているのは医療安全上からも評価できる。今後も病棟薬剤業務を継続していただけることを望む」との評価と要望を得た。

（佐々木 紀彰、古元 俊徳）

薬物療法の最適化への取組み

6 PIMs スクリーニングによる処方提案

Case 6-1　医療法人つくし会 南国病院
処方の見直し手順と積極的処方提案

● 病院概要

所在地	高知県南国市
診療科目	5科（精神科、神経内科、消化器内科、内科、リハビリテーション科）
病棟数	3病棟
病床数	162床（一般46床、医療療養56床、精神60床） 特殊疾患病棟46床
病院機能評価	審査体制区分1慢性期病院（20～199床）（主たる機能）、精神科病院（副機能）（3rdG：Ver.1.0）認定
IT整備状況	注射・内服オーダリング、電子診療録、院内LAN
DPC	未導入〔平均在院日数：140日（特殊疾患病棟）、650日（医療療養病棟）、186日（精神病棟）〕
入院患者	平均144人/日、入院処方箋：平均22.4枚/日、注射処方箋：平均26.6枚/日
外来患者	平均80人/日、外来処方箋：院内平均50枚/日、院外平均25枚/日（院外処方箋発行率33.3％）

● 薬剤部門概要

人数	薬剤師4.7人
病棟薬剤業務	診療報酬請求件数：平均0件/月 算定対象病棟数・病床数：2病棟・116床（1病棟・1週当たり8時間） 算定対象外病棟数・病床数：1病棟・46床（1病棟・1週当たり5時間）
薬剤総合評価調整	診療報酬請求件数：平均2件/月
薬剤管理指導	診療報酬請求件数：平均150件/月（担当薬剤師数：常勤換算0.5人） 実施病棟：全3病棟
その他の主な業務・施設基準	委員会（薬事審査、医療安全対策、感染対策、倫理、個人情報保護対策、災害対策、NST、運営管理）、IRB、入院時・病棟定期及び退院時カンファレンス参加、在宅患者訪問薬剤管理指導（居宅療養管理指導）、地域ケア会議委員
夜間休日対応	夜間：オンコール体制、休日：オンコール体制

薬剤部門として取り組むまでの流れ

　南国病院（以下、当院）の診療体制は、精神科と神経内科、消化器内科を中心としている。精神科ではうつ病、双極性障害、統合失調症など、神経内科ではパーキンソン病、筋萎縮性側索硬化症、てんかん、多発性硬化症、小脳変性症、進行性核上性麻痺などが代表的疾患とな

●薬剤師の介入前後の処方の変化（複数症例の概要）

介入前	介入後	変更理由
モサプリド錠5 mg 1回1錠　1日3回　毎食後	モサプリド錠5 mg 1回1錠　1日2回　朝夕食後	食欲、吐気の改善のため。減量し、様子見
ドンペリドン錠10 mg 1回1錠　1日3回　毎食前	ドンペリドン錠5 mg 1回1錠　1日2回　朝夕食前	
エプラジノン錠20 mg 1回1錠　1日3回　毎食後	（削除）	咳の改善のため
フロセミド錠20 mg 1回1錠　1日1回　朝食後	（削除）	数年前の急性うっ血性心不全で開始された薬剤。今は症状なし
L-アスパラギン酸カリウム散50% 1回0.6 g　1日1回　朝食後	（削除）	
ランソプラゾールOD錠15 mg 1回1錠　1日1回　朝食後	（削除）※一旦中止	逆流性食道炎症状なし
アトルバスタチン錠5 mg 1回1錠　1日1回　夕食後	（削除）	LDH、TG、食事内容の改善。脳梗塞のリスク因子がない
アログリプチン錠25 mg 1回1錠　1日1回　朝食後	ビルダグリプチン錠50 mg 1回1錠　1日1回　朝食後	96歳で腎機能低下あり。減量又はビルダグリプチン錠50 mgへの変更ができるのでは
ロキソプロフェン錠60 mg 1回1錠　1日2回　朝夕食後	アセトアミノフェン原末 1回0.4 g　1日1回　昼食後	90歳。胃と腎臓への影響の少ないアセトアミノフェンへの変更で痛みをコントロールする方がよい。体重43 kg
ファモチジン錠10 mg 1回1錠　1日2回　朝夕食後	（削除）	

る。また、そのどちらの科でも認知症の方が増加している。

いずれの疾患も長期加療が必要で、その過程で使用薬剤が徐々に増えてしまうことがある。一般に6剤以上が多剤投与（ポリファーマシー）の目安とされているが、精神や神経疾患の場合10剤以上も珍しくない。多剤投与を気にしながらも医療上必要なのだろうと考え、薬剤師からの減薬提案はほとんどない状態が長く続いていた。

そのような中、2015年（平成27年）10月に行われた日本薬学会中国四国支部学術大会のシンポジウムにおいて登壇された先生方の取組みに衝撃を受けた。例えば、徳島県の医療法人平成博愛会博愛記念病院では6剤以上処方されている全症例に対して、症状、検査データ、バイタルを判断材料として必要性を再検討し、減薬実績をしっかりあげていた。

同じ時に紹介されたdeprescribing（処方削減）の手順[1]も大変興味深いものだった（表1）。①全ての薬とその使用理由を洗い出し、②③評価、④優先順位、⑤実践後の経過観察、⑥アンダーユースの検討という一連の流れはとても分かりやすく、腑に落ちるものであった。

同学術大会直後の院内薬事審査委員会においてシンポジウムの内容を話し、当院でも「薬剤

表1　実践的処方削減のキーポイント

①全ての薬とその使用理由を洗い出す
②副作用を引き起こしやすい状況か否か評価
③各薬剤についての中止の妥当性の評価
④中止の優先順位をつける
⑤Deprescribingの実践と経過観察
⑥忘れちゃいけないアンダーユース*

＊アンダーユース：治療すべきなのにされていないこと。

（文献1を参考に作成）

師からの減薬などの処方提案を今まで以上に多くしたい」と医師や看護師に対して相談したところ、「遠慮なく提案をしてほしい。大歓迎だ」との言葉を院長はじめ医師から得て、薬剤師が介入する積極的な処方見直しと処方提案を開始した。

薬物療法の最適化への介入方法

まず「改善された症状に対する薬を継続する必要性の有無」というシンプルな提案から始めた。たった1つの減薬であっても遠慮や躊躇をしないようにした。

処方提案は主として、院内イントラメールを用いることが多いが、直接紙に書いて医師に手渡しすることもある。大切なのは提案したままにならないことだと考え、提案した内容を簡単に書き込んでおく「減薬提案の覚書用紙」を薬剤部内に備えている(図1)。

右端には結果を書き入れる欄を設け、結果が分かれば書き込む。空欄のままであれば回答がないということなので、提案した薬剤師が医師に答えを再度求めるようにしている。

2016年(平成28年)からは『高齢者の安全な薬物療法ガイドライン2015』[2]にある「特に慎重な投与を要する薬物」のリストと「開始を考慮するべき薬物」のリストをスクリーニングツールとして使用している。PIMs(潜在的に不適切な薬剤)という概念だけで提案すると医師もいい思いはしないと思うため、その言葉はほとんど使わないようにしている。

また抗精神病薬の減薬に関しては、どの薬から順に減薬するか、どのような着地点を目指すのかなどの内容を医師と薬剤師とで話し合い、SCAP法[3]を用いて薬剤師が具体的減薬計画の草案を作成する。それを基にさらに医師と話し合い微調整の後、開始に至る。

SCAP法とはSafety Collection for Antipsychotics Poly-pharmacy and hi-doseの略称であり、多剤大量の抗精神病薬の減量法として岩田仲生(藤田保健衛生大学)教授班が発表した手法である。ポイントは「1つずつ、ごく少しずつ、休んでも戻しても可」とし、週単位で少しずつ下げることで安全な減量ができるとされている。

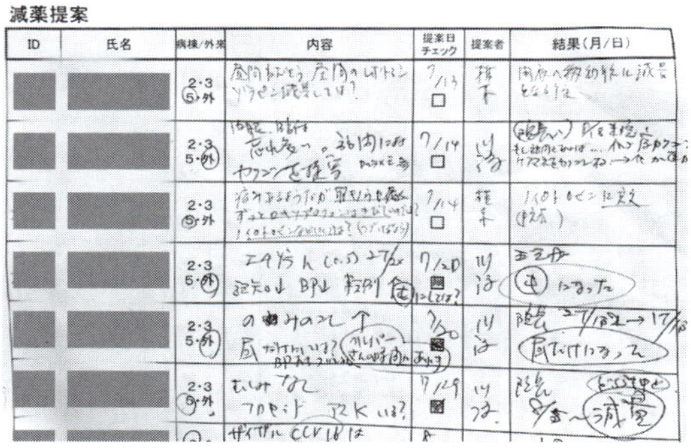

薬物療法を最適化した症例

介入初期の3か月〔2015年(平成27年)11月〜2016年(平成28年)2月〕の実績をまとめたものを表2、表3に示す。期間中の病棟での服薬指導数はのべ414回だったので、7回の服薬指導に対して1回程度の提案があったということになる。減薬提案内容と結果の一部を冒頭の表に示した。

削除、減量、変更となった薬品の分類(図2)

図1 減薬提案の覚書用紙

表2 期間中の提案人数と変更数：変更率63.9%

	減薬	変更	その他	合計
提案人数	32	20	9	61
変更数	23	13	3	39

表3 期間中の提案薬品数と変更数：変更率58.4%

	減薬	変更	その他	合計
提案薬品数	53	27	9	89
変更数	34	15	3	52

表4 抗精神病薬多剤投与への介入結果

患者	減薬開始時の抗精神病薬剤数とCP換算値	2017年3月の抗精神病薬剤数とCP換算値	当初の主な問題点	減薬後の状態
40歳代・男性	2016年5月開始 5剤：2152 mg	内服 2剤：1300 mg	日中の眠気 拒薬傾向	眠気減少 拒薬消失
70歳代・女性	2016年8月開始 3剤：1850 mg	内服 1剤：1350 mg	昼夜逆転 単独通院困難	改善傾向 単独通院可能
60歳代・女性	2016年2月開始 4剤：2010 mg	内服 2剤：1000 mg	EPS 内服自己管理困難	EPS改善傾向 まれに妄想あり
50歳代・男性	2016年8月開始 4剤：1812 mg	内服＋LAI 2剤：613 mg	日中の眠気 夜間不穏	改善傾向 かなり安定
40歳代・男性	2015年11月開始 4剤：4200 mg	内服＋LAI 2剤：1200 mg	高用量への不安 EPS	少し不安定 EPSは改善傾向
70歳代・女性	2016年3月開始 525 mg	2017年3月に0剤にし経過観察	EPS 階段が登れない	改善安定
60歳代・男性	2016年9月開始 377 mg	内服 1剤：25 mg	日中の眠気	改善安定

(CP：クロルプロマジン、EPS：錐体外路症状、LAI：持続性注射剤)

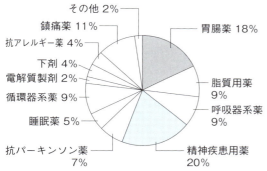

図2 期間中に削除、減量、変更となった医薬品の分類比率

では精神疾患用薬が20％を占める結果となった。これは精神疾患を抱える患者への服薬指導数が多かったことが原因である。

また、精神疾患患者へのSCAP法を用いた介入例（7人の患者の減薬結果）を表4に示す。

介入結果の地域との情報共有

外来患者に減薬や処方変更を実施した場合、体調の経過観察が重要となる。薬局薬剤師、訪問看護師及びケアマネジャーらと必要に応じた情報共有をしつつ連携している。外来通院において抗精神病薬を減量する場合、精神科デイケアとの情報共有により状態変化をチェックしている。

他職種からの評価と要望

医師、看護師、MSW、ケアマネジャーらから一定評価されていると思われる。カンファレンスにおいては薬物単体の是非に言及するのではなく、患者本人の身体状況、住環境、心理状態を踏まえた処方提案が必要とされている。

●文献
1) Scott IA, et al：Reducing inappropriate polypharmacy：The process of deprescribing. JAMA Intern Med, 175 (5)：827-834, 2015.
2) 高齢者の安全な薬物療法ガイドライン2015 (日本老年医学会編)，メジカルビュー社，東京，2015.
3) 岩田仲生，他：平成22〜24年度厚生労働科学研究抗精神病薬の多剤大量投与の安全で効果的な是正に関する臨床研究報告書，2013.

(川添 哲嗣)

Part 3 薬物療法の最適化への取組み

6 PIMs スクリーニングによる処方提案

Case 6-2 医療法人尚仁会 真栄病院
漫然と使用される薬剤の適正化と意識改革へ向けての取組み

● 病院概要

所在地	北海道札幌市
診療科目	3科（内科、神経内科、リハビリテーション科）
病棟数	3病棟
病床数	166床（一般55床、医療療養111床） 地域包括ケア病棟11床、回復期リハビリテーション病棟55床、老健施設（入所定員60人）
病院機能評価	―
IT整備状況	電子診療録、オーダリング、物流システム、院内LAN、血液製剤管理システム、疾患対応禁忌チェックシステム（持参薬にも連動）
DPC	未導入（平均在院日数34日）
入院患者	平均147.1人/日、入院処方箋：平均87.5枚/日、注射処方箋：平均175.2枚/日
外来患者	平均14.9人/日、外来処方箋：院内平均0枚/日、院外平均8.7枚/日（院外処方箋発行率100％）

● 薬剤部門概要

人数	薬剤師3人、薬剤師以外3人
病棟薬剤業務	診療報酬請求件数：平均0件/月 算定対象病棟数・病床数：2病棟・89床（1病棟・1週当たり20時間） 算定対象外病棟数・病床数：2病棟・77床（1病棟・1週当たり20時間）
薬剤総合評価調整	診療報酬請求件数：平均0件/月
薬剤管理指導	診療報酬請求件数：平均0件/月 ※一時休止中 実施病棟：なし
その他の主な業務・施設基準	ICT、NST、褥瘡、DI業務、薬事委員会、感染対策委員会、医療安全管理委員会、教育委員会、ポリファーマシー対策チーム、TPN無菌調製、後発医薬品使用体制加算1、長期実務実習受入施設
夜間休日対応	夜間：オンコール体制、休日：オンコール体制

薬剤部門として取り組むまでの流れ

真栄病院（以下、当院）は、9割以上の患者が高齢者であり、急性期、亜急性期の病院などから、その後の治療継続を請け負う形でさまざまな患者を受け入れている。回復期リハビリテーション病棟では急性期の疾病の治療後の病状管理とリハビリテーションを担い、長期療養病棟

●薬剤師の介入前後の処方の変化

介入前	介入後	変更理由
症例1		
酸化マグネシウム錠 500 mg 1回1錠 1日3回 毎食後	酸化マグネシウム錠 330 mg 1回1錠 1日3回 毎食後	腎機能低下患者で慎重投与薬物。血清Mg値濃度高値のため
イクセロンパッチ9 mg 1回1枚 1日1回貼付	イクセロンパッチ9 mg 1回1枚 1日1回貼付	—
ニュープロパッチ9 mg 1回2枚 1日1回貼付	ニュープロパッチ9 mg 1回2枚 1日1回貼付	—
症例2		
ミソプロストール錠200 1回1錠 1日3回 毎食後	（削除）	投与の必要性が見られないため
ゾピクロン錠7.5 mg 1回1錠 1日1回 就寝前	（削除）	投与の必要性が見られないため
カルバゾクロムスルホン酸錠 1回1錠 1日3回 毎食後	（削除）	投与の必要性が見られないため
フロセミド錠20 mg 1回0.5錠 1日1回 朝食後	フロセミド錠20 mg 1回0.5錠 1日1回 朝食後	—
スピロノラクトン錠25 mg 1回0.5錠 1日1回 朝食後	スピロノラクトン錠25 mg 1回0.5錠 1日1回 朝食後	—
ランソプラゾールOD錠15 mg 1回1錠 1日1回 朝食後	ランソプラゾールOD錠15 mg 1回1錠 1日1回 朝食後	—
センノシド錠12 mg 1回2錠 1日1回 就寝前	センノシド錠12 mg 1回2錠 1日1回 就寝前	—
トコフェロールニコチン酸エステルカプセル200 mg 1回1カプセル 1日3回 毎食後	トコフェロールニコチン酸エステルカプセル200 mg 1回1カプセル 1日3回 毎食後	—
ゾルピデムOD錠5 mg 1回1錠 1日1回 就寝前	ゾルピデムOD錠5 mg 1回1錠 1日1回 就寝前	—
ロキソプロフェン錠60 mg 1回1錠 1日1回 夕食後	ロキソプロフェン錠60 mg 1回1錠 1日1回 夕食後	—
アレンドロン酸錠35 mg 1回1錠 金曜起床時	アレンドロン酸錠35 mg 1回1錠 金曜起床時	—

では進行性や再発するような、改善の困難な患者の治療と生活能力の低下を少しでも遅らせるように関わっていくことを目指し、チーム医療を展開している。当院においては、さまざまな他の医療施設から処方された薬剤を全部まとめて持参した状態で入院するパターンが多く、前医もしくは複数の医療機関で処方されたものを、そのままの状態で継続しようとする医師がほとんどを占めるため、多くの患者が多量の薬剤を内服しているという環境が長きにわたり続いていた。

2015年（平成27年）8月、紙運用からオーダリングシステムに切り替わるタイミングで、院内における薬物療法の最適化を充実させたいという病院としての運営方針を軸に、薬剤科を含む多くの部署にテコ入れを行い、これまで外来患者の処方を院内で対応していたものを100%院外処方とした。

Part 3 薬物療法の最適化への取組み

経管	採用薬品名	先発品名	一般名(略語)	採用剤形	納入薬価	最小1日量納入価	用量(成人量)
\multicolumn{8}{l}{3.3.3 血液凝固阻止剤、3.3.9 その他の血液・体液用薬}							
\multicolumn{8}{l}{〈経口薬〉　★：老年医学会発行「高齢者の安全な薬物療法ガイドライン2015」より引用}							
○	バッサミン配合錠A81	アスピリン	アスピリン	100 mg/T	5.6	5.6	1T/1x。症状により3T/1xまで。★心房細動患者には、原則使用せず抗凝固薬の投与を考慮する。上部消化管出血の既往のある患者は可能な限り使用を控える。
破	チクロピジン	パナルジン	チクロピジン	100 mg/T	5.8	11.6	ASOに伴う潰瘍、疼痛：3〜6T/2〜3x。虚血性脳血管障害：2T/2x〜3T/3xまたは2T/1x
○	シロスタゾール	プレタール	シロスタゾール	100 mg/T	33.1	66.2	2T/2x ★心房細動患者には、原則使用せず抗凝固薬の投与を考慮する。

図1　医師が処方オーダ時に高齢者に対する情報を確認できるよう整備した電子版院内医薬品集

薬剤科においては、これまでほぼ調剤中心の業務内容であったが、人員不足の中、少しずつではあるが、持参薬管理での処方支援、退院時服薬指導、老健施設における薬剤管理指導業務、PBPM構築による処方支援など、着実に展開をしている。今現在、まだ理想の形態までたどり着いてはいないものの情報共有やカンファレンスなどを常に行いながら取組みを進めている。

薬物療法の最適化への介入方法

紙運用からオーダリングシステムになったことで、これまでよりも随時状況の確認が行えるようになったことを踏まえ、薬剤師それぞれが専用のノートPCを持ち、迅速に患者データをチェックできるようにした。また、日本老年医学会や日本老年薬学会をはじめ、さまざまな学会や研修会などで聴取した内容を、薬剤科内で勉強会などの方法で情報共有を行うとともに、日本老年医学会発行の『高齢者の安全な薬物療法ガイドライン2015』[1]に記載されている「特に慎重な投与を要する薬物」のリスト、「開始を考慮するべき薬物」のリストなどのツールを用い、常に確認できるよう環境整備を行った。

その上で発行された処方箋を基に対象となる患者を抜粋し、モニタリングを行い、必要に応じ主治医に連絡を取り、それらの薬剤がどのような経緯で、またどのような意図で処方されているのかを確認した上で、最適化へのアドバイスが必要と判断したものに関しては、その根拠となるツールを用い、主治医に提示するという方法を取ることとした。また各医師が処方オーダをするすべての端末に、高齢者に対する情報を必要に応じ記載した電子版の院内医薬品集(図1)をバンドルし、いつでも確認ができるようにした。

薬物療法を最適化した症例

●症例1

89歳・男性。主病名：心不全・敗血症加療後の廃用症候群。併発疾患：パーキンソン症候群、脂質異常症、発作性心房細動、嚥下障害、糖尿病。サマリー：簡易懸濁対象患者
検査値：Alb 2.8 g/dL、AST 29 U/L、ALT 25 U/L、BUN 28.1 mg/dL、K 3.9 mmol/L、Na 139 mmol/L、Glu (空腹時) 153 mg/dL

入院時、酸化マグネシウム原末0.5 g/日で投与していたが、本人の希望や排便状況から、酸

化マグネシウム錠990 mg/日に増量。その後コントロールが乏しいとの理由から1500 mg/日へ増量のコメントと共に処方箋が発行。

入院後、BUNが28.1 mg/dLであったことと、『高齢者の安全な薬物療法ガイドライン2015』[1]内の「特に慎重な投与を要する薬物」の記載条件に該当するため、血清Mg値を測定するよう医師に依頼した。

採血の結果、血清Mg値 3.0 mg/dLであったため、増量の中止を依頼。しかし、本人より減らしてほしくないという希望もあり、990 mg/日で継続することとなった。その後、再度主治医に血清Mg値の測定を依頼。血清Mg値2.5 mg/dLであったため、そのまま継続とした。

●症例2

82歳・女性。主病名：肺炎、炭酸ガスナルコーシス。併発疾患：関節リウマチ、骨粗鬆症、亀背による低換気
検査値：WBC 2990/μL、RBC 430×10⁴/μL、Hb 11.4 g/dL、Hct 37.2%、Plt 23.8×10⁴/μL、CRP 0.15 mg/dL、TP 7.3 g/dL、Alb 3.8 U/L、T-Bil 0.5 mg/dL、AST 24 U/L、ALT 15 U/L、CK 39 U/L、TG 45 mg/dL、LDL-C 148 mg/dL、BUN 8.7 mg/dL、Cre 0.3 mg/dL、eGFR 151 mL/min/1.73m²、UA 1.7 mg/dL、Na 124 mmol/L、K 3.4 mmol/L、Cl 83 mmol/L、Ca 8.8 mg/dL、Fe 43 μg/dL、Glu 106 mg/dL、シスタチンC 0.97 mg/L

入院時持参薬の鑑別時、多種類の薬剤の内服と、残薬のばらつきが見られたため、必要な薬剤の再評価を行うこととした。まず、処方の目的が明確でないミソプロストール、ゾピクロン、カルバゾクロムスルホン酸の必要性を主治医に確認したところ、明確な回答がなかったため、中止の検討を依頼、その後中止となった。さらに、NSAIDsの中止検討も依頼したが、経過観察したい旨の報告を受けた。また、残薬のばらつきには処方タイミングの煩雑さを懸念し早い段階で院内採用薬への切替えを打診。医師よりいつからの切替えが妥当かの問合せを受けたため、切替え日を確定した。

介入結果の地域との情報共有

それぞれの患者に対し、必要な検査が行われているか、またその患者がどのような要望や背景を持っているのかなど病院内で収集した情報や最新の処方内容に加え、薬学的観点などを、患者が退院する際に「薬剤師間情報共有書」として作成し、今後対応すると思われる薬剤師宛てに情報提供並びに共有をするよう努めている。

他職種からの評価と要望

これまで患者に対しての薬剤の検討は、担当看護師から医師へフィードバックし処方設計が行われていた。しかし、薬の専門家ではないため看護的観点に偏ってしまい、的確な処方設計ではなかった。

今回介入したことで、医師より「薬剤の適正な使用に関する検討が行えたこと、さらにはそれを根拠づけるための方法など、非常に安心して診療することができた」との声が聞かれた。また、いくつかの介入事例により、医療ミスの回避や、「チーム医療の重要性を再認識させられた」との声もあった。

ただ、現時点では人員の問題もあり、本来目標としている状況に達していないことから、いまだ他職種が求める部分の多くは達成できていない。それらの問題点を加味した上で、その中においてより質の高い薬物療法の最適化を実現できるよう努力したいと思う。

●文献
1) 高齢者の安全な薬物療法ガイドライン2015（日本老年医学会，他編），メジカルビュー社，東京，2015．

（五十君 篤哉）

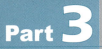

6 PIMsスクリーニングによる処方提案

公益財団法人 総合花巻病院

『高齢者の安全な薬物療法ガイドライン2015』を活用したポリファーマシーへの取組み

● 病院概要

所在地	岩手県花巻市
診療科目	14科（第一内科、消化器科、第三内科、神経内科、小児科、外科、整形外科、脳神経外科、婦人科、眼科、泌尿器科、耳鼻咽喉科、形成外科、皮膚科）
病棟数	5病棟　※1病棟90床休床
病床数	284床（一般284床） 回復期リハビリテーション病棟48床、地域包括ケア病棟26床
病院機能評価	―
IT整備状況	オーダリングシステム、院内LAN、調剤部門システム、医用画像システム
DPC	未導入（平均在院日数：19.0日）　※準備病院
入院患者	平均155人/日、入院処方箋：平均50.3枚/日、注射処方箋：平均96.6枚/日
外来患者	平均176人/日、外来処方箋：院内平均0枚/日、院外平均105枚/日（院外処方箋発行率100％）

● 薬剤部門概要

人数	薬剤師7人、薬剤師以外2人
病棟薬剤業務	診療報酬請求件数：平均490件/月 算定病棟数・病床数：3病棟・146床（1病棟・1週当たり33.5時間） 算定対象外病棟数・病床数：1病棟・48床（1病棟・1週当たり0時間）
薬剤総合評価調整	診療報酬請求件数：平均2件/月
薬剤管理指導	診療報酬請求件数：平均280件/月（担当薬剤師数：常勤換算3.5人） 実施病棟：5病棟中2病棟（南1病棟、南2病棟）
その他の主な業務・施設基準	医薬品安全管理責任者、医療安全対策加算1、感染防止対策加算2、委員会（薬事審議会、治験審査委員会、医療安全管理委員会、ICT委員会、院内感染防止対策委員会、輸血療法委員会、化学療法・緩和委員会、NST委員会、褥瘡対策委員会）
夜間休日対応	夜間：オンコール体制、休日：日直体制

薬剤部門として取り組むまでの流れ

　総合花巻病院（以下、当院）の薬局は、薬剤師7人（うち6年制卒：4人）と薬剤助手2人で構成している。これまでの薬剤師の変動と業務は、2013年（平成25年）4月に2人増員（計6人）し、同年9月より病棟薬剤業務実施加算を算定開始。2014年（平成26年）4月にさらに2人増員（計8人）となり、薬剤管理指導業務の充実を目指してきた。2016年（平成28年）2月に

●薬剤師の介入前後の処方の変化

介入前	介入後	変更理由
A医療機関の処方		
エペリゾン錠 50 mg 1回1錠　1日3回　毎食後	エペリゾン錠 50 mg 1回1錠　1日3回　毎食後	—
レバミピド錠 100 mg 1回1錠　1日3回　毎食後	（削除）	ボノプラザン錠（PPI）があるため中止して経過観察
ファモチジン錠 10 mg 1回1錠　1日2回　朝夕食後	（削除）	ファモチジンに認知機能低下・せん妄のリスクがあるため切替え
—	ボノプラザン錠 10 mg 1回1錠　1日1回　朝食後	
ゾルピデム錠 5 mg 1回1錠　不眠時	ゾルピデム錠 5 mg 1回1錠　不眠時	—
ロキソプロフェン錠 60 mg 1回1錠　1日3回　毎食後	ロキソプロフェン錠 60 mg 1回1錠　1日3回　毎食後	—
B医療機関の処方		
カンデサルタン錠 4 mg 1回1錠　1日1回　朝食前	カンデサルタン錠 4 mg 1回1錠　1日1回　朝食前	—
トリアゾラム錠 0.25 mg 1回1錠　1日1回　就寝前	（削除）	睡眠薬の重複投与。ベンゾジアゼピン系薬のトリアゾラムに健忘のリスクあるため、非ベンゾジアゼピン系のゾルピデム1剤の頓服に変更

1人退職したが、同年4月より薬剤総合評価調整加算に取り組んでいる。病棟薬剤業務実施加算算定当初は、各病棟に1人ずつの専任薬剤師と全病棟をサポートする薬剤師で業務を行っていた。その後、薬剤師の増員に伴い、1病棟当たり複数の薬剤師を配置して病棟薬剤業務及び薬剤管理指導業務を行い、そして日本老年医学会の『高齢者の安全な薬物療法ガイドライン2015』（以下、GL）を業務に取り入れ薬剤総合評価調整加算を展開している。

薬物療法の最適化への介入方法

ポリファーマシーへの介入当初、入院時持参薬鑑別のチェック項目は、重複投薬・相互作用・副作用・不適切な長期投与のみであった。2016年度（平成28年度）診療報酬改定による薬剤総合評価調整加算の新設に伴い、「4週間以上かつ6種類以上服用している患者」の項目を追加することにした。しかし、実際には、4週間以上かつ6種類以上服用している65歳以上の入院患者は、37.6％を占めているにもかかわらず、当初2016年（平成28年）7月時点で上記4項目に該当する割合は、6.3％であった。そこで、日本老年医学会のGLを評価項目に加え、「高齢者の処方適正化スクリーニングツール」を活用している。またさらに、GLの「特に慎重な投与を要する薬物」のリストから病棟専任薬剤師が積極的に安全か否かを評価・提案できる薬剤（睡眠薬、NSAIDs、H_1拮抗薬、H_2拮抗薬、制吐薬、酸化マグネシウム）を選択し、より幅広く患者をスクリーニングできるよう試みている（図1）。こうした持参薬鑑別プロトコールに基づき、病棟薬剤業務支援システム（Pharma Road Ⅱ）のテンプレートに登録し運用している。テンプレートの記入は、入院時早期に対応

Part 3 薬物療法の最適化への取組み

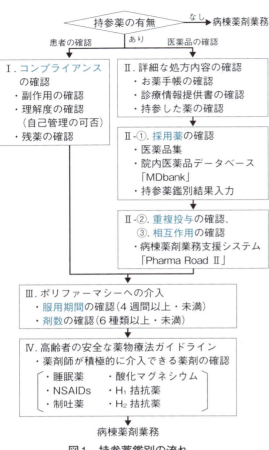

図1 持参薬鑑別の流れ

が求められるためチェックボックス形式とした。また、各病棟専任薬剤師が、共通項目として活用できるよう、できるだけ簡便な表記にし、日頃の病棟薬剤業務として運用を行っている。

薬物療法を最適化した症例

●症例

68歳・女性。主病名：右橈骨遠位端骨折。手術目的にて入院
併発疾患：変形性腰椎症、高血圧症、難治性逆流性食道炎
検査値：AST 26 U/L、ALT 12 U/L、BUN 14.5 mg/dL、Cre 0.50 mg/dL、Na 142 mEq/L、K 3.8 mmol/L、WBC $91.2×10^2$/mL、RBC $390×10^4$/mL、PLT $23.9×10^4$/mL、PT-INR 1.01

一般病棟に入院時の持参薬鑑別において、入院初日、持参薬情報としてお薬手帳、診療情報提供書並びに実際の持参薬をチェックした。その際、同種同効薬及びGLに該当する薬剤として、2つの医療機関から処方されていた睡眠薬（ゾルピデム錠とトリアゾラム錠）を確認。また、睡眠薬以外でGLに該当していた「認知機能低下・せん妄のリスク」があるH_2拮抗薬のファモチジン錠10 mg、「上部消化管出血のリスク」があるNSAIDsのロキソプロフェン錠60 mgを内服していた（冒頭表参照）。これらの状況を主治医に上申し看護師を加えて協議の上、ベンゾジアゼピン系のトリアゾラム錠は、入院初日から一時中止とした。入院5日目の手術後、入院6日目にファモチジン錠20 mg/日については、ボノプラザン錠10 mg/日へ切替えを行うこととした。ロキソプロフェン錠60 mgについては、初回面談でのモニタリングによる日常の痛みの訴えや手術後疼痛のコントロールを考慮して継続することとなった。なお、NSAIDsの佐薬に用いられていたレバミピド錠100 mgについてもボノプラザン錠10 mgへの切替えに伴い中止し、入院中の経過観察となった。その後、薬剤管理指導業務の評価の際、中止された薬剤によるADL・QOLの低下や患者満足度をモニタリングし、主治医及び担当看護師と情報を共有した。結果として、トリアゾラム錠0.25 mg、ファモチジン錠10 mg、レバミピド錠100 mgの3剤を中止することができ、トリアゾラム錠を中止しても睡眠状態は問題なく経過し、入院19日目に退院となった症例であった。なお、入院期間中の中止の経過は、開局薬剤師へはお薬手帳に記載し、また開業医へは診療情報提供書として情報提供を行った。

今後の展望としては、一般病棟と地域包括ケア病棟以外の回復期リハビリテーション病棟での運用を視野に入れて計画している。地域包括ケア病棟と回復期リハビリテーション病棟は、

急性期病棟のような短い在院日数の制限がないため、減薬後の経過観察を十分行うことができる。このメリットを生かし、退院後のアドヒアランス向上のためにポリファーマシーに介入していきたい。

介入結果の地域との情報共有

こうした病棟薬剤師によるポリファーマシーへの介入の取組みは、現在、開局薬剤師とのお薬手帳と開業医への診療情報提供書のみの情報共有にとどまっている。しかし、2017年（平成29年）10月から開始される「岩手県中部医療ネットワーク」を利用することで、開局薬剤師・開業医のみならず訪問看護師あるいは介護支援専門員との情報共有が可能になる予定である。現在、入院・退院そして再入院といった経緯・経過等の情報を各医療機関から集約し、多職種間で情報を共有し合い、患者の住み慣れた地域や自宅での生活・医療を地域全体で支える「地域完結型」を目指す地域包括ケアシステムの構築が各地で進行している。その中で、我々病院・開局薬剤師は、患者からの同意は必要であるものの、双方で情報を共有し、残薬問題の解決等の医薬品適正使用あるいはポリファーマシーに積極的に取り組んでいくことが重要だと感じている。多職種連携によるチーム医療に薬の専門家として薬剤師も積極的に参画し、今後広がる医療ネットワークを有効活用できれば、安全・安心な医療サービスの提供につながっていくと考えられる。

他職種からの評価と要望

全入院患者について病棟専任薬剤師が持参薬鑑別を開始したのは、病棟薬剤業務実施加算算定を行った2013年（平成25年）9月からである。それまでは、ハイリスク薬を服用中の患者を対象に薬剤管理指導業務での対応であった。その当時、病棟看護師からは、「薬剤管理指導算定患者のみではなく持参薬を持ち込んでくる患者や開業医から紹介される全ての患者に対応してほしい」という依頼はあった。その理由は、院外処方箋において開局薬剤師の介入により処方箋に記載されている医薬品がジェネリック医薬品に変更され識別できないこと、また、紹介患者の診療情報提供書の薬剤が当院採用かどうか判断できないことにあった。

病棟専任薬剤師を配置し病棟薬剤業務を開始後、こうした問題は解消された。持参薬鑑別にGLを導入してからまだ1年未満であるが、薬剤師がポリファーマシーに介入することにより、看護師からは「服用薬を減らすことができ、患者アドヒアランスが向上してきている」、「持参薬確認の必要がなくなり、その分看護業務あるいは患者ケアにかけられる時間が多くなった」と評価を受けている。また、地域連携室を経て入院してくる患者の場合、診療情報提供書によって採用薬の有無や代替薬変更等が事前に確認可能となり、入院日当日の処方トラブルが格段に少なくなった。ポリファーマシーへの介入以外でも薬物血中濃度測定を要する医薬品については、「医薬品安全管理業務手順書」に基づき、病棟専任薬剤師が医師の許可の下、検査オーダを代行入力し、測定依頼することで薬効の効果判定に役立てて、医薬品適正使用に貢献している。このように、医療現場における薬剤師の介入は、プレアボイドへの有効な手段となり得ると考えられる。そして、将来的には院内の医薬品安全管理だけでなく、地域医療ネットワークの電子薬歴情報を利用した転記ミスのないフィードバックを行うことで、医療安全の確保と同時に医師の負担軽減へつなげることができればと考える。

（佐藤　裕司）

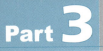

Part 3 薬物療法の最適化への取組み

7 処方カスケードの疑いによる処方提案

医療法人 知命堂病院

Case 7-1 日常業務から行える ポリファーマシー対策

●病院概要

所在地	新潟県上越市
診療科目	5科(内科、循環器科、外科、婦人科、泌尿器科)
病棟数	3病棟
病床数	145床(一般97床、医療療養48床) 障害者施設等一般病床97床、老健96床
病院機能評価	―
IT整備状況	紙ベースの診療録・処方箋、掲示板等の院内LAN
DPC	未導入(平均在院日数128日)
入院患者	平均125人/日、入院処方箋:平均29枚/日、注射処方箋:平均31枚/日、老健処方箋:平均10枚/日
外来患者	平均45人/日、外来処方箋:院内平均3枚/日、院外平均30枚/日(院外処方箋発行率90.9%)

●薬剤部門概要

人数	薬剤師4.6人、薬剤師以外1.8人
病棟薬剤業務	診療報酬請求件数:平均0件/月 算定対象病棟数・病床数:1病棟・48床(1病棟・1週当たり15時間) 算定対象外病棟数・病床数:2病棟・97床(1病棟・1週当たり15時間)
薬剤総合評価調整	診療報酬請求件数:平均0.5件/月
薬剤管理指導	診療報酬請求件数:平均100件/月(担当薬剤師数:常勤換算1.5人) 実施病棟:全3病棟
その他の主な業務・施設基準	後発医薬品使用体制加算1、チーム医療参加、一部の医師回診同行、腎機能評価に基づく処方提案、定期検査やTDM等の検査提案等
夜間休日対応	夜間:オンコール体制、休日:オンコール体制

薬剤部門として取り組むまでの流れ

　知命堂病院(以下、当院)は、10年ほど前までは外科や整形外科などの手術も実施していたが、2001年(平成13年)の第4次医療法改正やその後の度重なる診療報酬改定、地域の医師・看護師不足や地域の各病院の機能分化も深まってきたこともあり、現在は新潟県上越市(旧高田地区)を診療圏とした慢性期を中心とした医療を提供するようになってきた。一方、薬剤師の活動では、高齢者の適正な薬物療法を支援するため、薬剤の経管投与の適正使用、腎機能に応

●薬剤師の介入前後の処方の変化

介入前	介入後	変更理由
クエチアピン錠25 mg 1回2錠　1日3回　毎食後	クエチアピン錠100 mg 1回1錠　1日2回　朝夕食後	CP換算及び作用機序を医師と協議して、症状確認して徐々に変更
クロルプロマジン錠50 mg 1回1錠　1日3回　毎食後	ブロナンセリン錠4 mg 1回2錠　1日2回　朝夕食後	CP換算及び作用機序を医師と協議して、症状確認して徐々に変更
マプロチリン錠10 mg 1回1錠　1日3回　毎食後	ミアンセリン錠10 mg 1回3錠　1日2回　朝食後就寝前	代替薬に変更
クロナゼパム錠0.5 mg	（削除）	症状安定してきたため投与中止
バルプロ酸細粒20%　7.5 g 1回1錠　1日3回　毎食後	バルプロ酸細粒20%　7.5 g 1回1錠　1日3回　毎食後	―
カルバマゼピン錠100 mg 1回1錠　1日2回　朝夕食後	（削除）	症状安定してきたため投与中止
クエチアピン錠100 mg 1回5錠　1日1回　就寝前	クエチアピン錠100 mg 1回4錠　1日1回　就寝前	CP換算及び作用機序を医師と協議して、症状確認して徐々に変更
マプロチリン錠25 mg 1回1錠　1日1回　就寝前	（削除）	代替薬変更
クアゼパム錠15 mg 1回2錠　1日1回　就寝前	ニトラゼパム錠5 mg 1回2錠　1日1回　就寝前	代替薬変更
レボメプロマジン錠50 mg 1回4錠　1日1回　就寝前	（削除）	CP換算及び作用機序を医師と協議して、症状確認して徐々に変更
ワルファリン錠1 mg 1回2錠　1日1回　朝食後	アピキサバン錠2.5 mg 1回2錠　1日1回　朝夕食後	ワルファリンからDOACに変更
リバスチグミン貼付剤9 mg 1回1枚　1日1回　朝食後	（削除）	興奮等の有害事象の疑いにより、投与中止
ビペリデン錠1 mg 1回1錠　1日2回　朝夕食後	（削除）	定型薬から非定型薬への処方変更後、DIEPSSの確認により、投与中止
酸化マグネシウム錠500 mg 1回2錠　1日3回　毎食後	酸化マグネシウム錠500 mg 1回2錠　1日3回　毎食後	―
グリセリン浣腸　120 mL 便秘時	（削除）	投与の必要性がなくなったため
ピコスルファート内用液7.5% 便秘時	（削除）	投与の必要性がなくなったため
オランザピン錠10 mg 不穏時	（削除）	投与の必要性がなくなったため
トラゾドン錠50 mg 不眠時	（削除）	投与の必要性がなくなったため

じた薬物療法、定期的な検査のモニタリング、薬物有害事象への対応など、多岐にわたって学術大会で発表を行うなど、慢性期医療における薬物療法支援に対して積極的に関与してきた。

一方、後述する薬物療法の最適化に向けた業務を行うために薬剤師を補充できたことはなく、近年でも薬剤師退職が重なり、一時期は常勤薬剤師2人体制で実施したこともあった。そのため調剤業務や医薬品等の管理業務など、対物業務に関する業務をいかに効率化するかが鍵

であった。また筆者は自施設以外の業務経験がないため、日本病院薬剤師会や各種学会等の研修会に参加したことで、さまざまな領域で最先端業務を実施されている先輩薬剤師との交流や指導していただく機会ができた。教えていただいたことを自施設の患者や医療スタッフにどのように還元していけるかを考え、「真似ジメント業務」を行うことから始め、業務効率化や薬剤師事務補助者の活用など薬剤師業務をスリム化し、徐々に対物業務から対人業務への業務シフトを行っていくことができた。このような取組みを実施してきたことで、薬剤師の人数が少ない中でも医師や看護師等の業務負担軽減につながる業務を実施できたこと、さらに薬剤師確保の要請も高まり、現在では常勤換算で4.6人の人員で高齢者の最適な薬物療法を支援するための業務が行えるようになってきた。

薬物療法の最適化への介入方法

当院は慢性期の医療機関であるため、患者の在院日数は長期となる。そのため減薬を目的として何か特別なことを実施しているわけではなく、本稿のテーマでもあるポリファーマシー対策・処方カスケードへの対応を含め、薬物療法の最適化に向けた活動としては、「日々の日常業務を充実させていくことが重要である」と考えている。処方監査、診療録確認、服薬指導、病棟薬剤業務などから副作用の早期発見やプレアボイドといった、ごく当たり前のことが重要であり、まず入院時では、持参薬鑑別、お薬手帳、薬剤管理サマリー、診療情報提供書などの確認、詳細不明時ではかかりつけ医やかかりつけ薬剤師への聴取など、入院前までの投薬状況、アドヒアランス等の確認を行う。持参薬からの継続確認、院内採用薬への代替薬提案においても患者の腎機能や検査値を確認し、腎機能に応じた投与量や投与間隔が適正であるのかを

確認している。次に入院中では、服薬指導、病棟薬剤業務、回診同行を通じて、有効性や副作用の確認、用法の煩雑さの見直し、服薬支援として高齢者にとって服薬しやすい剤形であるのかの確認、また定期的に検査が必要な薬剤やTDMなど安全な薬物療法を継続するためのモニタリングについては薬剤師から医師に積極的に検査提案を行うことで、医師と一緒に継続投与や処方見直しを協議し、不必要な薬の減薬を行う機会を増やすことも実施している。

また今回のテーマでもある「処方カスケード」について紹介する。処方カスケードとは、薬の副作用や薬物有害事象に対して、新たな疾患や症状と勘違いすることよって、医師がさらに薬を重ねて処方してしまうなど、不必要な新規薬剤の投薬を繰り返すことといわれている。薬剤師法第24条にも記載されているとおり、薬剤師には疑義照会義務があることからも、新たな処方が薬物有害事象の可能性があることを常に疑い、特に高齢者では薬物有害事象を念頭に置き処方監査を実施していくことが重要であると考えている。

薬物療法を最適化した症例

●症例
40歳代・男性。主病名：統合失調症。意識障害、胃瘻造設・経管投与のために自宅療養が困難で入院
併発疾患：便秘症、不眠症

数年前から1日中の大声出現によって抗精神病薬や抗てんかん薬が追加投与されていた。転院時の持参薬は定期処方が14種類(43錠)/日、屯用薬(便秘薬や睡眠薬)を合わせて計18種類が投薬されていた(冒頭表参照)。

① 入院時にCP(クロルプロマジン)換算値を算出し、定型薬からCP換算値を参考に非定型薬への処方変更提案、CP換算値で1000 mg以上であったため、SCAP法(Safety Collection for

Antipsychotics Poly-pharmacy and hi-dose、多剤大量処方の安全な減量方法)を用いてはどうかと主治医に説明し、徐々に減量を試みた。

②非定型薬変更後、抗コリン薬(ビペリデン)による尿閉や便秘リスクもあるため、DIEPSS(Drug-Induced Extrapyramidal Symptoms Scale、薬原性錐体外路症状評価尺度)を看護師等と協働で症状確認し、抗コリン薬を投与中止した。便通コントロールも改善し、退院時には持参薬のピコスルファートナトリウムや浣腸薬も使用する必要がなくなった。

③抗精神病薬による嚥下機能低下を考慮して、適応外ではあるが嚥下機能向上を目的にリバスチグミンが投与され、さらに鎮静目的の抗てんかん薬3種類(クロナゼパム、バルプロ酸、カルバマゼピン)が投与されていたことから処方カスケードを疑い、リバスチグミンの副作用(易怒性、攻撃性、興奮等)を主治医に説明し、まずリバスチグミン中止、その後、症状が改善したことから抗てんかん薬を3種類から1種類(バルプロ酸を継続)に徐々に減薬した。最終的には約3か月間の入院期間において14剤から8剤にまで減薬することができた。

介入結果の地域との情報共有

退院時では、退院時指導、カンファレンスの実施、薬剤管理サマリー・お薬手帳を活用し、入院中に医師や薬剤師がどのように関与したかについて、かかりつけ医や転院先又は施設に向けて、情報を丁寧に伝えていくことが継続した薬物療法を実施していくためには重要である。当院では日本病院薬剤師会の療養病床委員会が作成した薬剤管理サマリー[1]を当院用にアレンジして活用している(表1)。前述した症例についても、転院先(前処方医)に薬剤変更の理由や減薬した理由などを薬剤管理サマリーに記載したことで、転院後も継続処方を実施していただけることにつながった。

表1 当院の薬剤情報提供書の記載内容

1. 薬学的管理
   - 禁忌薬・アレルギー(有無、他)
   - 副作用経験(有無、他)
   - サプリメント・OTC薬(有無、他)
   - 薬剤管理(自己管理、看護師管理、家族管理、不明、他)
   - 調剤方法(通常、一包化、粉砕調剤、簡易懸濁法、他)
   - 投与方法〔経口、経管(経鼻、胃瘻、腸瘻、他)、注射(末梢、TPN、他)〕
   - 腎機能評価(推定C_{cr}、eGFR)
   - 経管患者の栄養療法(摂取カロリー、白湯、追加NaCl、経腸栄養剤名)
2. 薬剤情報(内服・外用・注射)
   - 処方内容(薬剤名、用量・用法)
3. 特記事項
   - 持参薬から入院中に変更された薬剤等の情報
4. 備考
   - TDMや血液検査等の検査値情報、他

他職種からの評価と要望

当院では電子診療録が導入されていないため、薬剤師が処方監査のために病棟に足を運び、医師や看護師と顔の見える関係を積み重ねてきた。今では、医師や看護師から薬に関することで外来や病棟などに「ちょっと来てもらえる?」又は「ちょっと相談だけど……」と薬局に立ち寄るなど、常に気軽に薬剤師に声をかけてもらえる信頼関係が築けたことは、薬物有害事象の早期発見、最適な薬物療法を支援していくためにも重要であり、またこのように評価していただけていることは薬剤師の仕事冥利に尽きると考えている。今後は医療介護連携を深めていくためにも地域で最適な薬物療法を支援していくことが求められてきており、職場内だけにとどまらず、地域の医療機関や施設に向けて薬剤情報提供や適正使用情報の発信を取り組んでいきたいと考えている。

●文献
1) 日本病院薬剤師会療養病床委員会:薬剤管理サマリー．http://www.jshp.or.jp/member/shisetu/summary.xls (2017年8月確認)

(武藤 浩司)

7 処方カスケードの疑いによる処方提案

Case 7-2 社会福祉法人桜ヶ丘社会事業協会 桜ヶ丘記念病院
薬物療法の最適化への薬剤師の関わり

●病院概要

所在地	東京都多摩市
診療科目	4科（精神科、神経科、内科、歯科）
病棟数	8病棟
病床数	467床（精神467床） 精神科救急47床、精神科急性期治療病棟50床、精神療養病棟180床、認知症治療病棟50床
病院機能評価	審査体制区分2精神科病院（200床以上）（主たる機能）（3rdG：Ver.1.1）認定
IT整備状況	電子診療録、調剤支援システム、インターネット端末
DPC	未導入（平均在院日数182.7日）
入院患者	平均412.5人/日、入院処方箋：平均132.2枚/日、注射処方箋：平均6.7枚/日
外来患者	平均156.7人/日、外来処方箋：院内平均0.2枚/日、院外平均115.2枚/日（院外処方箋発行率99.8％）

●薬剤部門概要

人数	薬剤師5.3人
病棟薬剤業務	診療報酬請求件数：平均0件/月 算定対象病棟数・病床数：2病棟・140床（1病棟・1週当たり0.5時間） 算定対象外病棟数・病床数：6病棟・327床（1病棟・1週当たり0時間）
薬剤総合評価調整	診療報酬請求件数：平均0件/月
薬剤管理指導	診療報酬請求件数：平均199件/月（担当薬剤師数：常勤換算0.6人） 実施病棟：全8病棟
その他の主な業務・施設基準	委員会（薬事委員会、安全衛生委員会、感染対策委員会、輸血療法委員会、医療安全管理委員会、リスクマネージメント委員会、医療ガス安全管理委員会、治験審査委員会、倫理委員会、褥瘡委員会、教育研修委員会、勤務環境改善委員会等） ICT、心理教育、家族教室、長期実務実習受入、他職種の教育等 医薬品安全管理責任者、医療安全対策加算2、感染防止対策加算2
夜間休日対応	夜間：オンコール体制、休日：日直体制

薬剤部門として取り組むまでの流れ

桜ヶ丘記念病院（以下、当院）は1940年（昭和15年）に開設された社会福祉法人立の精神科病院である。1994年（平成6年）より、院内で行っていた外来調剤を院外処方に切り替え、薬剤師マンパワーを生み出すことで薬剤管理指導業務を開始した。当時は一般に精神科での薬剤管理

●薬剤師の介入前後の処方の変化

介入前	介入後（退院時）	変更理由
クロルプロマジン錠 100 mg 　朝2錠、夕2錠、就寝前3錠（1日7錠） 　1日3回　朝夕食後就寝前	クロルプロマジン錠 100 mg 　朝2錠、夕2錠、就寝前3錠（1日7錠） 　1日3回　朝夕食後就寝前	―
ビペリデン錠 1 mg 　1回1錠　1日3回　朝夕食後就寝前	（削除）	錐体外路症状が見られず、便秘、口渇の副作用のため
酸化マグネシウム錠 500 mg 　1回1錠　1日3回　朝夕食後就寝前	酸化マグネシウム錠 500 mg 　1回1錠　1日3回　朝夕食後就寝前	―
ニトラゼパム錠 5 mg 　1回1錠　1日1回　就寝前	ニトラゼパム錠 5 mg 　1回1錠　1日1回　就寝前	―
センナ・センナ実 顆粒 1 g 　1回1 g　1日1回　就寝前	（削除）	ビペリデン中止で、便秘から軟便に変わったため
センノシド錠 12 mg 　1回2錠　1日1回　就寝前	（削除）	ビペリデン中止で、便秘から軟便に変わったため
フルフェナジンデカン酸エステル注射液 25 mg/mL 　1回50 mg　4週間に1回	フルフェナジンデカン酸エステル注射液 25 mg/mL 　1回50 mg　4週間に1回	―

指導業務があまり実施されておらず、また現在に比べて精神科薬物療法に関する情報も不足している時代であったため、医師を講師に勉強会を開催したり、少ない書籍や文献を読んだりすることで知識を補った。患者の不安をあおるのではなく、また、ごまかしの説明と受け取られないよう、適切な理解が得られるような伝え方をするために熟慮も必要であったし、当時問題となった目覚め現象など、非定型抗精神病薬の登場による薬物療法の変化などについて多職種で検討することも必要であった。その中で、理解のある医師と服薬指導や処方適正化の実績を重ねていき、徐々に多くの病棟に関与を広げていった。その後、当院の急性期医療へのシフトもあり、入退院の増加や薬剤師業務の拡大などに対応するための増員が必要となるところであったが、退院促進による慢性期病棟の閉棟と、精神科救急入院料（スーパー救急）算定病棟や精神科急性期治療病棟への病棟機能変更などで、778床あった病床数を467床まで減少させており、これにより薬剤師の増員なしに、欠員補充のみで対応できている。他にアルコール治療病棟、認知症治療病棟、精神療養病棟、精神一般病棟を有し、2015年（平成27年）9月からは東京都の地域連携型認知症疾患医療センターに指定されている。

設備面の大きな変化としては、1996年（平成8年）の調剤支援システム（RINKs）導入や、2008年（平成20年）の電子診療録導入などがあり、現在に至るまで薬物療法の最適化に必要な情報の入手や他職種との情報共有に活用している。

その他、精神科臨床薬学研究会が年に1回行っている全国的な処方調査にも毎年参加し、全国との比較や院内の処方変化について分析・検討し院内に周知している。

精神科疾患の治療として薬物療法が用いられることが多いが、我が国における精神科薬物療法は諸外国と比較し多剤大量処方などさまざまな問題点が指摘されて久しい。また、病気の再発予防に服薬継続が求められる場合が多いが、一方で患者の病識欠如や理解の不足、副作用などさまざまな理由で服薬中断に至ることが問題

となりやすい。これらの問題に対して、薬剤師がより適切な薬物療法の実践や、患者に対するより適切な服薬指導を通じ、精神科医療に貢献できる余地は大きい。

薬物療法の最適化への介入方法

状況によって介入方法もさまざまであるが主に処方箋受付時や薬剤管理指導、病棟カンファレンスなどを通じて行われることが多い。処方箋発行時の薬歴に基づく処方監査に加え、電子診療録記事や検査値、診療情報提供書など個々の患者の適切な薬物療法の検討に必要な情報を確認している。薬剤師の病棟常駐は未実施のため、処方箋発行前の処方提案が難しい場合もあるが、処方箋発行直後も医師が処方を検討しやすい状況である場合が多いことから、疑義照会のタイミングで処方提案を行うとスムーズに対応が進みやすい。また、電子診療録の代行機能を利用し、あらかじめ診療部と合意した範囲内（修正・削除のみ）で医師に代わって処方の代行修正を行っている。代行修正後に医師が代行確認を行っているが、処方提案しても医師に手間をかけずに済むという利点となっている。

精神科の薬剤管理指導業務で重要なのは、患者との信頼関係構築と、患者から本当のことを教えてもらい、問題点を明確にして適切な対応法を提案できることと考えている。薬剤管理指導業務では、患者の状態と処方内容を照らし合わせ、処方に改善の余地がないかを確認できるため、処方の改善点に気づいたりする上では大きな支えとなる。加えて患者から聴取した要望や好みを処方提案に生かすなど、患者のニーズも満たせるような処方調整を重ねることで、個々の患者により適した薬物療法が可能となり、退院後の服薬継続にも寄与できると考えている。抗精神病薬の代表的な副作用である錐体外路症状（EPS）の評価については、薬剤部での

トレーニングに加え、DIEPSS（薬原性錐体外路症状評価尺度）の講習会を受講することで、副作用を適切に評価して適切な処方提案に生かせるようにしている。電子診療録に記載している指導録にも、処方提案について記載することは多い。

病棟カンファレンスでは医師や他職種からの生きた情報を入手し、薬物療法を改善するための材料としている。

日頃から医師や他職種に有用な情報を提供するなどして信頼関係を築いていくことで、よりスムーズな情報共有が可能となる。

薬物療法を最適化した症例

> ●症例
>
> 50歳代・女性。主病名：統合失調症。合併症：なし。近医に外来通院していたが、時折幻聴や妄想で食事が摂れなくなったり、服薬中断による入退院を繰り返したりしていた。DIEPSS：歩行0、動作緩慢0、流涎0、筋強剛0、振戦0、アカシジア0、ジストニア0、ジスキネジア0、概括重症度0

薬剤管理指導の中で患者本人より便秘や口渇の訴えがあり、処方内容（冒頭表参照）から抗コリン性の副作用と考えた。副作用によって生じた便秘に対し、さらに下剤が追加となり、処方カスケードとなっていると考え、処方の見直しを検討した。抗コリン作用を有する薬剤はビペリデン（以下、BP）やクロルプロマジン（以下、CP）、フルフェナジンデカン酸エステル（以下、FD）等があるが、EPSが見受けられないことから抗コリン系抗パーキンソン薬の減量が最も効率的と考えBPの減量を検討した。患者本人にも、BPの減量により便秘や口渇が改善できる可能性と、減量によってマスクされていたEPSが発現する可能性や必要に応じて処方を元に戻すことも可能であることを併せて説明した。医師には、EPSが見受けられないことから

便秘と口渇への対処としてBPの漸減を提案したところ、BP 3 mg→2 mg→1 mg/日に漸減となった。BP減量後に軟便となったため、患者と相談し、長期服用で習慣性の心配もある刺激性下剤の漸減を医師に提案し、漸減中止となった。その後もEPSが観察されずBPが中止となるが、結局EPSの発現は見られずに、排便も酸化マグネシウムのみでコントロール良好となり、口渇も改善した。

精神症状や抗コリン薬等の薬剤が患者の認知機能に影響を与える場合があるが、この患者は抗コリン薬であるBP中止により認知機能に改善が見られ、薬の説明や提案の理解が良好となった。調子が傾くサイン（目つきがきつくなる、本が読めなくなるなど）を患者本人と振り返り、対処法を検討したり、継続した服用で調子のよい状態を維持しやすくすることについても理解が得られるように変化が見られた。妄想により水道水に変なものが混ざっていると訴え口にしないような行動も、薬物療法に加え対話を継続していく中で徐々に消失し、退院後の生活の場の調整も進み、退院となった。

介入結果の地域との情報共有

今回の症例では外来も同じ医師が担当するため、地域の医師との情報共有は特になかったが、退院時処方薬にお薬手帳用のシールを添付することで、患者を介して処方内容を地域の薬剤師や医療者に伝達できるようにしている。また地域の薬剤師が把握しにくい持効性注射剤の投与についてもシールに薬品名、最終実施日などを記入することで、情報共有を行っている。しかし現在のところは退院時処方の内容と持効性注射剤の有無のみの情報で、薬物療法最適化の流れなどは共有できていない。

その他、今回の症例ではないが、退院支援委員会などにも参加し、医師や他職種、家族、地域の関係者などと情報共有を行っている。

他職種からの評価と要望

他職種から薬剤師への要望や期待は、薬剤師の能力やコミュニケーションによって大きく異なると考える。日頃、患者や他職種から信頼されるような対応ができていれば、薬剤師の提案も通りやすく、その成果がまた薬剤師の信頼につながるという好循環になりやすい。薬剤師が医薬品に関する情報を求められるのは当たり前であるが、当院でも処方前に医師から薬物療法全般について相談や判断を求められることがあったり、特に薬物療法に難渋している患者の処方相談を受けることもあり、他職種からの信頼を得ていると考えられる。また看護師や他職種から気軽に薬や処方に関する質問が増え、お互いに意見交換をする機会も増え、より個々の患者に適した薬物療法を検討しやすくなった。

今後はスタッフからだけでなく患者や家族からの要望もある「薬剤師外来」を実現し、地域で生活する患者の薬物療法の最適化にも関与していきたい。

（水野 雅恵、佐藤 康一）

Part 3 薬物療法の最適化への取組み

7 処方カスケードの疑いによる処方提案

Case 7-3 データベースを用いた多剤処方の検討と介入
医療法人社団和光会 総合川崎臨港病院

● 病院概要

所在地	神奈川県川崎市
診療科目	11科(内科、眼科、泌尿器科、外科、皮膚科、整形外科、産婦人科、特殊外来、小児科、リハビリテーション科、放射線科)
病棟数	5病棟
病床数	199床(一般165床、医療療養34床) 産婦人科病棟16床、地域包括ケア病床12床、回復期リハビリテーション病棟55床
病院機能評価	―
IT整備状況	オーダリング、電子診療録、院内LAN
DPC	未導入(平均在院日数17.2日)
入院患者	平均173.7人/日、入院処方箋:平均36枚/日、注射処方箋:平均100枚/日
外来患者	平均329.7人/日、外来処方箋:院内平均3枚/日、院外平均188枚/日(院外処方箋発行率98.4%)

● 薬剤部門概要

人数	薬剤師8.5人
病棟薬剤業務	診療報酬請求件数:平均0件/月 算定対象病棟数・病床数:4病棟・132床(1病棟・1週当たり16時間) 算定対象外病棟数・病床数:1病棟・67床(1病棟・1週当たり10時間)
薬剤総合評価調整	診療報酬請求件数:平均3件/月
薬剤管理指導	診療報酬請求件数:平均103件/月(担当薬剤師数:常勤換算0.75人) 実施病棟:5病棟中3病棟(一般病棟、産婦人科病棟)
その他の主な業務・施設基準	NST、ICT
夜間休日対応	夜間:オンコール体制、休日:オンコール体制

薬剤部門として取り組むまでの流れ

　総合川崎臨港病院(以下、当院)はその病院機能から、川崎市南部の後方支援的立場を担っている。一般・急性期からの転院や介護福祉施設等からの入院が多く、持参薬は整理・検討がされていない症例が多い。入院患者は高齢者が多く、薬剤の多剤併用・腎機能低下による副作用の発現を回避し、ADL・QOLの低下を防止し、適正に薬物療法を推進することが求められる。

● 薬剤師の介入前後の処方の変化

介入前(転棟2日目)	介入後	変更理由
ゾピクロン錠 7.5 mg 1回1錠　1日1回　就寝前	ゾピクロン錠 7.5 mg 1回1錠　不眠時	ブロチゾラムに切り替えるため補助とする
ラメルテオン錠 8 mg 1回1錠　1日1回　就寝前	(削除)	夜間覚せいしてしまい効果なし
ブロチゾラム OD 錠 0.25 mg 1回1錠　1日1回　就寝前	ブロチゾラム OD 錠 0.5 mg 1回1錠　1日1回　就寝前	熟眠目的で増量
アムロジピン OD 錠 5 mg 1回2錠　1日1回　朝食後	アムロジピン OD 錠 5 mg 1回1錠　1日1回　朝食後	低血圧傾向で減量
リスペリドン OD 錠 1 mg 1回2錠　1日2回　朝夕食後	(削除)	日中の傾眠改善目的、さらに血糖値上昇と不穏の減少により、1回1錠1日1回夕食後に減量の後、中止
抑肝散　2.5 g/包 1回2.5 g　1日3回　朝夕食後就寝前	抑肝散　2.5 g/包 1回2.5 g　1日2回　夕食後就寝前	日中の傾眠改善目的で減量
―	アスパラギン酸カリウム錠 300 mg 1回2錠　1日2回　朝夕食後	偽アルドステロン症である低K血症の疑い
―	ボグリボース錠 0.2 mg 1回3錠　1日3回　毎食直前	食事量上がり、血糖上昇のため
―	シタグリプチン錠 50 mg 1回1錠　1日1回　朝食後	食事量上がり、血糖上昇のため
―	酸化マグネシウム錠 330 mg 1回1錠　便秘時	食事量上がり、便秘傾向
インスリンデテミル注 300 単位 10 U-10 U-10 U	(削除)	食事量不安定のため、定期打ちからスライディング。最終的に内服に切り替え
ノボリン®R 注 300 単位 21時に 6 U	(削除)	食事量不安定のため、定期打ちからスライディング。最終的に内服に切り替え
ベラパミル錠 40 mg 1回1錠　1日3回　毎食後	ベラパミル錠 40 mg 1回1錠　1日3回　毎食後	―
アジルサルタン錠 20 mg 1回2錠　1日1回　朝食後	アジルサルタン錠 20 mg 1回2錠　1日1回　朝食後	―
ランソプラゾール OD 錠 15 mg 1回1錠　1日1回　朝食後	ランソプラゾール OD 錠 15 mg 1回1錠　1日1回　朝食後	―
アトルバスタチン錠 5 mg 1回1錠　1日1回　朝食後	アトルバスタチン錠 5 mg 1回1錠　1日1回　朝食後	―
クロピドグレル錠 75 mg 1回1錠　1日1回　朝食後	クロピドグレル錠 75 mg 1回1錠　1日1回　朝食後	―
ウラピジルカプセル 15 mg 1回1カプセル　1日2回　朝夕食後	ウラピジルカプセル 15 mg 1回1カプセル　1日2回　朝夕食後	―
ベタネコール散 5% 1回0.3 g　1日2回　朝夕食後	ベタネコール散 5% 1回0.3 g　1日2回　朝夕食後	―

7　処方カスケードの疑いによる処方提案

Part 3 薬物療法の最適化への取組み

当院では薬剤部が中心となり、医師・看護師・リハビリテーション担当者と共に2016年(平成28年)より処方内容の再検討を実施した。

薬物療法の最適化への介入方法

検討は回復期リハビリテーション病棟や地域包括ケア病床への入院患者を中心に開始したが、他院からの転院患者では入院時に、当院での転棟・転床の場合には一般病床から移る時を中心に行った。介入方法は、薬剤部で市販データベースソフト FileMaker Pro を用いた「医薬品適正使用支援システム」を使用し、薬剤の腎機能低下時の投与量やADLへの影響、医薬品費等を電子診療録等から得られる患者情報・臨床症状等と照らし合わせて検討した。

当「医薬品適正使用支援システム」は「薬剤の腎機能低下時の投与量等の情報」、「ADLへの影響の情報」及び「医薬品適正使用検討評価表」(図1)のレイアウトを持ち、患者情報と処方薬剤名を1回入力することで各レイアウトの情報が得られるようになっている。

この結果から処方変更・ジェネリック医薬品への変更等の提案を行い、医師との連携により薬剤の変更を実施している。

薬物療法を最適化した症例

●症例

80歳・女性。身長160 cm、体重45 kg。夫と二人暮らし
診断名:左脳梗塞(利き手片麻痺)・2型糖尿病・冠動脈狭窄症。今回は急性期病院での治療後、リハビリ目的で当院に転院
既往歴:特記なし
入院時状況:腎機能・肝機能異常なし。MMSE 12/28点。常食。車いす一部介助。排便1回/3日。排尿6回/日

一般病床入院10日目より不穏症状が見られ、ブロチゾラム0.25 mg 1錠就寝前、ジアゼパム2 mg 1錠毎食後、ゾピクロン7.5 mg 1錠不眠時を追加した。投与開始後、日中の覚せい低下が見られ、投与開始14日目にジアゼパム、ゾピクロンを中止した。覚せいは安定するが、その後神経因性膀胱炎の疑いが見られ、ベタネコール、ウラピジルを開始した。

入院40日目に回復期リハビリテーション病棟に転棟となった。転棟2日目より夜間帯の暴言・暴力・不穏が顕著となり、リスペリドン1 mg 1錠朝夕食後、抑肝散7.5 g/日を開始した(FIM 運動25/認知18)。

しかし睡眠状態の改善は見られず、入眠・熟眠目的で、ラメルテオンを中止し、ブロチゾラムは0.5 mgに増量となった。また食事摂取量が減り、低血糖が連日続いたため、インスリンの投与を定期打ちからスライディングに変更した。

リスペリドンと抑肝散の投与7日目から日中傾眠傾向となり、朝のリスペリドンを中止した(FIM 運動29/認知18)。その後、血糖値上昇及び不穏状態の改善が見られ、夕食後のリスペリドンも中止となった。

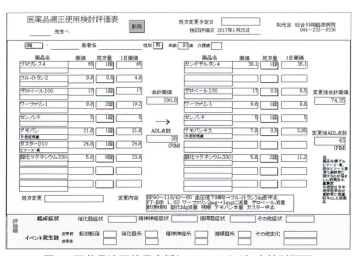

図1 医薬品適正使用支援システムによる処方検討画面

抑肝散投与50日目より朝の覚せい不良と偽アルドステロン症であるカリウム値の低下を認め（K値3.5→2.6 mEq/L）、抑肝散の副作用の可能性を考え抑肝散の朝服用分を中止し、さらにアスパラギン酸カリウムの補充を開始した（FIM運動35/認知17）。

これにより覚せい状態は改善され、食事摂取量が増え、同時に血糖値も上昇（Glu 289 mg/dL）した。そのため、ボグリボースとシタグリプチンで血糖コントロールを開始した。また便秘傾向のため、酸化マグネシウムを開始した（FIM運動35/認知17）。

図2のように処方カスケードとなるのを回避し、機能的自立度の改善に寄与することができたと思われる。

介入結果の地域との情報共有

退院時処方の時点で適正使用への介入が反映されていた場合、薬剤管理サマリーにその経過を記載し、お薬手帳に貼付して交付する。

他職種からの評価と要望

MSWよりは「他院より入院相談があった場合、診療情報提供書や使用中の薬剤について、継続使用への情報を得られることで、あらかじめの調整を図ることができる。また、退院先の薬剤管理力によっては処方を見直すことも必要となり、入院中にその準備を図ることができる」、リハビリテーション担当者よりは「薬物療法が理学療法に与える影響について、今まで情報を得る機会は少なかった。ADLやQOLを高める目的で薬剤を変更した場合、訓練メニューの変更や強化のタイミングを変えることでよりダイナミックに訓練効果を引き出せるようになった」という声がある。

また、医師からは、「多剤処方を見直したい

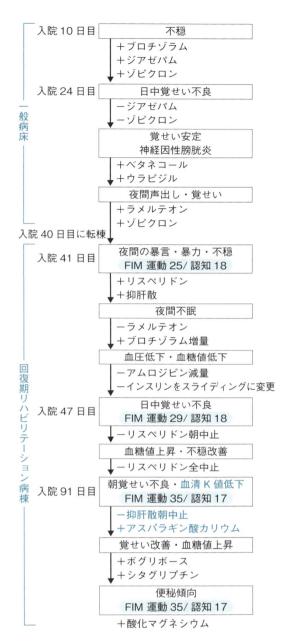

図2 処方カスケードの回避と機能的自立度の改善への寄与

場合は多いが、特に他診療科の処方においては診療情報提供書での処方経過の記載は乏しく苦慮する。薬剤師より提案される薬物療法の評価・介入は、薬剤選択時の重要な参考意見となっている」と評価されている。

（坪内 理恵子、大倉 輝明）

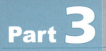

Part 3 薬物療法の最適化への取組み

8 入院時にゼロベースで再設計する処方提案

医療法人社団吉美会 吉備高原ルミエール病院

Case 8-1 持参薬鑑別を利用した処方提案

●病院概要

所在地	岡山県加賀郡吉備中央町
診療科目	5科(内科、神経内科、消化器科、リハビリテーション科、歯科)
病棟数	2病棟
病床数	116床(医療療養116床)
病院機能評価	—
IT整備状況	紙ベース
DPC	未導入(平均在院日数155.0日)
入院患者	平均106人/日、入院処方箋:平均32.2枚/日、注射処方箋:平均124枚/日
外来患者	平均59.3人/日、外来処方箋:院内平均30.0枚/日、院外平均24.1枚/日(院外処方箋発行率44.5%)

●薬剤部門概要

人数	薬剤師5人、薬剤師以外4人
病棟薬剤業務	診療報酬請求件数:平均107件/月 算定病棟数・病床数:2病棟・116床(1病棟・1週当たり40時間) 算定対象外病棟数・病床数:なし
薬剤総合評価調整	診療報酬請求件数:平均1.2件/月
薬剤管理指導	診療報酬請求件数:平均20件/月(担当薬剤師数:常勤換算0.5人) 実施病棟:全2病棟
その他の主な業務・施設基準	TPN・持続PPN混合調製業務(365日体制)、定期・臨時薬与薬業務(365日体制)、感染対策チーム(ICT)、褥瘡対策チーム(薬剤師主導型)、栄養カンファレンス参加(週2回)、ケアカンファレンス参加(週2回)、医局合同勉強会参加(週1回)、薬剤科勉強会(月1回)、在宅患者訪問薬剤管理指導、院外処方箋交付前監査等
夜間休日対応	夜間:オンコール体制、休日:日直体制

薬剤部門として取り組むまでの流れ

吉備高原ルミエール病院では、2010年(平成22年)からTPNに加えて24時間持続PPNも含めた混合調製業務を365日体制で実施している。しかし、365日体制での混合調製業務を維持しながら病棟薬剤業務を開始するには薬剤師の人員が不足していた。そこで、2013年(平成

● 薬剤師の介入前後の処方の変化

介入前（入院時）	介入後（退院時）	変更理由
クレマスチン錠 1 mg 1回1錠　1日1回　朝食後	（削除）	副作用（便秘悪化）の疑いのため
フロセミド錠 20 mg 1回0.5錠　1日1回　朝食後	（削除）	脱水・腎障害のため
エルデカルシトールカプセル 0.5μg 1回1カプセル　1日1回　朝食後	（削除）	副作用（高Ca血症による便秘悪化）の疑いのため
ラロキシフェン錠 60 mg 1回1錠　1日1回　朝食後	（削除）	医師の判断（高Ca血症による便秘悪化の疑い）
L-アスパラギン酸Ca錠 200 mg 1回2錠　1日1回　朝食後	（削除）	副作用（高Ca血症による便秘悪化）の疑いのため
ベニジピン錠 4 mg 1回1錠　1日1回　朝食後	（削除）	低血圧のため
ロサルタン錠 25 mg 1回1錠　1日1回　朝食後	（削除）	低血圧のため
レボチロキシン錠 50μg 1回0.5錠　1日1回　朝食後	（削除）	医師の判断
酸化マグネシウム錠 330 mg 1回1錠　1日1回　朝食後	酸化マグネシウム錠 330 mg 1回4錠　昼食後通所利用時	コンプライアンスを考慮して服用方法を工夫、排便コントロールのため増量
—	ピコスルファート内用液 　便秘時	排便コントロールのため、頓服を追加

25年）4月、与薬セット業務も薬剤師が365日体制で実施するなど病院全体の取組みとして薬剤師1人が増員され、3か月間の準備期間を経て同年7月より365日体制で病棟薬剤業務を開始した。病棟薬剤業務の開始により、全病棟において薬物療法への最適化に取り組むことが可能となった。

薬物療法の最適化への介入方法

　病棟薬剤業務の開始により、病棟に薬剤師が常駐する体制で業務を実施している。したがって、入院中の患者の薬剤に関しては、全て薬剤師の責任において最適な薬物療法が実施されるように介入している。特に入院時の持参薬鑑別時には、Beersや日本老年医学会『高齢者の安全な薬物療法ガイドライン2015』などのクライテリアを用いてPIMs（潜在的に不適切な薬剤）をスクリーニングした処方提案や、副作用・相互作用の可能性を考慮した処方提案、そして今回のテーマである持参薬継続にこだわらず疾患に合わせてゼロベースで処方を再設計した処方提案などを実施している。持参薬鑑別では、採用の有無のみならず、代替薬への用量換算、嚥下障害、臓器障害などに配慮した薬剤を処方提案している。また、持参薬鑑別書にPIMs使用の有無と問題点・注意点を記載するスペースを設け、入院時から介入できるようにしている。さらに、多剤投与に関しては、薬剤の必要性、重複投与、患者のアドヒアランスなどを総合的に評価した処方提案を実施している。これらの持参薬鑑別を利用した処方提案により、入院時から薬物療法の最適化に介入している。

薬物療法を最適化した症例

●症例

84歳・女性。近医をかかりつけにし、通所リハビリテーションを利用中。通所にてグリセリン浣腸施行後、意識レベル低下、嘔吐。意識回復後、再度の嘔吐あり。腹部レントゲンにて、多量に便・ガスの貯留があり入院
現病歴：アルツハイマー型認知症(HDS-R 10点)、狭心症、骨粗鬆症、高血圧症

介入内容：排便コントロール不良であることから、第一世代の抗ヒスタミン薬であるクレマスチン錠(ベナンジール錠)による便秘悪化を疑い中止を提案した。さらに、高Ca血症による便秘悪化の可能性も考慮し、骨粗鬆症治療薬が3剤併用されていたため、エルデカルシトールカプセル(エディロール®カプセル)とL-アスパラギン酸Ca錠の中止を提案した。また、血圧109/55 mmHgと低血圧であったため、降圧薬3剤の併用は過量と判断し、ベニジピン錠とロサルタン錠は中止又は減量を提案した。さらに、Cre 1.52 mg/dL、BUN 24 mg/dLと脱水・腎障害を認めたため、フロセミド錠の中止を提案した(冒頭表参照)。

提案の承認状況：薬剤師の提案は全て承認され、酸化マグネシウム錠以外は中止となった。排便コントロールは、酸化マグネシウム錠とピコスルファート内用液の頓服により良好となる。なお、血圧上昇や浮腫などは認めなかった。

薬剤総合評価調整加算：本症例は、入院時に9剤服用していた患者が退院時には1剤までになり、薬剤総合評価調整加算の対象となる。入院時の内服薬剤数は持参薬鑑別書に記載する欄を設けることで、持参薬鑑別者以外が退院時に関わる業務を行っても、容易に入院時の内服薬剤数を把握できるようになっている。また、薬剤師が中止となった内服薬とその評価内容・調整の要点を記載することで、医師の負担軽減に

薬剤総合評価調整表	入院期間	(H29年●月●日 ～ H29年▲月▲日)	
内服薬の種類数	入院時	9	算定の有無
	退院時	1	○
中止となった入院時の内服薬	中止日	評価内容・調整の要点	医師
ベナンジール錠	●月●日	□効果不明 ☑副作用の可能性 □薬効重複 □合剤への転換 □服薬アドヒアランス考慮 □病状 □相互作用 □禁忌 □変更 便秘・イレウス傾向	△△
フロセミド錠	●月●日	□効果不明 ☑副作用の可能性 □薬効重複 □合剤への転換 □服薬アドヒアランス考慮 □病状 □相互作用 □禁忌 □変更 脱水・腎障害	△△
チラーヂンS錠	●月●日	□効果不明 □副作用の可能性 □薬効重複 □合剤への転換 □服薬アドヒアランス考慮 ☑病状 □相互作用 □禁忌 □変更 便秘・イレウス傾向	△△
ベニジピン塩酸塩錠	●月●日	□効果不明 ☑副作用の可能性 □薬効重複 □合剤への転換 □服薬アドヒアランス考慮 ☑病状 □相互作用 □禁忌 □変更 低血圧、中止後も血圧正常	△△
エディロールカプセル	●月●日	□効果不明 ☑副作用の可能性 □薬効重複 □合剤への転換 □服薬アドヒアランス考慮 ☑病状 □相互作用 □禁忌 □変更 便秘・イレウス傾向（高Ｃａ血症の可能性）	△△
ラロキシフェン塩酸塩錠	●月●日	□効果不明 ☑副作用の可能性 □薬効重複 □合剤への転換 □服薬アドヒアランス考慮 ☑病状 □相互作用 □禁忌 □変更 便秘・イレウス傾向（高Ｃａ血症の可能性）	△△
Ｌ-アスパラギン酸Ｃａ錠	●月●日	□効果不明 ☑副作用の可能性 □薬効重複 □合剤への転換 □服薬アドヒアランス考慮 ☑病状 □相互作用 □禁忌 □変更 便秘・イレウス傾向（高Ｃａ血症の可能性）	△△
ロサルタンK錠	●月●日	□効果不明 ☑副作用の可能性 □薬効重複 □合剤への転換 □服薬アドヒアランス考慮 ☑病状 □相互作用 □禁忌 □変更 低血圧、中止後も血圧正常	△△

図1 薬剤総合評価調整表

つながり、確実な算定を実施することができるようにしている（図1）。

介入結果の地域との情報共有

アルツハイマー型認知症、簡易長谷川式認知評価スケール（HDS-R）10点であり、本人による服薬管理は困難である。そこで、本症例は、通所リハビリテーションの回数を3回/週から4回/週へ増やし、通所利用時に通所看護師が投薬することにした。退院処方内容と酸化マグネシウム錠による高Mg血症の初期症状をお薬手帳に退院時サマリーとして添付し、定期的な血清Mg濃度の測定が必要なことを地域の医師や薬剤師に情報提供した。また、キーパーソンにも同様の内容と副作用について説明した。

他職種からの評価と要望

持参薬鑑別業務では、鑑別処方に加えて処方提案することで医師の負担軽減になっている。したがって、医師からは、「現在の持参薬鑑別はぜひ継続してほしい」と要望されている。薬剤総合評価調整加算においては、薬剤師が中止となった入院時の内服薬への評価内容・調整の要点を記載することにより、医師の負担軽減、確実な算定が可能であることから、継続した実施が望まれている。入院時のみならず、入院中の薬剤についても薬剤師が病棟に常駐し、相互作用、用法・用量などを確認して最適な薬物療法が実施されるように介入していることから、病棟薬剤業務は必要不可欠な業務となっている。

（渡辺 智康）

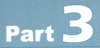

Part 3 薬物療法の最適化への取組み

8 入院時にゼロベースで再設計する処方提案

Case 8-2 医療法人社団緑成会 横浜総合病院
当院で実践する入院時持参薬評価と処方提案—整形外科病棟の実際

●病院概要

所在地	神奈川県横浜市
診療科目	28科〔内科、ハートセンター（循環器科、心臓血管外科）、脳神経センター（脳神経外科・脳血管内治療部、神経内科）、消化器センター（外科、消化器科、肛門科）、心療内科、小児科、整形外科、スポーツ整形外科、リウマチ科、形成外科、産婦人科、泌尿器科、眼科、耳鼻咽喉科、皮膚科、歯科口腔外科、創傷ケアセンター、腎センター（人工透析）、検診センター（人間ドック・健康診断）、麻酔科、リハビリテーション科、訪問診療部（在宅診療、訪問看護、訪問リハビリテーション）〕
病棟数	7病棟
病床数	300床（一般300床）
病院機能評価	—
IT整備状況	オーダリング、電子診療録、医薬品情報システム
DPC	未導入（平均在院日数13日）
入院患者	平均237人/日、入院処方箋：平均142枚/日、注射処方箋：平均125枚/日
外来患者	平均720人/日、外来処方箋：院内平均357枚/日、院外平均9枚/日（院外処方箋発行率2.5％）

●薬剤部門概要

人数	薬剤師29人、薬剤師以外4人
病棟薬剤業務	診療報酬請求件数：平均1475件/月（100点1200件・80点275件） 算定病棟数・病床数：全7病棟・300床（1病棟・1週当たり28時間） 算定対象外病棟数・病床数：なし
薬剤総合評価調整	診療報酬請求件数：平均5件/月
薬剤管理指導	診療報酬請求件数：平均1000件/月（担当薬剤師数：常勤換算1.5人） 実施病棟：全7病棟
その他の主な業務・施設基準	各病棟カンファレンス参加、外来化学療法、抗悪性腫瘍薬調製業務、TDM業務、薬事審議会、感染対策委員会、化学療法委員会、医療安全管理委員会、生活習慣病教室、ICT、NST
夜間休日対応	夜間：当直体制、休日：日直体制

薬剤部門として取り組むまでの流れ

横浜総合病院（以下、当院）では、1990年（平成2年）より脳神経外科病棟で常駐体制を開始、その後各病棟へ展開した。具体的には、医師や看護師と同時に入院時の患者面談を行い、

●薬剤師の介入前後の処方の変化

介入前	介入後	変更理由
レベチラセタム錠 250 mg 　1回1錠　1日1回　夕食後	レベチラセタム錠 250 mg 　1回1錠　1日1回　夕食後	—
フェニトイン錠 100 mg 　1回0.1錠　1日1回　夕食後	（削除）	レベチラセタムの単剤投与が認められているため
ラベプラゾール錠 10 mg 　1回1錠　1日1回　夕食後	ラベプラゾール錠 10 mg 　1回1錠　1日1回　夕食後	—
フロセミド錠 40 mg 　1回1.5錠　1日2回　朝昼食後	（削除）	透析導入後10年経過し、自尿ないため
アスピリン腸溶錠 100 mg 　1回1錠　1日1回　朝食後	アスピリン腸溶錠 100 mg 　1回1錠　1日1回　朝食後	—
ビルダグリプチン錠 50 mg 　1回0.5錠　1日1回　朝食後	（削除）	低血糖症状が認められたため
アルファカルシドールカプセル 0.25 μg 　1回1カプセル　1日1回　朝食後	カルシトリオールカプセル 0.25 μg 　1回1カプセル　1日1回　朝食後	$1\alpha, 25$ 位が水酸化されていることで、より効果が得られると考えられるため
硝酸イソソルビドテープ 40 mg 　1回1枚　1日1回　朝食後	（削除）	血圧低下が認められたため
レボチロキシンナトリウム錠 25 μg 　1回2錠　1日1回　昼食後	レボチロキシンナトリウム錠 25 μg 　1回2錠　1日1回　昼食後	—
ニコランジル錠 5 mg 　1回1錠　1日3回　毎食後	ニコランジル錠 5 mg 　1回1錠　1日3回　毎食後	—
サルポグレラート錠 100 mg 　1回1錠　1日3回　毎食後	サルポグレラート錠 100 mg 　1回1錠　1日3回　毎食後	—
ブロチゾラム錠 0.25 mg 　1回1錠　1日1回　就寝前	ブロチゾラム錠 0.25 mg 　1回1錠　1日1回　就寝前	—
ピコスルファートナトリウム内用液 0.75% 　1回10滴　透析日	ピコスルファートナトリウム内用液 0.75% 　1回10滴　透析日	—
アメジニウム錠 10 mg 　1回1錠　週3回　透析前	アメジニウム錠 10 mg 　1回1錠　週3回　透析前	—
リドカインテープ 18 mg 　1回2枚　透析時	リドカインテープ 18 mg 　1回2枚　透析時	—

　入院前使用薬の評価をすること、医師の処方に立ち会うことで、入院中の薬物療法への参画を図ってきた。その結果、院内では薬剤師による病棟常駐が医療安全につながると評価され、2012年度（平成24年度）には定数が6人増員となった。また、同年から病棟薬剤業務実施加算の算定も開始した。さらに、病棟薬剤業務を通じて薬物療法の適正化を推進する中で、ポリファーマシーに関連した支援も増え、2016年度（平成28年度）から薬剤総合評価調整加算の算定を開始した。

薬物療法の最適化への介入方法

　当院における病棟業務での薬物療法の最適化のプロセスを図1に示す。まず、病棟に常駐している薬剤師が、患者面談、初期評価を行う。具体的には、現疾患に対する入院前使用薬の影

Part 3 薬物療法の最適化への取組み

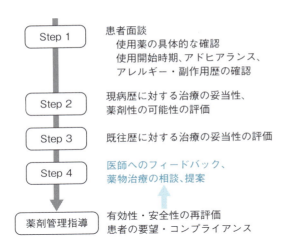

図1 入院時持参薬確認から処方提案、薬剤管理指導までの流れ

響（副作用の可能性）を含めて検討し、既往歴に対しては、これまでの薬物療法の妥当性、不必要な薬剤の有無を評価し、医師に処方内容を提案している。また、その後の薬剤管理指導、病棟薬剤業務においても、効果や副作用を同様の手順で再評価し、その都度医師にフィードバックし、処方内容を見直している。当院では、このような手順で入院患者の薬物療法の適正化を図るとともに、その一環として、ポリファーマシーの評価を行っている。

整形外科病棟では、大腿骨近位部の骨折や、腰椎圧迫骨折など、転倒を機に入院する高齢者が多く、慢性腎臓病、糖尿病、狭心症などさまざまな基礎疾患もあるため、それらに関連した持参薬も多い。そのため、入院時の患者面談では、持参薬の中に副作用として転倒やふらつきを惹起する薬剤の有無、服用間違いの有無、低下した臓器機能に応じた用量に関する確認などだけではなく、骨粗鬆症や骨折の被疑薬などもピックアップし、医師に情報提供し、最適な薬物療法に変更する必要がある。

これらの取組みの中で、今回は、図1のStep 3の既往歴に対する薬物療法の妥当性についての取組みから、入院時にゼロベースで再設計する処方提案とポリファーマシーに関して、症例を基に報告する。

薬物療法を最適化した症例

●症例

81歳・女性。147 cm、38 kg。腰臀部挫傷、右第5中足骨潰瘍で入院
既往歴：糖尿病（30歳代）、糖尿病性網膜剥離（65歳）、心筋梗塞（68歳）→バイパス術施行。左下腿骨折（70歳）、慢性腎不全、透析導入（70歳）。右第1・4・5趾、左1・5趾壊疽（77歳）→切断術施行、てんかん（時期不明）
検査値：LDL-C 68 mg/dL、HDL-C 41 mg/dL、P 4.0 mg/dL、Ca 8.8 mg/dL、GA 16.8%、HbA1c 5.7%

初回面談後の既往歴の薬物療法に関する評価として、てんかんの治療にレベチラセタム、フェニトインが使用されているが、フェニトインの用量が過小であり、レベチラセタムの承認当初、単剤使用が認められていなかったことに起因する継続処方と判断した。そのため、フェニトインは中止が妥当と判断した。また、患者は透析導入から10年が経過していて自尿もなく、フロセミドの必要性は薄いと考えた。さらに、冠動脈バイパス術後でアスピリン腸溶錠、ニコランジル、硝酸イソソルビドテープを使用していたが、ニコランジルと硝酸薬の併用については、予後を改善するというエビデンスはなく、また臨床症状として胸部症状はなかったため、併用の必要性はないと考えた。糖尿病については罹患歴が長く、合併症も併発しているが、透析後にしばしば低血糖を経験されていた。入院時のグリコアルブミン値（以下、GA）は16.8%であり、一般的に血液透析患者ではGA 20%未満が目標といわれており、また、HbA1c 5.7%であることから、ビルダグリプチン25 mgの必要性についても検討し、血糖値に応じた速効型インスリン投与への変更が望ましいと考えた。これらの検討事項のうち、まず、

入院時に、フェニトイン、フロセミドについては医師に受け入れられ、中止となった。その後の薬剤管理指導にて、低血糖症状、血圧低下などが認められ、硝酸イソソルビドテープ、ビルダグリプチンも中止となり、介入後は冒頭表に示すとおりの薬剤となった。

介入結果の地域との情報共有

当院では、薬物療法を支援している全患者に対して、入院中の使用薬の変更点、服用理由などについての情報を退院時にお薬手帳に記載し、提供している。その際、入院中に使用した薬剤の履歴だけでなく、特に中止や追加した薬剤については、その理由まで含めてお薬手帳、退院時のお知らせを作成し、かかりつけ薬局などへの情報提供を行っている。また、かかりつけの施設や転院する患者については、医師に診療情報提供書に薬剤の変更についても一筆添える旨を依頼し、必要に応じて、かかりつけ薬局へ直接の電話連絡を行うことで、薬剤の変更点などの申送りを行い、入院中に実施した薬物療法が明確に伝わるように工夫している。

他職種からの評価と要望

医師からは、医師の専門外の薬剤についての薬物療法への支援なども高く評価されており、その結果として、処方提案の受諾率が90％以上という結果となっている。また、現在は、薬剤師外来の設置によるポリファーマシーへの介入などの要望もあるため、薬剤科全体の質の向上を図り、外来患者に対しても薬剤の適正使用を推進できるように、体制を構築していきたい。

（腰岡 桜）

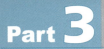

Part 3　薬物療法の最適化への取組み

8　入院時にゼロベースで再設計する処方提案

Case 8-3　長浜市立 湖北病院
入院時から取り組む個々の患者に応じた薬物療法の適正化

● 病院概要

所在地	滋賀県長浜市
診療科目	18科（内科、外科、整形外科、皮膚科、泌尿器科、小児科、眼科、歯科口腔外科、耳鼻咽喉科、神経内科、呼吸器内科、消化器内科、婦人科、放射線科、リハビリテーション科、麻酔科、精神科、循環器内科）
病棟数	3病棟
病床数	153床（一般96床、医療療養57床） 地域包括ケア病棟48床
病院機能評価	―
IT整備状況	オーダリング、電子診療録、薬剤業務支援システム
DPC	未導入（平均在院日数11.7日）
入院患者	平均102人、入院処方箋：平均41.2枚／日、注射処方箋：平均55.5枚／日
外来患者	平均308.5人／日、外来処方箋：院内平均23.2枚／日、院外平均181.3枚／日（院外処方箋発行率88.7％）

● 薬剤部門概要

人数	薬剤師7人、薬剤師以外1人
病棟薬剤業務	診療報酬請求件数：平均202件／月 算定病棟数・病床数：2病棟・105床（1病棟・1週当たり22時間） 算定対象外病棟数・病床数：1病棟・48床（1病棟・1週当たり21時間）
薬剤総合評価調整	診療報酬請求件数：平均1件／月
薬剤管理指導	診療報酬請求件数：平均189件／月（担当薬剤師数：常勤換算1.5人） 実施病棟：3病棟中2病棟（一般病棟、療養病棟）
その他の主な業務・施設基準	医療安全管理、医薬品安全管理、院内感染対策、倫理委員会、薬事審議委員会、輸血療法委員会、褥瘡委員会、無菌製剤処理料、外来化学療法加算、出張診療所への同行・調剤・管理、併設老人保健施設の調剤・管理、薬学生実務実習受入施設、糖尿病教室等
夜間休日対応	夜間：オンコール体制、休日：日直体制

薬剤部門として取り組むまでの流れ

　1996年（平成8年）より薬剤管理指導業務を開始したが、医療体制の変遷の中、院外処方箋発行、市町村合併、病棟再編等を受け、薬剤師数も減少（13人→5人）した状況で、病棟業務の一環として薬剤管理指導業務は継続させてきたが、十分な対応が取れていない状況にあった。

●薬剤師の介入前後の処方の変化

介入前（入院時）	介入後（退院時）	変更理由
症例1		
アルファカルシドール錠 0.25μg 1回1錠　1日1回　朝食後	（削除）	寝たきりにて、骨折リスクが少ないため
ラロキシフェン錠 60 mg 1回1錠　1日1回　朝食後	（削除）	長期寝たきりの可能性が高く、静脈血栓塞栓症のリスクがあるため
メナテトレノンカプセル 15 mg 1回1錠　1日3回　毎食後	（削除）	寝たきりにて、骨折リスクが少ないため
セレコキシブ錠 100 mg 1回1錠　1日2回　朝夕食後	セレコキシブ錠 100 mg 1回1錠　1日2回　朝夕食後	—
ランソプラゾールOD錠 15 mg 1回1錠　1日1回　朝食後	ランソプラゾールOD錠 15 mg 1回1錠　1日1回　朝食後	—
プラバスタチン錠 10 mg 1回1錠　1日1回　夕食後	（削除）	血中脂質値の検査値を確認し、不要と判断したため
フロセミド錠 20 mg 1回1錠　1日1回　朝食後	（削除）	心不全が改善しているため
レバミピド錠 100 mg 1回1錠　1日2回　朝夕食後	レバミピド錠 100 mg 1回1錠　1日2回　朝夕食後	—
スボレキサント錠 15 mg 1回1錠　1日1回　就寝前	（削除）	夜間不眠の訴えがないため
プロピベリン錠 10 mg 1回1錠　1日2回　朝夕食後	（削除）	おむつを使用しているため
症例2		
メマンチンOD錠 20 mg 1回1錠　1日1回　夕食後	（削除）	高度認知症で、服用メリットがあまり期待できないため
ドネペジルOD錠 5 mg 1回1錠　1日1回　朝食後	（削除）	高度認知症で、服用メリットがあまり期待できないため
チアプリド錠 25 mg 1回1錠　1日2回　朝夕食後	（削除）	過鎮静のため
抑肝散　2.5 g/包 1回1包　1日1回　夕食後	（削除）	高度認知症で、服用メリットがあまり期待できないため
ペロスピロン錠 4 mg 1回2錠　1日1回　朝食後	（削除）	過鎮静のため
アムロジピン錠 5 mg 1回0.5錠　1日1回　朝食後	（削除）	内服一時中止でも、血圧安定のため
—	酸化マグネシウム 330 mg 1回1錠　1日2回　朝夕食後	不穏・せん妄の一因に便秘が考えられるため
—	センノシド錠 12 mg 1回1錠　便秘時	不穏・せん妄の一因に便秘が考えられるため
—	リバスチグミンパッチ 9 mg 1回1枚　1日1枚	食行動改善効果を期待
—	ミルタザピン錠 15 mg 1回0.5錠　1日1回　就寝前	食欲増進目的

そこで、病院薬剤師として入院時から退院後までの患者の薬物治療の有効性と安全性の確保に重点を置いた業務を展開するに当たり、病院薬剤師の業務の必要性について院内での周知を図ることとした。まず実施計画を立て、診療局、看護局、事務局等に対し、病院薬剤師の業務、病棟薬剤業務・薬剤管理指導業務の重要性や必要性について説明を行った。次第に経営サイドの理解も得られるようになり、2015年度（平成27年度）に薬剤師1人、薬剤助手1人の採用を得て、全病棟での病棟薬剤業務を開始した。薬剤科の病棟業務に対する取組みに対しては、医師、看護師からも好評価を受け、診療報酬上の実績も計画どおり上げることができ、2016年度（平成28年度）も薬剤師1人の採用を受け、医療安全、薬物療法の最適化に向けた取組みを展開している。

薬物療法の最適化への介入方法

薬剤師が入院時から持参薬、アレルギー・副作用歴、薬歴、服薬状況等の確認を行い、患者状態、病状、治療方針等について把握した上で、個々の患者に応じた薬物治療について検討を行うことで、薬物療法の有効性と安全性を確保している。

薬物療法を最適化した症例

●症例1
93歳・女性。恥骨骨折にてADLの低下が認められ入院

入院時10種類の内服薬（内科、整形外科）を持参していた高齢の患者で、入院時は寝たきりで服薬も困難な状態であった。骨折でADLが低下したため、患者状態を踏まえ検査値等も考慮しながら、薬物治療のリスク・ベネフィットから服用薬剤をゼロベースで検討し、必要な薬剤の見直しを行い、医師へ処方提案を行った。その結果、3種類に服用薬剤が減り（冒頭表参照）、中止による不眠等訴えなく入院時には服薬が困難であったのがコンプライアンスがよくなり喜ばれた。

●症例2
84歳・男性。4年前に精神神経科にてアルツハイマー型認知症と診断されドネペジルを開始。半年前に、興奮状態にてペロスピロン錠4mg1錠が処方開始され（後に2錠に増量）、興奮状態は安定した。1週間前より気力低下、食欲不振状態になり、痰や微熱もあることから受診し、肺炎と診断され点滴治療目的で入院
入院時検査値：BUN 15.5 mg/dL、Cre 0.63 mg/dL、WBC 12920/μL、Plt 27.9/μL、LDH 249 U/L、CRP 8.89 mg/dL

入院時、抗生物質製剤での点滴治療にて内服は全て一時中止となり、ゼロベースでの処方再設計を行った。気力低下と食欲不振の症状があるが、降圧薬は服用せずも血圧は安定、また、高度認知症であり抗認知症薬の服用メリットがあまり期待できないこと、点滴治療中に不穏・暴言が見られたことから、主治医にペロスピロンとチアプリドのみの処方を提案し、「持参薬服用指示：ペロスピロン、チアプリドのみ再開」となる。

肺炎症状は軽快し食事再開するも、摂食量は平均0～3割程度が続くため、ペロスピロンとチアプリドによる過鎮静の影響も考慮され、減量、中止を提案し服用中止となる。徐々に食事量は向上するが認知症による徘徊やせん妄による注意障害が見られ、不穏・せん妄の一因に便秘が考えられるため緩下薬を提案し内服開始となった。1か月後、せん妄は落ち着くも食事への無関心及び摂取量に変化なく、食行動改善効果を期待してリバスチグミンパッチを提案し開始となった。2週間後さらなる食欲増進目的でのミルタザピン錠を提案し内服開始となった。退院時、不穏行動や暴言はなく、排便は2日に

1回、食事は日によるが全量摂食するようになった。また、ミルタザピン錠による傾眠、便秘症状の悪化は見られず、ADL向上、介護者への笑顔も見られるようになり、家人も安心して介護できると喜ばれた。今回の事例では、抗精神病薬による過鎮静の影響が、誤嚥性肺炎の要因の1つとなった可能性も考えられた。

介入結果の地域との情報共有

他施設へは情報提供書にて入院時からの処方経過や状態の経過、退院処方薬についての報告などを行い、家族にはお薬手帳に退院時に薬が中止となった理由や注意事項を記載し退院指導書を渡すことで、他の医療機関やかかりつけ薬局に薬剤情報が伝わるようにしている。

他職種からの評価と要望

入院時、現在の投薬をそのまま続行となることが多い。しかし、患者の状態、病状、検査値等によっては中止すべき薬剤もあり、薬剤師が入院時より、持参薬鑑別、患者インタビュー、診療録確認等を行い、患者状態を把握することで、医師に的確な助言、提案が行えると考えられる。薬は服用できてはじめて効果が発揮されるが、服薬状況は訪床しなければわからない。薬剤師の取組みは他の医療従事者から「患者に寄り添った薬の選択が行える」と評価を受けている。また、認知症認定看護師から「高齢者に対する薬剤の効果や副作用について、薬剤師と密に相談できていることが、アセスメントやケア介入に生かせている。今後、認知症ケアチームによるカンファレンスに薬剤師も参加していただけると、より相談しやすくなる。多角的な視点から認知症ケアへの大きな効果が期待できる」と要望されている。

今後も、入院時から個々の患者に応じた適切な薬物治療が行えるように病棟活動を行っていきたい。　　　　（北川 裕之、堀 順子、澤渡 雄二）

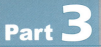

9 プレアボイドの処方提案

社会医療法人寿楽会 大野記念病院

腎機能を考慮したプレアボイドの処方提案

●病院概要

所在地	大阪府大阪市
診療科目	18科(内科、腎臓内科、循環器内科、消化器内科、糖尿病内科、呼吸器内科、外科、消化器外科、腫瘍外科、乳腺外科、肛門外科、整形外科、泌尿器科、脳神経外科、救急科、リウマチ科、リハビリテーション科、放射線科)
病棟数	6病棟
病床数	250床(一般250床) 地域包括ケア病棟45床、障害者病棟28床、HCU 4床、腎臓病センター84床
病院機能評価	―
IT整備状況	電子診療録、オーダリング、院内LAN、PACS、水薬・散薬監査システム
DPC	導入(平均在院日数16日)
入院患者	平均220人/日、入院処方箋:平均150枚/日、注射処方箋:平均230枚/日
外来患者	平均300人/日、外来処方箋:院内平均15枚/日、院外平均250枚/日(院外処方箋発行率94.3%)

●薬剤部門概要

人数	薬剤師17.6人
病棟薬剤業務	診療報酬請求件数:平均900件/月 算定病棟数・病床数:4病棟・173床(1病棟・1週当たり20時間) 算定対象外病棟数・病床数:2病棟・73床(1病棟・1週当たり0時間)
薬剤総合評価調整	診療報酬請求件数:平均0件/月
薬剤管理指導	診療報酬請求件数:平均750件/月(担当薬剤師数:常勤換算9.6人) 実施病棟:全6病棟
その他の主な業務・施設基準	薬事委員会、院内感染防止委員会、化学療法レジメン管理委員会、クリニカルパス委員会、医薬品安全推進部会、透析部門運営委員会 チーム医療(ICT、NST、褥瘡、緩和、糖尿病)
夜間休日対応	夜間:日直体制、休日:日直体制

薬剤部門として取り組むまでの流れ

　大野記念病院(以下、当院)は、地域の二次救急を担う急性期病院であり、入院病床250床に加え84床の腎臓病センターを有している。1996年(平成8年)に薬剤管理指導業務を2病棟から開始し、1997年(平成9年)には全病棟に拡大した。その後、入院時の持参薬鑑別を始

●薬剤師の介入前後の処方の変化

介入前	介入後	変更理由
症例1		
ロキソプロフェン錠60 mg 　1回1錠　1日2回　朝夕食後	（削除）	腎血流量低下を起こしている可能性があるため
エルデカルシトールカプセル0.75μg 　1回1錠　1日1回　朝食後	（削除）	腎血流量低下時に服用し高Ca血症を起こしている可能性があるため
シロドシン錠4 mg 　1回1錠　1日2回　朝夕食後	シロドシン錠4 mg 　1回1錠　1日2回　朝夕食後	―
トリアゾラム錠0.25 mg 　1回1錠　1日1回　就寝前	トリアゾラム錠0.25 mg 　1回1錠　1日1回　就寝前	―
エチゾラム錠1 mg 　1回1錠　1日1回　就寝前	エチゾラム錠1 mg 　1回1錠　1日1回　就寝前	―
―	電解質補液（開始液） 　1回500 mL　1日3回　点滴静注	腎血流量確保のため
―	フロセミド注20 mg 　1回20 mg　1日2回　点内混注	尿量確保のため
症例2		
ジスチグミン錠5 mg 　1回1錠　1日1回　朝食後	（削除）	コリン作動性クリーゼの可能性があるため
ウラピジルカプセル30 mg 　1回1カプセル　1日2回　朝夕食後	ウラピジルカプセル30 mg 　1回1カプセル　1日2回　朝夕食後	―
フロセミド錠40 mg 　1回1錠　1日2回　朝昼食後	フロセミド錠40 mg 　1回1錠　1日2回　朝昼食後	―
トリクロルメチアジド錠2 mg 　1回1錠　1日1回　朝食後	トリクロルメチアジド錠2 mg 　1回1錠　1日1回　朝食後	―

め、薬剤部の当直業務開始により人員が増加したこともあって2011年（平成23年）から病棟常駐を開始し、2012年（平成24年）から病棟薬剤業務実施加算の算定を行っている。現在は4病棟に各1人の専任薬剤師を配置し、さらに各病棟とも1～2人が担当薬剤師として専任薬剤師の不在時に対応している。当院では施設背景からさまざまな腎機能の患者がいるため常に腎機能を考慮しながら、薬剤師は持参薬を含む全ての薬物療法について有効性の確認、副作用の未然防止や重篤化の回避などに取り組んでいる。

調剤時や病棟常駐時に行ったプレアボイド事例は、全て業務日誌に内容を記載している。プレアボイド事例は必要に応じて日本病院薬剤師会に報告するとともに、医薬品情報担当者がその内容を取りまとめ、医薬品情報連絡会において薬剤部全員で情報共有している。

また、薬剤総合評価調整加算の算定が開始となって以降、持参薬鑑別や薬剤管理指導などの日常業務においてポリファーマシーの視点からも薬剤の必要性を適時判断し、医師に処方変更の提案を行っている。

薬物療法の最適化への介入方法

入院患者の持参薬鑑別は24時間、365日体制で行い、緊急入院時にも薬剤師が迅速に対応している。鑑別内容を医師に報告する際には、薬剤

名や用法・用量だけでなく、病態や検査所見などを考慮して減量や中止の必要性を合わせて提案している。さらに、持参薬からの代替薬を提案する際には、代謝・排泄経路などの薬物動態を考慮し、具体的な投与量や投与方法を提案している。

調剤時には、院内処方箋に病名、アレルギーと直近の血液検査結果が印字されており、投与量などの妥当性を確認するとともに、電子診療録より薬歴を確認し重複投与や相互作用などの未然回避に努めている。患者に実施された薬物療法は担当薬剤師が有効性と安全性について確認し、特に、TDMが必要な薬物では医師に血中濃度測定を積極的に依頼している。これらの業務を円滑に行うために、腎機能推算や投与量設計の支援プログラム、高齢者や腎機能低下患者に注意が必要な医薬品やTDMの対象となる医薬品であることを示し、腎機能別投与法を記載した院内医薬品集（図1）を作成し、院内全ての電子診療録端末から確認できるように整備している。

そして、問題や疑問を抱いた症例については薬剤部内で薬学的カンファレンスを実施し、経験の浅い薬剤師が担当したときでも安全で質の高い薬物療法が提供できるよう支援体制を構築している。

また、このような腎機能や病態に応じた処方提案を行うことで減薬につながり、ポリファーマシーへの介入ともなっている。

薬物療法を最適化した症例

●症例1

83歳・男性。自宅で転倒し立位困難となった3日後に、訪問診療所から、左大腿骨頸部骨折の手術を目的に紹介入院
入院時検査値：Cre 7.93 mg/dL、BUN 75.8 mg/dL、補正Ca 13.1 mg/dL

第1病日に持参薬の鑑別を行い、ロキソプロフェン錠60 mgを1回1錠で1日2回朝夕食後と、エルデカルシトールカプセル0.75μgを1回1カプセルで1日1回朝食後に服用していたことを確認した。さらに、転倒し立位困難となって以降、食事と水分摂取量が低下していたことを聴取した。これらの情報から腎機能低下として、脱水とロキソプロフェンにより腎血流量が低下した状態で、エルデカルシトールを服用したため高Ca血症となり、腎前性急性腎障害に陥った可能性を考えた。ロキソプロフェンとエルデカルシトールの服用中止を医師に提案し採用となり、輸液と利尿薬が開始となった。第14病日にはCre値は1.72 mg/dL、補正Ca値は8.6 mg/dLまで改善し、輸液と利尿薬は終了となった。第19病日に人工骨頭挿入術を行い、術後の経過は良好で、ロキソプロフェンとエルデカルシトールは中止したままで第56病日に退院となった。

●症例2

69歳・女性。右大腿骨の手術を目的に入院
入院時検査値：eGFR 40 mL/min、ChE 174 U/L

術後9日目に下痢で天然ケイ酸アルミニウムが処方され、調剤時に薬歴や腎機能を確認した。そこで、入院時はeGFR 40 mL/minであっ

図1　院内医薬品集の記載例

たが、術後6日目には10 mL/minまで急激に低下していることに気がついた。加えて、入院前よりジスチグミン錠5 mgを1回1錠で1日1回服用継続していたが、ChEが37 U/Lまで低下していた。これらのことから下痢の原因として、腎機能低下に伴うジスチグミンの過量によるコリン作動性クリーゼの可能性を考えた。医師にジスチグミンの過量の可能性を報告し、ジスチグミンの中止を提案したところ、処方中止となった。その後自然経過で下痢は徐々に改善した。術後27病日にはeGFRは59.2 mL/min、ChEは140 U/Lまで改善し、排尿状態に問題はなかったためジスチグミンは中止のままとなった。

介入結果の地域との情報共有

入院中に薬剤の変更を行った際は、本人又は家族にその旨を説明するとともに、薬剤変更理由を記載した「退院時お薬情報」(**図2**)を作成し、退院時にお薬手帳に貼付している。また、慢性腎臓病患者においては、他院や薬局などの医療機関にかかる際には、腎臓病の治療を受けていることを必ず伝えるように指導をしている。

他職種からの評価と要望

医師への処方提案件数は高い受諾率を誇っている。また、薬剤の副作用を疑うような症例ではすぐさま医師に相談・報告できる体制ができており、早期発見・早期治療が可能となっている。

退院時お薬情報

ID　****

氏名　テスト　年齢　84　性別　女性
【退院日】2017年3月3日　【退院薬】☐ なし ☑ あり(別紙参照)
【調剤方法】☑ 一包化 ☐ PTPシート ☐ 粉砕 ☐ 簡易懸濁
【入院中の薬剤管理・服用方法】
☐ 本人管理 ☑ 看護師管理 ☐ 簡易懸濁
【入院中に使った薬による副作用】
☑ なし ☐
【入院中に使った主な薬】

＜内服薬・外用薬＞	2/24～ﾄﾗｾﾞﾝﾀ5mg開始
＜注射薬＞	2/15～2/24　SBT/ABPC1.5g*2
＜持参薬＞	ｱﾏﾘｰﾙ中止、ﾛｷｿﾆﾝは頓用に変更。 それ以外は継続。

【服薬上の注意】☐ なし ☑ 手指不自由なため、一包化して下さい。

【その他特記事項】腎機能低下あり。遷延性低血糖のﾘｽｸを考慮し、ｱﾏﾘｰﾙは中止しﾄﾗｾﾞﾝﾀに変更しました。安静時の腰痛は軽減していたため、ﾛｷｿﾆﾝは3錠分3から疼痛時頓用に変更しました。1日1回程度で疼痛ｺﾝﾄﾛｰﾙは良好です。

【薬剤師】　坂本愛

図2　お薬手帳に貼付する退院時お薬情報の例

看護師から点滴の投与ルートや投与時間で相談を受けた際には、配合変化や透析性を考慮して調整を行っている。また、嚥下状態や服薬状況の情報を共有することで、剤形や薬剤の特性を踏まえた患者に適した服薬管理ができている。何でも気軽に相談できる関係性が、安全な薬物治療の実施につながっている点を評価されている。

院内のQC大会において、病棟常駐業務に関した発表では優勝することができ、薬剤部の取組みは病院内で高く評価されている。「今後は、チーム医療の中で薬剤師ならではの視点と専門性を生かし、さらに医薬品の安全使用に貢献してほしい」という期待の声が寄せられている。

(坂本 愛、浦田 元樹)

Part 3 薬物療法の最適化への取組み

9 プレアボイドの処方提案

Case 9-2 マツダ株式会社 マツダ病院
薬物療法の最適化に向けた取組み

●病院概要

所在地	広島県安芸郡府中町
診療科目	18科（循環器科、消化器科、呼吸器科、糖尿病内科、内科、精神科・心療内科、小児科、外科、脳神経外科・脳血管内治療科、整形外科、皮膚科、泌尿器科、眼科、耳鼻咽喉科、歯科・口腔外科、画像診断科、麻酔科、リハビリテーション科）
病棟数	5病棟
病床数	270床（一般270床） HCU 7床、地域包括ケア病棟54床
病院機能評価	審査体制区分3一般病院2（200～499床）（主たる機能）（3rdG：Ver.1.0）認定
IT整備状況	電子診療録、院内LAN、薬剤師全員PC所有（主にノートPC）
DPC	導入（平均在院日数11.8日）
入院患者	平均243人／日、入院処方箋：平均138枚／日、注射処方箋：平均107枚／日
外来患者	平均645人／日、外来処方箋：院内平均14.1枚／日、院外平均329枚／日（院外処方箋発行率95.9％）

●薬剤部門概要

人数	薬剤師23人、薬剤師以外3人
病棟薬剤業務	診療報酬請求件数：平均1277件／月 算定病棟数・病床数：4病棟・216床（1病棟・1週当たり28.3時間） 算定対象外病棟数・病床数：1病棟・54床（1病棟・1週当たり22.2時間）
薬剤総合評価調整	診療報酬請求件数：平均2件／月
薬剤管理指導	診療報酬請求件数：平均576件／月（担当薬剤師数：常勤換算8人） 実施病棟：全4病棟
その他の主な業務・施設基準	薬剤師外来（外来がん化学療法対象）、院内感染対策チーム事務局、QC推進チーム事務局、栄養サポートチーム、感染防止対策加算1、がん患者指導管理料3
夜間休日対応	夜間：当直体制、休日：日勤体制

薬剤部門として取り組むまでの流れ

マツダ病院（以下、当院）は広島市東部の基幹病院として急性期医療を手がけている。2015年（平成27年）1月から一般病棟のうち1病棟を地域包括ケア病棟に転換している。

薬剤師の人員は外来処方が全面院外処方箋へ移行した2004年（平成16年）当時（院外処方箋発

● 薬剤師の介入前後の処方の変化

介入前	介入後	変更理由
ロキソプロフェン錠60 mg 1回1錠　1日3回　毎食後	（削除）	NSAIDs潰瘍のため中止。退院時に疼痛がないため再開せず
ミノドロン酸錠1 mg 1回1錠　1日1回　起床時	（削除）	持参切替で採用同効薬のリセドロン酸錠17.5 mgが1回1錠週1回起床時で処方されたが、腎障害のため投与中止
レバミピド錠100 mg 1回1錠　1日3回　毎食後	（削除）	PPIに変更
モサプリド錠5 mg 1回1錠　1日3回　毎食後	（削除）	症状改善のため
タフマックE配合カプセル 1回1カプセル　1日3回　毎食後	（削除）	症状改善のため
エスゾピクロン錠1 mg 1回2錠　1日1回　寝る前	（削除）	症状改善のため
センナエキス錠80 mg 1回2錠　便秘時	（削除）	症状改善のため
エルデカルシトールカプセル0.75 μg 1回1カプセル　1日1回　朝食後	エルデカルシトールカプセル0.75 μg 1回1カプセル　1日1回　朝食後	
エピナスチン錠20 mg 1回1錠　1日1回　朝食後	エピナスチン錠20 mg 1回1錠　1日1回　朝食後	―

行率93.6％）、退職者補充はなく最大17人いた薬剤師は11人まで減少し、病棟業務は服薬指導が主であった。

当院では2001年（平成13年）から全職員の意識改革、病院全体の品質向上、病院の持続的発展、リーダーの育成を目的とした改善活動を積極的に行っている。その中で薬剤部は2005年（平成17年）から表1のテーマで、薬剤師が処方の発生源（医師）→調剤（薬剤師）→指示実施の最終行為者（看護師）とをつなぐ役割、すなわち薬剤師介入の有用性（医療の質向上・業務効率化）を病院全体で共有してきた。これらの結果、2012年（平成24年）には全病棟に専任薬剤師を配置するとともに、全病棟への配薬カート導入・薬剤部での定期薬1回量調剤（セット）も実現できた。病棟薬剤師配置後、プレアボイド報告件数は増加し2016年（平成28年）には564件となった。一方、同年の診療報酬改定におい

表1　薬剤師介入の有用性に関し病院全体で共有したテーマ

年	テーマ
2005年（平成17年）	消化器科病棟内服与薬管理における与薬エラーの防止
2007年（平成19年）	薬物療法の安全性の強化と服薬指導対象者の拡大
2008年（平成20年）	循環器科病棟における配薬準備時間短縮に向けた取組み
2010年（平成22年）	医師の業務負担軽減に向けた取組み―整形外科病棟における処方入力支援
2012年（平成24年）	医薬品安全使用に向けた取組み―内科病棟におけるインスリン施注エラー防止
2014年（平成26年）	予定入院患者の持参薬取扱いプロセス効率化に向けた取組み
2015年（平成27年）	薬剤師による外来がん患者サポート業務の構築
2016年（平成28年）	転棟における配薬関連時間の半減

て薬剤総合評価調整加算が明記され、薬剤師がポリファーマシーの解消に取り組むことへの関心が高まっている。当院で最も早く処方入力支援を開始〔2010年（平成22年）〕した整形外科病棟では、2013年（平成25年）1月～2016年（平成28年）12月の4年間で、薬剤師の主体的な処方設計への関わりにより、服用剤数を316剤削減できていることから、薬剤師の介入はポリファーマシーの回避・解消に大きく貢献できることが示唆された。薬剤師数は2004年（平成16年）に11人となったが、2017年（平成29年）4月には23人にまで増えている。

薬物療法の最適化への介入方法

処方監査画面に標準装備された検索機能（病名、検査値、持参薬、処方歴）を用いて薬剤師が基礎疾患の病態を加味しながら抗凝固療法適応の有無などハイリスク薬処方の妥当性を判断し処方監査する体制を構築している。2015年（平成27年）には整形外科医師との処方規定（直近のCre値、入院時の体重及び年齢からCockcroft-Gaultの式を用いて推定C_{cr}を算出する。推定C_{cr}＜40 mL/minの場合はパスで処方されたNSAIDsをアセトアミノフェン1200 mg/日に処方変更する）を取り決めた。この結果プレアボイド報告件数は増加している。処方規定はプロトコールに基づく薬物治療管理（PBPM：Protocol Based Pharmacotherapy Management）の一例ではあるが、薬剤師の職能を発揮する上で、業務の効率化及び安全な薬物療法に寄与できる有効な手段であると考えられる。一方、ポリファーマシーの減薬については、当院整形外科病棟での内服削減の結果から、特に高齢者（69歳以上）で、多剤服用（6剤以上）の患者に着目すること、薬効別では、鎮痛薬、胃薬、整腸薬、抗ヒスタミン薬の順で注意が必要となること、初回面談時には、①症状がなければ必要のない薬剤かもしれない、②もともとあまり使用していなかった薬剤かもしれない、③持参薬で薬効がかぶっているものがあるかもしれないといった考え方を持ちながら、持参薬の使用目的を聴取することが重要となってくる。

薬物療法を最適化した症例

> ●症例
> 86歳・女性。体重44 kg。腰部脊柱管狭窄症、骨粗鬆症のため、近医に通院。今回、意識消失を来したため、精査目的にて当院紹介受診。血液検査の結果、Hb 4.7 g/dLと著明な貧血であったため、上部消化管内視鏡検査が施行され、出血性胃潰瘍で入院
> 検査値：Cre 1.12 mg/dL

入院前服用薬は、ロキソプロフェン錠60 mg、ミノドロン酸錠1 mg、他7剤であり、入院時より中止となった。検査所見と服薬状況からNSAIDs潰瘍と診断された。内視鏡的止血術並びに止血薬及びPPI投与により、症状改善し、ロキソプロフェン錠を除く全ての入院前服用薬が再開となった。ミノドロン酸錠は持参薬がなかったため、当院採用同効薬のリセドロン酸錠17.5 mgが処方となった。一般に、ビスホスホネート系薬は、高度な腎障害のある場合、排泄が遅延するおそれがあり、リセドロン酸錠においては、C_{cr}が約30 mL/min未満の場合、投与は禁忌となっている。本症例の推定C_{cr}は25.0 mL/min（体重44 kg、Cre値1.12 mg/dL）であり、投与禁忌に該当したため、医師へ疑義照会し、投与中止となった。骨粗鬆症に対しては、ビスホスホネート系薬の他に、エルデカルシトールカプセル0.75 μgも服用しており、中止は差し支えないと考えられた。退院時において、疼痛を認めず、また患者の希望もあり、ロキソプロフェン錠も中止のままとなった。

介入結果の地域との情報共有

2015年(平成27年)10月より院外処方箋への検査値用紙添付を開始した。保険薬局も検査値を確認することによる、より適正で安全な薬物療法の推進を目的とするものである。開始に当たっては検査値利用標準化のための説明会を、安芸地区薬剤師会に対して2回、広島市薬剤師会に対して1回行った。開始後には安芸地区薬剤師会研修会において、当院と保険薬局、各々における検査値確認からプレアボイドにつながった事例を共有した。当院からは、腎障害から抗菌薬、NSAIDs、H_2拮抗薬が減量となった事例、ワルファリン錠からNOACへ切替え時のPT-INR値活用事例、K値からエプレノン錠が減量となった事例があった。保険薬局からは、腎障害のある高齢患者に対して、酸化マグネシウムが長期投与中であったため、Mg値測定を依頼した事例、腎障害からスルファメトキサゾール・トリメトプリム配合錠が減量となった事例があった。

さらに、昨今の地域包括ケア推進の背景から、2017年(平成29年)2月より患者診療支援センターと協力して、退院後の服薬支援を見据えて、病院薬剤師から退院後の服薬支援に携わる関係者向けに、「薬剤関連情報提供書」(図1)の配布を開始した。入院中の中止等変更状況を共有することによる、より適正で安全な薬物療法の推進が期待される。

他職種からの評価と要望

薬剤師による処方入力支援や定期薬1回量

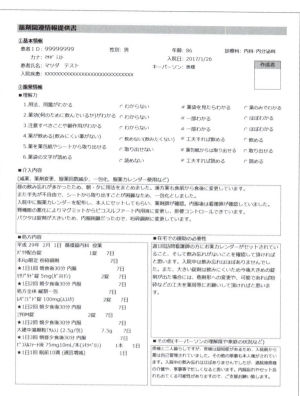

図1　薬剤関連情報提供書

セット、がん化学療法への介入に対して、医師、看護師からは、「薬剤師、看護師から患者の状態や薬についての情報を収集しやすくなり、治療計画が立てやすくなった」、「負担が減り、非常に助かっている」、「薬がなくなった時、看護師が処方内容を転記したメモを作成していたが、その手間が減り転記ミスも減った」、「処方切れに伴うストレスがなくなった」など、高い評価を受けている。また、「不要と思われる薬があれば積極的に提言してほしい」、「定期処方が出ていないこともあり、薬剤師がもっと関わってほしい」といった要望も受けている。

（西原　昌幸、森川　記道）

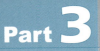

9 プレアボイドの処方提案

Case 9-3 横浜東邦病院
退院後のリスク回避も見据えた服薬提案の実施

● 病院概要

所在地	神奈川県横浜市
診療科目	8科〔整形外科、内科、眼科、糖尿病外来、泌尿器科、皮膚科、外科、神経内科（もの忘れ外来）〕
病棟数	2病棟
病床数	96床（一般47床、医療療養49床） 地域包括ケア病床7床
病院機能評価	―
IT整備状況	電子診療録、院内LAN
DPC	未導入（平均在院日数14日）
入院患者	平均82人／日、入院処方箋：平均33枚／日、注射処方箋：平均39枚／日
外来患者	平均445人／日、外来処方箋：院内平均2枚／日、院外平均159枚／日（院外処方箋発行率98.8％）

● 薬剤部門概要

人数	薬剤師4.2人
病棟薬剤業務	診療報酬算定件数：平均0件／月 算定対象病棟数・病床数：2病棟・89床（1病棟・1週当たり12時間） 算定対象外病棟数・病床数：なし
薬剤総合評価調整	診療報酬請求件数：平均0件／月
薬剤管理指導	診療報酬請求件数：平均80件／月（担当薬剤師数：常勤換算3人） 実施病棟：全2病棟
その他の主な業務・施設基準	院内感染対策委員会、ICT、安全管理委員会
夜間休日対応	夜間：対応なし　休日：対応なし

薬剤部門として取り組むまでの流れ

横浜東邦病院（以下、当院）は、整形外科を主として地域医療を担う急性期病院である。2016年（平成28年）2月には従来の一般病棟47床に加え新たに49床の医療療養型病棟をオープンし、より幅広い地域のニーズに対応できるようになった。大幅増床に伴い薬剤部も業務量に見合う増員が必要となり、現在は常勤3人と非常勤2人体制とやや手薄ながらも、薬剤管理指導業務及び病棟薬剤業務を含めた幅広い業務に対応している。

●薬剤師の介入前後の処方の変化

介入前（入院時）	介入後（退院時）	変更理由
プレドニゾロン錠 5 mg 　1回1錠　1日1回　朝食後	プレドニゾロン錠 5 mg 　1回1錠　1日1回　朝食後	―
エルデカルシトールカプセル 0.75 μg 　1回1カプセル　1日1回　朝食後	エルデカルシトールカプセル 0.75 μg 　1回1カプセル　1日1回　朝食後	―
アムロジピン錠 5 mg 　1回1錠　1日1回　昼食後	アムロジピン錠 5 mg 　1回1錠　1日1回　昼食後	―
アゾセミド錠 30 mg 　1回1錠　1日1回　昼食後	アゾセミド錠 30 mg 　1回1錠　1日1回　昼食後	―
テルミサルタン錠 20 mg 　1回1錠　1日1回　昼食後	テルミサルタン錠 20 mg 　1回1錠　1日1回　昼食後	―
ロキソプロフェン錠 60 mg 　1回1錠　1日1回　夕食後	（削除）	消化管障害の再燃及び腎機能悪化回避のため
ブシラミン錠 50 mg 　1回1錠　1日2回　朝夕食後	ブシラミン錠 50 mg 　1回1錠　1日2回　朝夕食後	―
レバミピド錠 100 mg 　1回1錠　1日2回　朝夕食後	レバミピド錠 100 mg 　1回1錠　1日2回　朝夕食後	―
リマプロストアルファデクス錠 5 μg 　1回1錠　1日3回　毎食後	（削除）	出血傾向を助長するリスク回避のため
ゾルピデム錠 10 mg 　1回1錠　1日1回　就寝前	ゾルピデム錠 10 mg 　1回1錠　1日1回　就寝前	―
―	ランソプラゾール OD 錠 30 mg 　1回1錠　1日1回　夕食後	消化管障害の再燃予防のため

　当院への入院患者は整形外科（手術、安静加療目的）及び、内科においては消化器疾患、肺炎、糖尿病など多領域にわたる。一方で、小規模病院がゆえに限られた採用医薬品数の中で適切な薬物治療が行われなければならないため、患者の状態に応じた最適な処方提案、持参薬管理など薬剤師の役割は大きい。また、整形外科領域においては周術期の服薬管理も重要であり、服用薬剤による有害事象の未然防止なども薬剤師の責務となる。

　多剤併用解消に対する取組みはまだ業務として明確に手順化されていないものの、特に長期入院が見込まれる患者においては現在服用中の薬剤に対する服用目的や必要性の評価を適宜行うとともに、医師へ進言している。

薬物療法の最適化への介入方法

　新規入院患者の病歴を把握する1つの機会として、持参薬鑑別が挙げられる。当院でも全ての入院患者の持参薬鑑別を薬剤師が実施しているが、6剤以上の多剤併用をしている、いわゆるポリファーマシーに該当する事例も多く見られる。

　多剤併用に当たり、一包化調剤等の工夫によって適切に服薬管理されている場合もあるが、一方では飲み忘れや、服用方法の誤認、服用意図の理解不十分などによるコンプライアンス不良も散見される。また、長期にわたって服用されている薬剤の中には当該患者の現症には適切でないもしくは不要と考えられるものもしばしば見受けられ、当該薬剤によるものと考え

Part 3 薬物療法の最適化への取組み

られる有害事象を来している場合もある。何らかの自覚症状がある場合にはその解消のための薬剤が入院後に追加処方されるといった、いわゆる処方カスケードも起こり得る。

これらの背景からも、病院薬剤師は持参薬鑑別において、当該患者の病状に対する服薬の必要性や、残数から想定されるコンプライアンスの状況をしっかりと評価するとともに、入院中からさらには退院に向けた服薬の最適化を検討、実施することが望まれる。

服薬の最適化は単に服用薬剤数が減ることが成果ではなく、コンプライアンス不良による過少・過量服薬や薬物相互作用、さらには漫然とした長期服用などに起因する有害事象発生の未然回避にも寄与する。

最適化に向けた薬剤師の介入機会の例として、持参薬鑑別結果を主治医へ報告するタイミングや、持参薬の残数がなくなり院内処方へ切替えが必要となるタイミングが挙げられる。しかし、自身の診療領域外の薬剤については主治医も継続の判断に難渋する場面がある。したがって、前述のように持参薬内容を薬剤師の視点で十分に評価した上で、主治医へ進言することで、診療領域外の薬剤に関しても他科へのコンサルトを含めた状況に応じた判断を得やすくなる。

薬物療法を最適化した症例

●症例
90歳代・女性。吐血、下血を主訴に当院内科受診。内視鏡検査の結果、結腸憩室出血が疑われ緊急入院
既往歴：高血圧症、関節リウマチ
入院時検査値：C_{cr} 27.5 mL/min

薬剤師による患者情報収集及び持参薬鑑別の結果、他院にて高血圧及びリウマチの既往に対する内服治療が確認され、服用薬剤数は10剤であった（冒頭表参照）。また、同患者は9か月前にも別の契機での当院入院が確認できたが、前回入院時と今回入院時の採血検査結果の比較により腎機能の軽度悪化が確認された。

一方で、内視鏡検査の際に血塊は見られたものの既に止血しているとのことで、持参薬鑑別報告を待たずして主治医より既に「持参薬は全て継続可」との指示が出されていた。

しかし、持参薬中には消化管出血の再燃リスクがある薬剤も見受けられたことから、薬剤師より主治医へ持参薬鑑別報告とともに、以下の提案を行った。

①PPI等制酸薬の追加（プレドニゾロン錠の長期的服用による消化管障害の可能性）
②ロキソプロフェン錠の服用中止（少量ながら長期服用による消化管障害及び腎機能悪化への影響）
③リマプロストアルファデクス錠の服用中止（出血傾向を助長するおそれ）

薬剤師からの報告を受けるまで主治医は持参薬の詳細を把握しておらず、さらに上記進言の結果、主治医の見解としてもこれらの薬剤が今回の消化管出血の原因となった可能性は否定できないとのことで、いずれの提案も採用され、PPIの追加処方及び、提案した2剤が服用中止となった。

その後、入院8日目での退院が決まり、主治医より、「中止中の内服薬も再開可」との指示が出たが、入院中の疼痛悪化もなくリウマチの治療上も再開が必須な薬剤ではないこと、高齢であり腎機能の観点からもNSAIDsの長期服用は望ましくないことなどを進言し、今後かかりつけ医の判断を得るまで服用中止となった。

今回の薬剤師介入により、わずかではあるが服用薬剤の削減とともに、入院の契機となった病状の再燃防止、今後もNSAIDsを長期服用することによる腎機能障害の発現の回避などのプレアボイドにつながった。

介入結果の地域との情報共有

入院の前後で服用薬剤に変更が生じた場合には、お薬手帳等への詳記をもって情報提供している。医師からかかりつけ医へ診療情報提供書などが出される場合もあるが、持参薬を含めた入院前後の薬剤変更については情報不足となることが多い。

また、入院中の薬物治療に関する情報は、かかりつけ医のみならず、かかりつけ薬局への情報提供も重要となるため、お薬手帳の活用は最も効率的と考えられる。

今回の事例においてもお薬手帳へ簡潔に「入院経緯」、「中止薬剤とその理由」、「追加薬剤とその理由」（冒頭表参照）を記載し、患者が退院後にスムーズにかかりつけ医及びかかりつけ薬局の元へ復帰できるよう配慮した。

他職種からの評価と要望

主治医が入院の契機となった疾患の治療に専念する上で、当該患者が持参した他院の処方薬は情報に乏しく、服薬継続可否の判断に困難を来す場合がある。当院においては診療科を問わず持参薬管理の全てを薬剤師に一任されている中で、医師からの期待とそれに対する責任は大きい。

多くの場合、入院中の治療に対する影響が少ないと判断されれば持参薬は全て服用継続とされることが多い。しかし、服用継続による将来的な潜在リスクが十分に考慮されないことで、今まで何事もなく服用していた薬が有害事象の原因となることも考えられる。薬剤師の重要な役割として、このような潜在的リスクを的確に評価、判断し、有害事象の未然回避や重篤化回避に努めなければならない。

当院薬剤部においてもこれらの役割を果たす上で、しっかりとしたエビデンスに基づいて服薬提案を行い、医師の十分な理解、信頼をよりいっそう得ることが今後の課題といえる。

一方で、ポリファーマシーに対する医師や看護師等の認知度、理解度もまだまだ乏しく、持参薬管理において薬剤師に求められていることの主たるは持参薬の種類と残薬の把握にとどまってしまっている。薬剤師による服薬リスク評価がただの自己満足にならないよう、薬剤師の介入により得られた薬物療法の最適化の成果を他職種に向けてしっかりアピールすることで、薬剤師に対するポリファーマシーへの介入の要望や期待も大きくなるとともに、チーム医療における薬物療法の最適化の文化を醸成することが重要といえる。

（吉川 飛鳥）

Part 3 薬物療法の最適化への取組み

10 副作用の疑いによる処方提案

Case 10-1 科学的で合理的な薬物療法への介入の実際

医療法人社団青葉会 新座病院

● 病院概要

所在地	埼玉県新座市
診療科目	9科（内科、消化器内科、外科、整形外科、形成外科、小児科、皮膚科、脳神経外科、リハビリテーション科）
病棟数	1病棟
病床数	128床（一般32床、医療療養96床） 回復期リハビリテーション病棟96床
病院機能評価	—
IT整備状況	薬剤管理指導業務総合支援システム、オーダリング（外来のみ）、院内LAN、紙診療録、物流管理システム
DPC	未導入〔平均在院日数：24日（一般病棟）、83日（回復期リハビリテーション病棟）〕
入院患者	平均25人／日、入院処方箋：平均17枚／日、注射処方箋：平均22枚／日
外来患者	平均240人／日、外来処方箋：院内平均0.2枚／日、院外平均117枚／日（院外処方箋発行率99.8％）

● 薬剤部門概要

人数	薬剤師3.1人、薬剤師以外1人
病棟薬剤業務	診療報酬請求件数：平均80件／月 算定病棟数・病床数：1病棟・32床（1病棟・1週当たり23時間） 算定対象外病棟数・病床数：2病棟・96床（1病棟・1週当たり0時間）
薬剤総合評価調整	診療報酬請求件数：平均2件／月
薬剤管理指導	診療報酬請求件数：平均90件／月（担当薬剤師数：常勤換算0.5人） 実施病棟：1病棟（一般病棟）
その他の主な業務・施設基準	安全管理委員会、感染対策委員会、防災委員会、教育委員会、診療業務委員会、輸血療法委員会、NST褥瘡対策委員会、環境整備委員会、内視鏡部会、接遇向上委員会、安全衛生委員会、薬事審議委員会、医局勉強会、医薬品情報業務、感染防止対策加算2、医療安全対策加算2、後発医薬品使用体制加算2、一般名処方加算
夜間休日対応	夜間：オンコール体制、休日：オンコール体制

薬剤部門として取り組むまでの流れ

新座病院（以下、当院）は2012年度（平成24年度）の病棟薬剤業務実施加算の新設に伴い、病棟常駐を開始した。調剤業務の効率化により、病棟活動時間を確保している。薬剤管理指導時

● 薬剤師の介入前後の処方の変化

介入前	介入後	変更理由
フロセミド錠 40 mg 　1回1錠　1日1回　朝食後	（削除）	副作用（腎機能低下、血清尿酸値上昇）の可能性があるため
ラベプラゾール錠 10 mg 　1回1錠　1日1回　朝食後	ラベプラゾール錠 10 mg 　1回1錠　1日1回　朝食後	―
プロピベリン錠 20 mg 　1回1錠　1日1回　朝食後	（削除）	認知機能を悪化させる可能性があるため、一時中止
フェブキソスタット錠 10 mg 　1回1錠　1日1回　朝食後	アロプリノール錠 100 mg 　1回0.5錠　1日1回　朝食後	安価な同効薬に変更
トリクロルメチアジド錠 1 mg 　1回1錠　1日1回　朝食後	（削除）	過度の降圧のため、アンジオテンシン系薬剤を残して中止
ドネペジル錠 5 mg 　1回1錠　1日1回　朝食後	ドネペジル錠 5 mg 　1回1錠　1日1回　朝食後	―
ベンズブロマロン錠 50 mg 　1回1錠　1日1回　朝食後	（削除）	腎機能障害時には尿酸生成抑制薬の使用が推奨されるため
バルサルタン錠 20 mg 　1回1錠　1日1回　朝食後	バルサルタン錠 20 mg 　1回1錠　1日1回　朝食後	―
アムロジピン錠 5 mg 　1回1錠　1日2回　朝夕食後	（削除）	過度の降圧のため、アンジオテンシン系薬剤を残して中止
酸化マグネシウム錠 330 mg 　1回1錠　1日2回　朝夕食後	酸化マグネシウム錠 330 mg 　1回1錠　1日2回　朝夕食後	―
炭酸水素ナトリウム 　1回0.5 g　1日2回　朝夕食後	（削除）	腎機能障害時には尿酸生成抑制薬の使用が推奨されるため

や医師から減薬の依頼があった時などに薬剤の減薬を提案している。薬剤師による処方適正化と薬剤費抑制効果が病院幹部に認められ、施設基準上3人の薬剤師数であるところ、＋3人の薬剤師募集枠（合計6人）が確保できている。

薬物療法の最適化への介入方法

薬剤管理指導時等において、副作用が疑われた個々の症例に対しては、それぞれの薬剤師の判断で臨床ガイドラインや臨床論文を参考にして科学的な薬物治療の提案を行っている。高齢者は複数の併存症があることが多く、不適切な多剤併用（ポリファーマシー）を評価することに難渋する。そこで、薬物治療の評価をシンプルにするため、薬剤管理指導記録は患者が抱えている疾患をプロブレムとし、プロブレムごとに薬物治療を評価し、SOAP形式で記載している[1]。薬物治療を評価する段階においては、患者や医療従事者が求める評価項目を設定し、各疾患のガイドラインや臨床論文を基に、薬物治療を評価し、最適な薬物治療を選択することが大切である。

さらに、薬剤師の臨床能力を高める目的で、論文評価の勉強会を行っている。勉強会を通して、一般的な薬物治療、有効性の指標、各薬剤の安全性の違いを学び、科学的で合理的な薬物治療のアプローチの方法の習得を目指している。

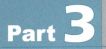

薬物療法を最適化した症例

●症例

89歳・男性。大腿骨頸部骨折のため、人工骨頭置換術施行3週間後、日常生活動作の向上のためにリハビリテーション目的で入院
既往歴：大腿骨頸部骨折、頻尿、高尿酸血症、高血圧、アルツハイマー型認知症、消化性潰瘍、便秘症、腎機能障害
アレルギー歴・副作用歴：なし
OTC薬・サプリメント：なし
入院時身体所見：身長163 cm、体重44 kg、血圧98/48 mmHg、脈拍70(整)、体温36.7℃、排尿回数4〜5回
プロブレムリスト：#1 アルツハイマー型認知症、#2 慢性腎臓病(CKD)、#3 高尿酸血症、#4 排尿障害、#5 高血圧症、#6 消化性潰瘍、#7 便秘症

(1) 薬物治療の評価(初回面談時。1病日目)

本症例のプロブレムリストに基づき、薬物治療に介入した評価内容を抜粋して以下に示す。

#2 慢性腎臓病(CKD)：eGFR＝10.9 mL/min/1.73 m^{2}よりCKDグレード5である。フロセミドの投与目的は不明であり、フロセミドの副作用としてeGFRを低下させることが知られている[2]。また、腎機能の低下に伴い血清尿酸値(以下、UA)が上昇している可能性がある[3,4]。以上より腎機能の低下とUA上昇はフロセミドの副作用の可能性があるため、フロセミドの中止を提案する。

#3 高尿酸血症：UAが高値であるため、フェブキソスタット、ベンズブロマロン、炭酸水素ナトリウムが併用されている。#2より本症例でのUAの上昇は腎機能障害に付随する可能性がある[4]。また、CKD患者では高尿酸血症の頻度は高まるが、痛風関節炎の発症頻度は低い[3]。ガイドラインでは、腎機能障害の合併例において、尿酸生成抑制薬は腎機能の悪化例が少ないため推奨されている[5]。以上より、ベンズブロマロン、炭酸水素ナトリウムの中止を提案する。また、フェブキソスタットは尿酸値6.0 mg/dL未満への到達率はアロプリノールよりも優れているが、安全性は同程度である[6]。前述より、本症例では尿酸値を下げることによるメリットは少なく、アロプリノールの方が安価である。以上より、フェブキソスタットからアロプリノール1日50 mg(腎機能により調整)への変更を提案する。

#4 排尿障害：頻尿の治療として、プロピベリンが使用され、排尿回数はコントロールされている。プロピベリンはアルツハイマー型認知症の患者の認知機能を悪化させる[7]。認知機能が低下する可能性を説明し、一度中止を試みるよう提案する。

#5 高血圧症：バルサルタン、アムロジピン、トリクロルメチアジドの3剤併用中にて、過度の降圧が見られる。腎機能を悪化させる可能性があるため、65歳以上の高齢者では診察室血圧にて収縮期血圧110 mmHg未満への降圧は避ける必要がある[4]。そこで、CKD患者において積極的な使用が推奨されているAngⅡAT$_1$拮抗薬・ACE阻害薬は継続投与し、カルシウム拮抗薬か、痛風患者には慎重投与であるサイアザイド系利尿薬の中止が妥当である。なお、バルサルタンは当院のフォーミュラリーシステムを基に、イミダプリルへの変更を提案する[8]。

(2) 医師への提案内容と承認状況

#2 慢性腎臓病(CKD)、#3 高尿酸血症、#4 排尿障害の薬剤に関する提案は、そのまま承認された。#5 高血圧症の薬剤に関する提案は、まず、カルシウム拮抗薬から中止し、次にサイアザイド系利尿薬を中止することとなった。

(3) 介入後の経過

介入後の検査所見の変化を表1に示す。

#2 慢性腎臓病(CKD)：2病日目からフロセミドが中止され、血清クレアチニン(Cre)は5病日目からの改善が見られ、38病日目には1.14 mg/dLまで改善した。

表1　検査値所見の変化（入院時と介入後の経過）

	1病日目	5病日目	8病日目	10病日目	38病日目
BUN (mg/dL)	99.1	89.4	47.2	27.8	16.1
Cre (mg/dL)	4.29	3.10	2.05	1.74	1.14
UA (mg/dL)	8.4	―	―	―	4.8
SBP/DBP (mmHg)	98/48	94/34	108/54	90/48	104/44

#3 高尿酸血症：腎機能の改善に伴い血清尿酸値の改善も見られ、8病日目の持参薬から院内処方に切り替わるタイミングでベンズブロマロン、炭酸水素ナトリウムの中止と、フェブキソスタットからアロプリノール1日50 mgへの変更が行われた。

#4 排尿障害：排尿回数に違いは見られなかった。

#5 高血圧症：4病日目にアムロジピンが中止され、収縮期血圧の上昇が見られた。しかし、収縮期血圧が100 mmHg台になることも多く、44病日目にトリクロルメチアジドが中止となった。

介入結果の地域との情報共有

退院時のお薬手帳に入院中の変更内容について記載することで、入院中の薬物治療について情報提供している。また、副作用症状が出現した場合は、発症時期、被疑薬、症状についてお薬手帳に記載している。

他職種からの評価と要望

看護師と副作用等の薬物治療に関する不安について、すぐに確認できる関係が築けており、「薬剤師が病棟に常駐する時間を増やしてほしい」という要望がある。

医師からは、薬剤の処方に関する問合せがメインとなる。「中小規模の病院であれば、医師の専門分野以外も診なくてはならなくなるが、専門以外の疾患の薬物治療は必ずしも精通していない。ジェネラリストである薬剤師と薬物治療について相談し合うことで、患者によりよい医療を提供できる」と評価していただいている。「今後も医師のパートナーとして、医師と共に患者の経過をモニタリングし、薬物治療に関して医師以上の研鑽を重ね、臨床薬剤師を目指してほしい」と期待されている。

● 文献

1) 川名純一，他：科学的・合理的な薬物治療を実践するための疾患別SOAPマスターファイルの作成及びその臨床適用―高血圧症―．アプライド・セラピューティクス，2(2)：10-35，2011.
2) Gottlieb SS, et al：BG9719(CVT-124), an A1 adenosine receptor antagonist, protects against the decline in renal function observed with diuretic therapy. Circulation, 105：1348-1353, 2002.
3) CKD診療ガイド2012（日本腎臓学会編），東京医学社，東京，2012.
4) エビデンスに基づくCKD診療ガイドライン2013（日本腎臓学会編），東京医学社，東京，2013.
5) 高尿酸血症・痛風の治療ガイドライン（第2版）（日本痛風・核酸代謝学会監），メディカルレビュー社，東京，2010.
6) Faruque LI, et al：A systematic review and meta-analysis on the safety and efficacy of febuxostat versus allopurinol in chronic gout. Seminars in Arthritis and Rheumatism, 43(3)：367-375, 2013.
7) 認知症疾患治療ガイドライン2010（日本神経学会監），医学書院，東京，2010.
8) 金井紀仁，他：Formulary Systemを基に処方提案することによる薬剤費抑制効果―レニン-アンジオテンシン系阻害薬を対象として―．日本病院薬剤師会雑誌，53(4)：443-447，2017.

（金井 紀仁）

Part 3 薬物療法の最適化への取組み

10 副作用の疑いによる処方提案

Case 10-2　医療法人社団更生会 草津病院
軽視できない向精神薬漫然投与—多剤大量処方から受容体を開放せよ！

●病院概要

所在地	広島県広島市
診療科目	4科（精神科、心療内科、神経内科、内科）
病棟数	8病棟
病床数	429床（精神429床） 精神科救急206床、精神病棟223床
病院機能評価	審査体制区分2精神科病院（200床以上）（主たる機能）（3rdG：Ver.1.0）認定
IT整備状況	電子診療録
DPC	未導入（平均在院日数95日）
入院患者	平均377人／日、入院処方箋：平均266枚／日、注射処方箋：平均33枚／日
外来患者	平均215人／日、外来処方箋：院内平均0.4枚／日、院外平均158枚／日（院外処方箋発行率99.7％）

●薬剤部門概要

人数	薬剤師9人、薬剤師以外1人
病棟薬剤業務	診療報酬請求件数：平均0件／月 算定対象病棟数・病床数：3病棟・164床（1病棟・1週当たり15.7時間） 算定対象外病棟数・病床数：5病棟・265床（1病棟・1週当たり8.1時間）
薬剤総合評価調整	診療報酬請求件数：平均3件／月
薬剤管理指導	診療報酬請求件数：平均448件／月（担当薬剤師数：常勤換算1.1人） 実施病棟：全8病棟
その他の主な業務・施設基準	医療安全委員会、感染対策委員会、ICT、NST委員会、薬事委員会、治験審査委員会、衛生環境委員会、倫理委員会、処方適正化委員会、教育委員会、統合失調症／双極性障害心理教育、家族教室、デイケア心理教育、在宅患者訪問薬剤管理指導、CPMSコーディネート業務、長期実務実習受入
夜間休日対応	夜間：オンコール体制、休日：日直体制（365日体制）

薬剤部門として取り組むまでの流れ

　草津病院（以下、当院）は、広島県広島市にある単科精神科病院であり、開放的な治療環境で、精神科救急・急性期から地域リハビリテーションまで、患者のトータルサポートに積極的に取り組んでいる。入院時の治療的な視点のみにとどまることなく「できる限り、年齢相応の健康的な生活レベルの確立や人としての成長を目指す」ことを最終目標とし、その流れの中に

●薬剤師の介入前後の処方の変化

介入前	介入後	変更理由
オランザピン錠 10 mg 1回1錠　1日1回　就寝前	オランザピン錠 10 mg 1回1錠　1日1回　就寝前	―
クロルプロマジン錠 5 mg 1回1錠　1日1回　就寝前	（削除）	減薬への意識が高まったため
エチゾラム錠 1 mg 1回1錠　1日1回　就寝前	（削除）	副作用（日中の眠気、鎮静、筋弛緩の発現）のため
ゾルピデム錠 5 mg 1回1錠　1日1回　就寝前	エスゾピクロン錠 1 mg 1回1錠　1日1回　就寝前	転倒リスクが低い薬剤に変更
ブロチゾラム錠 0.25 mg 1回1錠　1日1回　就寝前	（削除）	副作用（日中の眠気、鎮静、筋弛緩の発現）のため
ブロチゾラム錠 0.25 mg 1回1錠　不眠時	（削除）	自己判断で増量したことから、依存と耐性の形成が問題であるため
―	トラゾドン錠 50 mg 1回1錠　1日1回　就寝前	ベンゾジアゼピン系薬を減量・中止するために抗不安作用と睡眠改善効果が期待できる薬剤を追加

治療が存在するという理念の下、精神科医療を展開している。在宅において個々の生活目標を実現させるためには、薬物療法はなるべくシンプル化、かつ処方意図が誰にでも分かるような処方を目指す必要があり、当院では以前より薬剤の適正化に努めてきた。2011年（平成23年）4月より、外来処方箋を全て院外処方箋に切り替えたが、この時まだ薬剤師の役割が病院側に重要視されておらず、薬剤師数は7人から4人に減少することとなった。しかし、ここから病棟での薬剤業務の挑戦が始まった。

まず開始したのが、薬剤の適正化や投与量などの統計を医師へ提示する処方適正化委員会（医師、薬剤師）の発足である。毎日の診療で多忙な医師は、処方の細かな減量には目が届きにくく、精神症状が落ち着いていれば多少の有害事象が発現していても処方は継続されることも多い。何年かの間に担当医が交代する事態になると、処方は多剤大量処方でも漫然投与されていく。それらを見直す契機を作るのが処方適正化委員会である。次に多職種を交えながら処方を見直す契機として、病棟ごとの薬剤カンファレンス（医師、看護師、薬剤師、作業療法士、栄養士、介護福祉士、精神保健福祉士）を発足した。薬剤師だけの視点ではなく他の職種を交えて患者の背景や副作用等を話し合い、適切な処方につなげていく方法である。これらの取組みを継続し「薬物療法をトータルで管理しているのは薬剤師」という意識を多職種に訴えていった。薬剤管理指導業務はもちろんのこと、クロザピンコーディネーターや心理教育にも積極的に参加し、薬剤師の職域を少しずつ拡大していった。

その結果、現在では薬剤師数は9人にまで増加し、訪問薬剤管理指導や病棟業務等を実施できるまでに至った。薬物療法に関しては、ポリファーマシーへの介入提案の他、精神科薬物療法を継続する上で重要な手段であるSDM（shared decision making。患者と医療者が共に互いの情報を共有し合い、患者が利用する医療を決定していく考え方）の実践や剤形変更の提案は、薬剤師に委ねられている。

Part 3 薬物療法の最適化への取組み

薬物療法の最適化への介入方法

　精神疾患を有する患者では、主剤の補助薬として処方に追加された睡眠薬や抗不安薬が、急性期を脱した後にも多剤かつ長期に乱用されているケースが散見される。バルビツール酸系薬に比べて安全性が高いとされているベンゾジアゼピン系薬は、臨床用量依存や離脱症状、さらに自己判断での減量や中止等、使用上の問題が多数指摘されている。このような問題から2017年(平成29年)3月、厚生労働省はベンゾジアゼピン受容体作動薬の使用に対して「使用上の注意」を改訂し、依存性などの注意喚起を行った。また、近年の診療報酬改定においても、睡眠薬や抗不安薬などの向精神薬多剤併用に対して減算規定が設けられている。

　こうした流れに先駆け、当院では以前より向精神薬多剤併用の改善に取り組んできたが、依存形成のおそれがある睡眠薬や抗不安薬の頓服服用回数には十分な介入ができていなかった。特に、不眠時の頓服薬は夜間帯に看護師が対応できるようあらかじめ指示が出されているケースが多く、服用回数を増加させる要因となっていた。そこで、睡眠薬の種類や服用回数が増加している患者に多職種での介入を行うため、院内における頓服薬の実態調査を行った。この調査の中で、睡眠薬の種類と服用回数がともに多く、明らかな依存状態や副作用を発現している患者を選定し、薬剤師を中心とした多職種で介入を開始することとした。患者には、睡眠に対する思いや理想の睡眠について聴取を行い、そこから処方設計を医師と協議後、継続した睡眠衛生指導を看護師と共に実施した。またこれらの情報を病院全体の研修会としてフィードバックし、本当に必要な頓服薬の定義について医師や看護師らとディスカッションしながら意識の統一を図る等の方法で介入を行った。

薬物療法を最適化した症例

●症例
60歳代・女性。統合失調症(妄想が主症状)。精神状態は安定しているが、日中の倦怠感・眠気、夜間の入眠困難・中途覚せいの訴えあり

　頓服薬の実態調査で最も使用回数が多く、薬剤師主導で依存状態や副作用への介入を実施した症例。オランザピン10 mg、クロルプロマジン5 mg、エチゾラム1 mg、ゾルピデム5 mg、ブロチゾラム0.25 mgが1日1回就寝前で処方され精神症状は安定していたが、日中の倦怠感や眠気から昼寝をすることが日課になっていた。夜間は入眠困難、中途覚せいの訴えが強く、頓服薬のブロチゾラム0.25 mgを決まって2回追加服用していた。夜間帯、何度かトイレのために起きて歩き、その際転倒する事故経験があったが、それに対する対策が具体的にとられていなかった。これらの情報をまとめてアセスメントしたところ、本事例ではベンゾジアゼピン系薬の主な副作用である日中の眠気や鎮静作用、筋弛緩作用の発現、そして頓服薬を自己判断で増量してきたことによる依存と耐性の形成が問題であると考えられた。これらの問題を解決するためには、離脱症状に注意しながらベンゾジアゼピン系薬の減量・中止が必要であり、それには患者の同意や睡眠衛生の再指導が先決であると考えられた。

　そこでまず、患者の希望する睡眠時間と起床時間、就寝前の習慣(カフェイン制限等)や頓服薬の服用時間を確認し、睡眠環境の問題点を患者と話し合うことから開始した。また、睡眠に対する認知行動療法的アプローチを行い、現処方を長期に継続することの懸念や、睡眠薬の適正使用の必要性について説明した。これらと同時に、病棟看護師に対して睡眠薬の適正使用に関する勉強会を実施し、看護師の知識や意識向上にも努めた。

このような介入を実施した結果、患者から睡眠薬減量の同意が得られたため、日本睡眠学会「睡眠薬の適正な使用と休薬のための診療ガイドライン」を参考に、担当医と薬剤の変更について検討を行った。ベンゾジアゼピン系薬は可能な限り減量・中止し、代替として抗不安作用と睡眠改善効果が期待できるトラゾドンの追加を提案した。高力価のエチゾラムとブロチゾラムは離脱症状を生じやすいため、十分な時間をかけながら漸減中止した。減量中は患者が不安に陥らないよう毎日のように訪問し、安心して減量できるようサポートを行った。処方変更後6週頃より、次第に睡眠の改善が見られるようになりブロチゾラムの頓服回数は減少し始めた。さらに睡眠習慣がついたことで減薬への意識が高まり、就寝前のクロルプロマジンを中止することができた。エチゾラム、ブロチゾラムの漸減中止後、ゾルピデムは比較的、転倒リスクが低いエスゾピクロン1 mgへの変更提案を行った。退院時にはオランザピン10 mg、エスゾピクロン1 mg、トラゾドン50 mgにまで減量され、倦怠感やふらつき、眠気の訴えは消失した。

介入結果の地域との情報共有

入院中減量・中止された薬剤は、その理由と共に薬剤師がお薬手帳に記載し、かかりつけ薬剤師への情報提供を行っているが、現状はこれ以外のツールがなく今後の大きな課題といえる。また本事例のように、依存による服薬過多が問題となるケースでは、退院後の訪問看護や訪問薬剤管理指導を実施するよう、退院時カンファレンス等を通して地域と連携を行っている。退院直後は、当院の薬剤師が実際に訪問に出向き、最終的には地域の保険薬局にその機能を委託している。

他職種からの評価と要望

ポリファーマシーとなっている現状を薬剤師から情報発信できること、またその症例の副作用や問題点を薬学的視点から指摘できることに対して、医師から評価を得ている。看護師からは、薬剤カンファレンス等を通して「患者の処方状況が一目で分かり、かつ薬剤師が薬剤の適正化に責任を持ってくれているので安心できる」と評価を得ている。今後は今まで以上に、退院後に関わりを持つケアマネジャーや訪問看護師等と連携を深め、在宅においてもシームレスな薬物療法を展開していきたいと考えている。

(栗原 鑑三、別所 千枝)

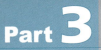

10 副作用の疑いによる処方提案

Case 10-3 病棟カンファレンスを通じた処方提案への関わり

医療法人社団哺育会 さがみリハビリテーション病院

●病院概要

所在地	神奈川県相模原市
診療科目	10科（内科、循環器内科、消化器内科、呼吸器内科、神経内科、整形外科、外科、形成外科、リハビリテーション科、脳神経外科）
病棟数	3病棟
病床数	130床（医療療養130床） 回復期リハビリテーション病棟102床
病院機能評価	審査体制区分1リハビリテーション病院（20〜199床）（主たる機能）（3rdG：Ver.1.0）認定
IT整備状況	院内LAN、診療録は紙ベース
DPC	未導入（平均在院日数123.3日）
入院患者	平均123.7人／日、入院処方箋：平均28.5枚／日、注射処方箋：平均12.4枚／日
外来患者	平均70.5人／日、外来処方箋：院内平均3.0枚／日、院外平均59.5枚／日（院外処方箋発行率95.2％）

●薬剤部門概要

人数	薬剤師5人、薬剤師以外1人
病棟薬剤業務	診療報酬請求件数：平均12件／月 算定病棟数・病床数：1病棟・28床（1病棟・1週当たり23.1時間） 算定対象外病棟数・病床数：2病棟・102床（1病棟・1週当たり21.2時間）
薬剤総合評価調整	診療報酬請求件数：平均1.1件／月
薬剤管理指導	診療報酬請求件数：平均137件／月（担当薬剤師数：常勤換算1.0人） 実施病棟：全3病棟
その他の主な業務・施設基準	医薬品安全管理責任者、院内感染対策委員会、医療安全対策委員会、褥瘡委員会、チーム医療（ICT、NST）
夜間休日対応	夜間：オンコール体制、休日：オンコール体制

薬剤部門として取り組むまでの流れ

さがみリハビリテーション病院（以下、当院）は上尾中央医科グループに属する27病院の1つで、グループの理念・基本方針に「愛し愛される病院・施設」を掲げ、地域に密着した病院運営を進めている。病床構成は回復期リハビリテーション病棟102床、療養病棟28床であり、脳血管疾患や運動器疾患が原因で日常生活に支障を来している患者に対し、医師・看護師・リ

● 薬剤師の介入前後の処方の変化

介入前	介入後	変更理由
ロサルタン 50 mg・ヒドロクロロチアジド配合錠 1回1錠　1日1回　朝食後	テルミサルタン錠 40 mg 1回1錠　1日1回　朝食後	ヒドロクロロチアジドは薬物有害反応（低K血症）のため中止し、ロサルタンは当院未採用薬のため、同効薬テルミサルタンに変更
アムロジピンOD錠 5 mg 1回1錠　1日2回　朝夕食後	アムロジピン錠 2.5 mg 1回1錠　1日1回　朝食後	リハビリテーション開始後も血圧が安定していたため
L-アスパラギン酸カリウム錠 300 mg 1回1錠　1日2回　朝夕食後	（削除）	ヒドロクロロチアジド中止により、血清K値が回復したため
エスシタロプラム錠 10 mg 1回1錠　1日1回　夕食後	フルボキサミン錠 25 mg 1回1錠　1日2回　朝夕食後	エスシタロプラムは当院未採用薬のため、同効薬フルボキサミンに変更
アトルバスタチン錠 10 mg 1回1錠　1日1回　夕食後	ピタバスタチン錠 2 mg 1回1錠　1日1回　夕食後	アトルバスタチンは当院未採用薬のため、同効薬ピタバスタチンに変更
ラフチジン錠 5 mg 1回2錠　1日1回　夕食後	ラフチジン錠 10 mg 1回1錠　1日1回　夕食後	服用錠数を減らすため
アフロクアロン錠 20 mg 1回1錠　1日2回　朝夕食後	エペリゾン錠 50 mg 1回1錠　1日2回　朝夕食後	アフロクアロンは当院未採用薬のため、同効薬エペリゾンに変更
トコフェロールカプセル 100 mg 1回1カプセル　1日3回　毎食後	トコフェロールカプセル 100 mg 1回1カプセル　1日3回　毎食後	—

ハビリテーション科のスタッフ・薬剤師・医療相談員等がチームを組み、早期社会復帰を目指し医療を提供している。当薬剤科は薬剤師5人と事務職員1人から構成され、2012年度（平成24年度）より病棟薬剤業務実施加算の算定を機に病棟におけるカンファレンスへ参加し、継続的なリハビリテーション実施のための薬学的管理や、処方薬の整理等に関わっている。

薬物療法の最適化への介入方法

薬剤科では、入院から退院まで継続した薬学的管理を実施するため、図1に示すカンファレンスに参加し、在宅復帰に向けたチーム医療へ積極的に関わっている。

入院～入院1週間後：入院1週間後のカンファレンスでは退院に向けた目標が設定され、

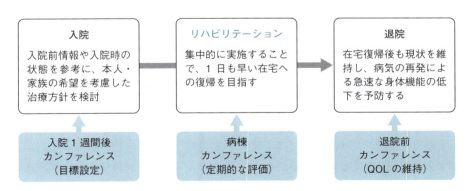

図1　リハビリテーションの進行状況に合わせた各種カンファレンスの関わり
　　　当院では、リハビリテーションの進行状況に合わせて、3つのカンファレンスを実施している。

Part 3 薬物療法の最適化への取組み

薬剤師は他職種の情報も参考に、入院時持参薬や持参薬終了後の当院代替薬に関する情報提供を行う。また、降圧薬による眩暈や抗てんかん薬による傾眠等、リハビリテーション実施時の転倒にもつながる薬物有害反応に関しては、リハビリテーション実施前後を含めた経過観察を十分に行い、歩行訓練を中心とした移動の機会が多くなる際は特に注意する点を伝える。

入院期間内（3〜6か月間）：設定した目標の達成に向け、月1回のカンファレンスを通じて定期的な評価を実施している。薬剤師は継続的なリハビリテーションを実施するため、服用薬の薬物有害反応・相互作用の情報提供に加え、不必要な薬剤の中止、服用回数の削減等、退院後も考慮した服薬に関する改善策を提案する。

退院1週間前〜退院当日：退院1週間前に患者を中心にその家族、ケアマネジャーを加え、現在の状態と退院後の注意事項を協議する。看護師、リハビリテーション科スタッフ、医療相談員等も出席し、薬剤師は退院後の服用薬剤に関する注意事項等を情報提供している。

薬物療法を最適化した症例

●症例
72歳・女性。左視床出血で他院へ入院。状態が安定したことから、リハビリテーション目的で当院へ転院
入院時既往歴・合併症：高血圧症、気分障害、脂質異常症、糖尿病、低K血症
入院時検査値：血清K値 3.0 mEq/L

介入に関係する臨床症状：入院時の採血で血清K値 3.0 mEq/Lと低値なことから、前院入院時より継続してカリウム補充製剤を服用していた。入院1週間後のカンファレンスでは、電解質が低値である原因は何かが議題に挙がり、さらに今後のリハビリテーションの進行状況を考慮し、転倒のリスクが高い薬剤を中心に処方整理を行うことが決定された。

処方内容（降圧薬と関連薬剤を中心に）：降圧薬はプレミネント®配合錠LDとノルバスク®OD錠5 mgが、その他、アスパラ®カリウム錠300 mg、抗うつ薬、脂質異常症治療薬等を内服していた。プレミネント®配合錠LDは合剤であることから、介入時はノルバスク®OD錠を含め降圧薬として3成分（ロサルタン、ヒドロクロロチアジド、アムロジピン）を併用していた。

介入内容と根拠：プレミネント®配合錠LDに含まれるヒドロクロロチアジドは、薬物有害反応として低Na血症、低K血症、耐糖能異常等が報告されている。今回の患者は入院当初より低K血症が見られており、ヒドロクロロチアジドによる薬物有害反応を起こしている可能性が高いと考えた。

医師への具体的提案内容：薬剤師より低K血症の原因は、プレミネント®配合錠LDに含まれるヒドロクロロチアジドの薬物有害反応である可能性が高いことを伝えた。血圧は収縮期90〜120 mmHg、拡張期70〜90 mmHgで推移しており、今後のリハビリテーションの進行と降圧薬による転倒のリスクを考慮すると、ヒドロクロロチアジドは中止した方がよいことを提案した。また、電解質が安定すればL-アスパラギン酸カリウムを服用する必要もなくなることから、定期的な血清K値の測定を依頼した。

提案の承認状況：薬剤師からの提案を受けてヒドロクロロチアジドは中止となり、降圧薬は2成分（ロサルタン、アムロジピン）まで減らすことができた。その後、ロサルタンは同じくAngⅡAT₁拮抗薬であるテルミサルタンへ変更されている。定期的なカンファレンスでは、リハビリテーション開始後も血圧が安定していたことから、さらに降圧薬の中止・減量を検討した。医師との協議の結果、アムロジピンを減量することになり、最終的には2.5 mg/日まで減量することができた。また、L-アスパラギン

表1　入院期間中の血清K値の推移

	入院前	ヒドロクロロチアジド中止後	L-アスパラギン酸カリウム減量後	L-アスパラギン酸カリウム中止後	退院前直近
血清K値(mEq/L)	3.0	3.8	3.8	4.1	4.2

酸カリウムについては、介入後の検査で血清K値が3.8 mEq/Lまで回復したことから1錠減量し、その後も血清K値に大きな変化がない（表1）ことから中止となった。

介入結果の地域との情報共有

薬剤科では介入結果の地域との情報共有方法として、先に述べた退院前カンファレンスに加え、退院時の服薬指導では、患者・家族と話し合った内容をお薬手帳や退院時服薬指導書に記載し、情報共有も行っている。今回の患者についても、降圧薬を減量した経緯や、保険薬局に対しては服用薬の一包化についての情報を提供した。退院後のQOL維持を目的に、確実に薬剤を服用できる環境を整えた。

他職種からの評価と要望

医師や看護師からは患者の状況に合わせた情報提供を行っていることから、一定の評価を得ている。当院はリハビリテーション病院であることから、医師や看護師以外にリハビリテーション科のスタッフからも評価を得ている。薬剤師がカンファレンスに参加するようになってから、リハビリテーション科からの薬に関する質問も増え、毎月1回、下剤・糖尿病治療薬・抗認知症薬等、薬効ごとの勉強会を開始している。その場でも意見交換を行うことで、薬剤師にとっても新たに多くの知識を得ることができた。今後は在宅業務へのさらなる関わりを強化していく計画である。

（岡添 進）

Part 3 薬物療法の最適化への取組み

11 投薬必要性を考慮した処方提案

社会医療法人新潟勤労者医療協会 下越病院

回復期リハビリテーション病棟における病棟薬剤業務

● 病院概要

所在地	新潟県新潟市
診療科目	16科（内科、循環器内科、消化器内科、呼吸器内科、神経内科、糖尿病内科、外科、整形外科、心臓血管外科、小児科、婦人科、泌尿器科、皮膚科、リハビリテーション科、リウマチ科、麻酔科、人工透析）
病棟数	6病棟
病床数	261床（一般261床） HCU 4床、障害者等一般病棟44床、地域包括ケア病棟41床、回復期リハビリテーション病棟36床
病院機能評価	審査体制区分3一般病院2（200～499床）（主たる機能）、リハビリテーション病院（副機能）（3rdG：Ver.1.0）認定
IT整備状況	オーダリング、電子診療録、院内LAN
DPC	導入（平均在院日数19.6日）
入院患者	平均253人/日、入院処方箋：平均90枚/日、注射処方箋：平均146枚/日
外来患者	平均409人/日、外来処方箋：院内平均5枚/日、院外平均195枚/日（院外処方箋発行率97.5%）

● 薬剤部門概要

人数	薬剤師11.5人、薬剤師以外2.5人
病棟薬剤業務	診療報酬請求件数：平均695件/月 算定病棟数・病床数：4病棟・176床（1病棟・1週当たり24時間） 算定対象外病棟数・病床数：2病棟・85床（1病棟・1週当たり12時間）
薬剤総合評価調整	診療報酬請求件数：平均0件/月
薬剤管理指導	診療報酬請求件数：平均702件/月（担当薬剤師数：常勤換算4人） 実施病棟：6病棟中4病棟（地域包括ケア病棟・回復期リハビリテーション病棟以外）
その他の主な業務・施設基準	医薬品安全管理責任者、医療安全管理対策委員会、感染防止対策委員会、薬事委員会、輸血委員会、倫理委員会、外来化学療法、副作用管理、チーム医療（RST、NST、ICT、褥瘡対策、緩和ケア、医療安全、糖尿病、クリニカルパス） 医療安全対策加算1、感染防止対策加算1、褥瘡ハイリスク患者ケア加算、後発医薬品使用体制加算2、無菌製剤処理料1・2 日本医療薬学会薬物療法専門薬剤師研修施設、がん専門薬剤師研修施設
夜間休日対応	夜間：オンコール体制、休日：日直体制

●薬剤師の介入前後の処方の変化

介入前	介入後	変更理由
症例1		
テオフィリン徐放錠100 mg 　1回1錠　1日1回　夕食後	（削除）	喘息の既往がなく、咳症状がなくなっているため
アセトアミノフェン錠200 mg 　1回2錠　1日3回　毎食後	アセトアミノフェン錠200 mg 　1回2錠　1日3回　毎食後	―
エペリゾン錠50 mg 　1回1錠　1日2回　朝夕食後	（削除）	整形手術前の痛みはなくなっているため
ワクシニアウイルス接種家兎炎症皮膚抽出液含有錠4単位 　1回1錠　1日2回　朝夕食後	（削除）	整形手術前の痛みはなくなっているため
芍薬甘草湯2.5 g/包 　1回1包　1日1回　就寝前	（削除）	整形手術前の痛みはなくなっているため
ピタバスタチン錠1 mg オルメサルタン錠20 mg アムロジピン錠5 mg 　1回1錠　1日1回　朝食後	ピタバスタチン錠1 mg オルメサルタン錠20 mg アムロジピン錠5 mg 　1回1錠　1日1回　朝食後	―
センノシド錠12 mg 　1回2錠　1日1回　夕食後	センノシド錠12 mg 　1回2錠　1日1回　夕食後	―
トリアゾラム錠0.25 mg エチゾラム錠0.5 mg 　1回1錠　1日1回　就寝前	トリアゾラム錠0.25 mg エチゾラム錠0.5 mg 　1回1錠　1日1回　就寝前	―
フェキソフェナジン錠60 mg 　1回1錠　1日2回　朝夕食後	フェキソフェナジン錠60 mg 　1回1錠　1日2回　朝夕食後	―
症例2		
ロキソプロフェン錠60 mg 　1回1錠　1日2回　朝夕食後	（削除）	痛みはなくなっているため
カルベジロール錠20 mg 　1回1錠　1日1回　朝食後	カルベジロール錠10 mg 　1回1錠　1日1回　朝食後	血圧や脈拍が落ち着いているため
アルファカルシドールカプセル0.25 μg 　1回1カプセル　1日2回　朝夕食後	アルファカルシドールカプセル0.25 μg 　1回1カプセル　1日2回　朝夕食後	―
ソリフェナシン錠5 mg 　1回1錠　1日1回　夕食後	ソリフェナシン錠5 mg 　1回1錠　1日1回　夕食後	―
牛車腎気丸2.5 g/包 　1回1包　1日2回　朝夕食前	牛車腎気丸2.5 g/包 　1回1包　1日2回　朝夕食前	―
カンデサルタン錠8 mg ランソプラゾールOD錠15 mg カンデサルタン錠4 mg 　1回1錠　1日1回　朝食後	カンデサルタン錠8 mg ランソプラゾールOD錠15 mg カンデサルタン錠4 mg 　1回1錠　1日1回　朝食後	―
ニフェジピン徐放錠10 mg 　1回4錠　1日1回　朝食後	ニフェジピン徐放錠10 mg 　1回4錠　1日1回　朝食後	―
イコサペント酸エチルカプセル300 mg モサプリド錠5 mg 　1回1錠　1日3回　毎食後	イコサペント酸エチルカプセル300 mg モサプリド錠5 mg 　1回1錠　1日3回　毎食後	―

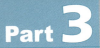

薬剤部門として取り組むまでの流れ

下越病院は2012年（平成24年）に新築移転を行い、新潟市秋葉区の中核病院として年間1500件を超える救急患者を受け入れている。また、災害拠点病院、臨床研修指定病院として地域の急性期医療の一翼を担い、病院や診療所などの医療機関や介護・福祉施設との連携を強めるなど、地域完結型の医療を目指している。調剤業務では与薬カートへのセットを行っており、各病棟担当薬剤師が毎日個人ごとの内服薬の準備を行っている。さらに、TDMや薬剤管理指導業務も以前より積極的に取り組んでいる。無菌製剤処理料1・2の算定、病棟薬剤業務実施加算取得などの業務拡大により、2008年（平成20年）に8人であった薬剤師数は11.5人にまで増加した。病棟薬剤業務は2012年（平成24年）の下期より開始し薬剤師を各病棟に1人ずつ配置している。症例を後述するが、回復期リハビリ病棟では薬剤師が病棟業務を行うことで、入院時から退院時までさまざまな場面で、ポリファーマシーも含めた薬物療法をアセスメントが可能である。また、減薬により副作用を未然に予防し、退院後の服薬アドヒアランス向上にも寄与することができる。

薬物療法の最適化への介入方法

回復期リハビリテーション病棟は脳血管疾患や骨折後の患者が入院患者の大半を占めている。薬剤師の業務としては、病棟薬剤業務開始前から調剤業務との兼任で薬剤師を配置しており、入院時の持参薬鑑別や服薬指導などを行っていた。病棟薬剤業務の開始後は今までの業務に加えて、①入院時の診察への同行、②毎日のカンファレンスへの参加、③週1回の回診への同行、④必要に応じた患者面接の実施を行い、患者の薬物療法に対して処方提案を行っている。

入院時の診察の同行では患者面接を通じて持参薬の確認も行っている。急性期の治療では慢性疾患の治療薬を休薬していることも多いため、持参薬の確認とともに主治医や患者と相談しながら定期内服薬の継続や再開などを検討している。患者の状態も急性期から回復期に変化していくため、疼痛、血圧、睡眠、排便コントロールなどさまざまな薬剤の調節が必要となり、患者本人の希望や主治医の治療方針も確認しながら薬物療法の提案を行っている。

医師は36床の病棟をほぼ1人体制で業務を行っているため、とても多忙である。そのため病棟薬剤業務では主治医が定期処方をオーダした後に、病棟薬剤師が定期処方の内容を確認し、中止や減量が可能な薬剤についての提案を行っている。また、骨折患者では骨粗鬆症治療薬が追加されているかを確認し、患者のADLや腎機能の評価も含めて適切な薬剤を選択するようにしている。また、ジェネリック医薬品への変更も同一成分薬だけでなく、類似成分薬も含めて積極的に提案を行っている。

回復期リハビリテーション病棟では在宅への復帰を目指すため、服薬アドヒアランスについては退院後の薬剤管理方法を含めた評価も重要である。しかし、骨折や脳血管疾患後の患者は高齢で身体機能にも制限がある患者が多いため、お薬カレンダーやお薬箱などを用いて、在宅復帰後も服薬アドヒアランスが低下しないような工夫をしながら服薬支援を行っている。

薬物療法を最適化した症例

●症例1

70歳代・女性。他院にて腰部脊柱管狭窄症の手術後、リハビリ目的により入院

入院時は12種類の定期内服薬を服用していた。患者面接によりテオフィリンは咳症状が継続するため処方されていたが、喘息の既往はな

く、現在は咳症状はないことを確認した。また、整形手術前に処方となっていた鎮痛薬も現在は痛みがなく、アセトアミノフェン単剤でコントロールできそうなことを確認した。主治医に患者面接の内容を伝え、テオフィリン、エペリゾン、ワクシニアウイルス接種家兎炎症皮膚抽出液、芍薬甘草湯を中止することとした。翌週も訪床し疼痛コントロールや咳症状の悪化がないことを確認した。その後もリハビリを継続し退院時は8種類の定期内服薬で退院することができた。

> ●症例2
> 80歳代・女性。脳梗塞により入院、2週間後に回復期リハビリテーション病棟へ転入
> 検査値：血圧130/60 mmHg

ロキソプロフェンを定期内服していたが、患者面接とリハビリセラピストの情報により疼痛が軽減していることが確認できた。本人と相談したところ、痛みはないため中止してもよいが、薬を中止するのは心配との訴えがあった。そこで主治医と相談しロキソプロフェンを疼痛時服用に変更した。その後はロキソプロフェンを服用することなく中止することができた。また他院の処方でカルベジロールを20 mg/日で内服しており、紹介状により高血圧で服用していることを確認した。高齢であり、血圧（130/60 mmHg）や脈拍（50～60）も落ち着いていることから、主治医と相談しカルベジロールを10 mg/日に減量した。その後も血圧は上昇することなく退院することができた。

病棟薬剤業務の開始後、患者の訴えやカンファレンスなどによる医療スタッフからの情報提供などから、さまざまな場面で薬物療法を見直す機会が増えた。また、患者本人からの情報も得られやすく、情報を十分に評価してから主治医に処方提案することができるため、ほとんどの処方提案が承認される状況である。さらに、処方変更後には患者の状態変化に注意し、自らの提案が患者に不利益を及ぼしていないかを十分に確認することも容易である。回復期リハビリテーション病棟は急性期病棟よりも在院日数が長い傾向があるため、このような薬物療法最適化の機会が多く、薬剤師の役割は大きいと考えられる。

介入結果の地域との情報共有

退院時はお薬手帳に退院日と退院処方の内容を記載し、地域の保険薬局への情報提供を行っている。また、一部の薬剤を粉砕するなど特殊な調剤方法を必要とする患者については、かかりつけの保険薬局を確認し、電話や情報提供書の発行などにより、入院中の調剤方法の連絡を行っている。

他職種からの評価と要望

回復期リハビリテーション病棟における病棟薬剤業務の開始により、ジェネリック医薬品の推進と内服薬剤数を減少することができた[1]。

医師からは「ジェネリック医薬品への変更も含めてどんどん処方提案してほしい」と意見をもらった。また病棟に常駐することで看護師やリハビリセラピストからは疼痛コントロールや副作用の可能性などさまざまな疑問や質問を受けるようになり、薬剤についての学習会の要望もあり実施した。さらに、医療ソーシャルワーカーからは退院後の施設利用のための薬剤費の確認や、中止・変更できる薬剤がないか相談されることも多くなった。このようにたくさんの事例から多職種との連携が強化されたことを実感できるため、薬剤師の病棟常駐に対する他職種からのニーズは高いと考えられる。

● 文献
1) 三星知, 他：回復期リハビリ病棟における病棟薬剤業務開始前後の処方薬剤の検討：薬剤費、薬剤数、ジェネリック医薬品使用量の比較. ジェネリック研究, 10(2)：64-69, 2016.

（三星 知、長井 一彦）

Part 3 薬物療法の最適化への取組み

11 　投薬必要性を考慮した処方提案

社会医療法人社団カレスサッポロ 北光記念病院

引き算で考える薬物療法
―薬剤総合評価調整加算を受けて

●病院概要

所在地	北海道札幌市
診療科目	5科（内科、循環器内科、心臓血管外科、消化器内科、放射線科）
病棟数	4病棟
病床数	145床〔一般145床（稼働112床）〕 地域包括ケア病棟37床
病院機能評価	審査体制区分2一般病院1（100床以上）（主たる機能）（3rdG：Ver.1.1）認定
IT整備状況	オーダリング、院内LAN
DPC	導入（平均在院日数9.7日）
入院患者	平均56.6人/日、入院処方箋：平均37枚/日、注射処方箋：平均48枚/日
外来患者	平均54.6人/日、外来処方箋：院内平均0枚/日、院外平均186枚/日（院外処方箋発行率100%）

●薬剤部門概要

人数	薬剤師7人、薬剤師以外1人
病棟薬剤業務	診療報酬請求件数：平均365件/月 算定病棟数・病床数：3病棟・75床（1病棟・1週当たり22時間） 算定対象外病棟数・病床数：1病棟・37床（1病棟・1週当たり20時間）
薬剤総合評価調整	診療報酬請求件数：平均5件/月
薬剤管理指導	診療報酬請求件数：平均243件/月（担当薬剤師数：常勤換算1人） 実施病棟：4病棟中3病棟（ICU、2病棟、4病棟）
その他の主な業務・施設基準	医療安全対策加算1、感染防止対策加算1、栄養サポートチーム加算、薬事審議会、輸血療法委員会、クリニカルパス委員会、ICU運営委員会、OP室運営委員会、情報システム委員会、災害対策委員会、禁煙外来、生活習慣病指導、インスリン導入指導、SMBG指導
夜間休日対応	夜間：オンコール体制、休日：オンコール体制

薬剤部門として取り組むまでの流れ

北光記念病院（以下、当院）は循環器領域に特化した単科のDPC対象急性期病院である。クリニカルパス利用率は60%を超えており、短期パスが半数を占め、在院日数は年々短くなっている。また一方で、2016年（平成28年）9月から地域包括ケア病棟を開設し、急性期病棟の機能維持のためポストアキュートの役割で運用されている。

● 薬剤師の介入前後の処方の変化

介入前	介入後	変更理由
リバスチグミンパッチ 4.5 mg 1回1枚　1日1枚	リバスチグミンパッチ 4.5 mg 1回1枚　1日1枚	―
テオフィリン徐放錠 200 mg 1回1錠　1日2回　朝夕食後	（削除）	TDMで血中濃度中毒域であったため減量し、喘息症状の悪化もないため中止
プランルカストカプセル 112.5 mg 1回2カプセル　1日2回　朝夕食後	（削除）	病状の変化により投与がふさわしくなくなったため
ビルダグリプチン・メトホルミン配合錠 50 mg・500 mg 1回1錠　1日2回　朝夕食後	テネリグリプチン錠 20 mg 1回1錠　1日1回　朝食後	病状の変化により投与がふさわしくなくなったため
フルスルチアミン錠 25 mg 1回1錠　1日2回　朝夕食後	（削除）	効果が認められないため
エゼチミブ錠 10 mg 1回1錠　1日1回　朝食後	（削除）	病状の変化により投与がふさわしくなくなったため
シロスタゾール錠 50 mg 1回2錠　1日2回　朝夕食後	シロスタゾール錠 50 mg 1回2錠　1日2回　朝夕食後	―
ベラパミル錠 40 mg 1回2錠　1日2回　朝夕食後	ベラパミル錠 40 mg 1回2錠　1日2回　朝夕食後	―
レバミピド錠 100 mg 1回1錠　1日2回　朝夕食後	レバミピド錠 100 mg 1回1錠　1日2回　朝夕食後	―
フェブキソスタット錠 10 mg 1回1錠　1日1回　朝食後	フェブキソスタット錠 10 mg 1回1錠　1日1回　朝食後	―
ジルチアゼム徐放カプセル 100 mg 1回1カプセル　1日2回　朝夕食後	ジルチアゼム徐放カプセル 100 mg 1回1カプセル　1日2回　朝夕食後	―
硝酸イソソルビドテープ 40 mg 1回1枚　1日1枚	硝酸イソソルビドテープ 40 mg 1回1枚　1日1枚	―
ニコランジル錠 5 mg 1回1錠　1日2回　朝夕食後	ニコランジル錠 5 mg 1回1錠　1日2回　朝夕食後	―
フロセミド錠 20 mg 1回1錠　1日1回　朝食後	フロセミド錠 20 mg 1回1錠　1日1回　朝食後	―
スピロノラクトン錠 25 mg 1回1錠　1日1回　朝食後	スピロノラクトン錠 25 mg 1回1錠　1日1回　朝食後	―

　2016年度（平成28年度）診療報酬改定において薬剤総合評価調整加算が新設されたことに伴い、当院のような単科の急性期病院において多剤併用患者がどのくらいいるのか、現状を把握すべく調査を行った。調査は2016年（平成28年）6月と7月に入院した401人を対象とした。調査の結果、6剤以上の内服薬を4週間以上継続服用している患者は155人（38.7％）おり、このうち82人（52.9％）が75歳以上であった。また、この82人中74人（90.2％）は日本老年医学会が作成した『高齢者の安全な薬物療法ガイドライン2015』の「特に慎重な投与を要する薬物のリスト」に該当する薬剤を服用していることが分かり、当院のような循環器単科の急性期病院においても、入院中に評価すべき薬剤が多いのではないかと考えられた。そこで、患者にとって最適な薬物療法が行われるよう、多剤併用患者における減薬に対する取組みを開

始した。この取組みは従来の業務に加えて行ったため、薬剤師増員は行っていない。

薬物療法の最適化への介入方法

当院では薬剤師が入院時に患者の全ての持参薬を鑑別し、「持参薬鑑別・指示／入院契機持参薬使用理由書」と「薬歴管理表」に手書きで記載する。薬剤師はこの持参薬鑑別時に、6剤以上の内服薬を4週間以上継続して服用しているかどうか、全ての薬剤についてお薬手帳や紹介状などで確認する。ここで、6剤以上の内服薬を4週間以上継続して服用している患者を多剤併用患者とし、薬歴管理表に「⑥」と記載し患者のスクリーニングを行う。病棟担当薬剤師は看護師と薬剤師が参加する週1回の病棟カンファレンスで、服薬困難な患者や減薬希望のある患者について情報を収集し、介入する患者のピックアップも行っている。さらに、スクリーニングされた多剤併用患者において、NST、ICTが介入し減薬に至った場合には病棟担当薬剤師へ連絡する流れとし、病棟担当薬剤師は多剤併用患者が退院する際には薬剤総合評価調整加算の対象となるかどうか最終確認を行い算定につなげている。

薬物療法を最適化した症例

> ●症例
> 83歳・女性。155 cm、53.2 kg、BMI 22.0。冠攣縮性狭心症、気管支喘息、糖尿病、脂質異常症で当院クリニック通院中。4日前に食事ができなくなり好みのジュースを飲むなどしていたが、嘔気、倦怠感があるため、当院クリニックを受診。Cre上昇、電解質異常、高血糖、炎症反応高値であり、脱水、急性腎障害、尿路感染症の治療のため入院
> 入院時検査値：BUN 67.3 mg/dL、Cre 5.07 mg/dL

入院時持参薬は15剤の内服薬を4週間以上継続内服しており多剤併用患者であった。さらに、認知症もあったが（リバスチグミン4.5 mg使用）、患者が元看護師で在宅ケアを拒否され、自宅では家族が内服管理を行っている状況だった。入院後も食欲不振が続き、意欲低下も見られた。食欲不振に対し入院より3日後、ドンペリドン30 mg分3が処方された。食欲不振は落ち着いたが、薬剤師が検査値を確認したところテオフィリン濃度19.8 μg/mLと中毒域の可能性があるため、テオフィリン徐放錠400 mgから200 mgへ減量を主治医に提案し承諾された。減量後も喘息症状が悪化することはなかったため、テオフィリン徐放錠の必要性について主治医に相談し、テオフィリン徐放錠を中止することとした。テオフィリン徐放錠中止後は食欲不振も改善し、一時的に見られた味覚異常も改善された。また、入院から4日後には、急性腎障害を考慮し、持参薬で内服していたビルダグリプチン50 mg・メトホルミン500 mg配合錠の中止と、テネリグリプチン20 mgへの変更を主治医に提案し承諾された。その後、尿路感染症の治療のため他院泌尿器科コンサルを経た。NST回診や病棟カンファレンスで主治医だけでなく、医師や管理栄養士など他職種との調整を重ねた。認知症により自己管理が困難であること、高齢のため他剤併用による相互作用を回避するためにも薬剤数を少なくしてはどうかと提案し、主治医と内服薬減薬の調整の結果、最終的にはテオフィリン徐放錠、プランルカスト、フルスルチアミン、エゼチミブ中止となった。入院時内服薬15剤から退院時の内服薬は11剤へ減少した。

家族の働きかけも功を奏し、患者の食事量は徐々に増えた。MSWの介入により訪問看護は必要であれば対応可能とのことであったが、家族は朝早い時間帯と夜遅くであれば内服確認できるとのことであったため、内服薬を1日2回までの用法へ調整し退院となった（退院時は

BUN 18.9 mg/dL、Cre 1.71 mg/dL、入院日数94日）。

介入結果の地域との情報共有

　当院では入院中に減薬した場合、薬剤師は「薬剤総合評価調整記録」を作成する。この用紙には減薬した薬剤名と5項目（①病状の変化で投与不要、②効果なし・不十分、③重複・相互作用あり、④副作用の症状・検査結果あり、⑤アドヒアランス不良）から選択した理由を記載し、診療録に添付することで他職種と情報を共有している。また、退院時には入院中の治療に使用した薬剤や経緯を記載した「退院時情報提供書」を作成、お薬手帳に添付し患者に渡している。この内容により、患者本人や家族だけでなく、調剤薬局や他院への情報共有にもなっている。

他職種からの評価と要望

　病棟担当薬剤師は病棟とのカンファレンスの他、病棟看護師、管理栄養士、MSWや理学療法士も参加する週1回のカンファレンスにも参加している。薬の数が多く服薬困難な事例や1日3回の服薬が退院後の薬の管理に影響を及ぼす場合など、当院ではチームで介入する方針である。単に薬の数を減らすことだけが減薬の目的ではない。薬剤師がこのような取組みを行うことで、早期退院や退院後受け入れ施設への円滑な引き継ぎにもつながり、今後ますます薬剤師の意見が期待されている。　　（野々山 由香理）

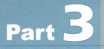

Part 3 薬物療法の最適化への取組み

11 投薬必要性を考慮した処方提案

Case 11-3 国家公務員共済組合連合会 KKR 高松病院
病棟薬剤師と薬剤師外来の薬剤師によるポリファーマシー回避への取組み

● 病院概要

所在地	香川県高松市
診療科目	19科(内科、呼吸器内科、循環器内科、消化器内科、アレルギー科、糖尿病内分泌内科、腎臓内科、リウマチ科、神経内科、外科、消化器外科、呼吸器外科、泌尿器科、脳神経外科、婦人科、眼科、放射線科、リハビリテーション科、麻酔科)
病棟数	4病棟
病床数	179床(一般179床) HCU 6床
病院機能評価	―
IT整備状況	電子診療録、院内LAN、薬剤部門システム
DPC	導入(平均在院日数11.7日)
入院患者	平均118人/日、入院処方箋:平均49.4枚/日、注射処方箋:平均223.8枚/日
外来患者	平均42.5人/日、外来処方箋:院内平均234.1枚/日、院外平均2.6枚/日(院外処方箋発行率1.1%)

● 薬剤部門概要

人数	薬剤師12.9人、薬剤師以外5人
病棟薬剤業務	診療報酬請求件数:平均700件/月 算定病棟数・病床数:4病棟・179床(1病棟・1週当たり20時間) 算定対象外病棟数・病床数:なし
薬剤総合評価調整	診療報酬請求件数:平均3.5件/月
薬剤管理指導	診療報酬請求件数:平均311件/月(担当薬剤師数:常勤換算4人) 実施病棟:全4病棟
その他の主な業務・施設基準	栄養サポートチーム加算、がん患者指導管理料3、外来化学療法加算1、感染防止対策加算1、無菌製剤処理料、薬剤総合評価調整管理料
夜間休日対応	夜間:居残り体制+オンコール体制、休日:日直体制+オンコール体制

薬剤部門として取り組むまでの流れ

 KKR高松病院(以下、当院)では、2001年(平成13年)より、NST、糖尿病委員会、ICT、呼吸ケア委員会などさまざまなチーム医療が開始され、薬剤師は積極的に参画を行ってきた。2002年(平成14年)には、薬剤管理指導業務を全病棟で開始し、チーム医療を中心とした病棟カンファレンスにも参画を行ってきた。ところが、地域医療崩壊問題等の影響もあり、2006

● 薬剤師の介入前後の処方の変化

介入前	介入後	変更理由
トルバプタン錠 7.5 mg 1回0.5錠　1日1回　朝食後	トルバプタン錠 7.5 mg 1回0.5錠　1日1回　朝食後	―
L-アスパラギン酸Ca錠 200 mg 1回1錠　1日2回　朝夕食後	L-アスパラギン酸Ca錠 200 mg 1回1錠　1日2回　朝夕食後	―
サナクターゼ配合カプセル 1回1カプセル　1日3回　毎食後	（削除）	症状緩和のため
ラロキシフェン錠 60 mg 1回1錠　1日1回　朝食後	（削除）	症状緩和のため
アルファカルシドール錠 0.5 μg 1回1錠　1日2回　朝夕食後	アルファカルシドール錠 0.5 μg 1回1錠　1日2回　朝夕食後	―
テプレノンカプセル 50 mg 1回1カプセル　1日3回　毎食後	（削除）	症状緩和のため
イミダプリル錠 5 mg 1回0.5錠　1日1回　朝食後	イミダプリル錠 5 mg 1回0.5錠　1日1回　朝食後	―
エチゾラム錠 0.5 mg 1回1錠　1日2回　朝夕食後	エチゾラム錠 0.5 mg 1回1錠　1日2回　朝夕食後	―
トラマドール・アセトアミノフェン配合錠 1回1錠　1日2回　朝夕食後	（削除）	副作用（嘔気）のため
エソメプラゾールカプセル 20 mg 1回1カプセル　1日1回　朝食後	エソメプラゾールカプセル 20 mg 1回1カプセル　1日1回　朝食後	―
クエン酸第一鉄錠 50 mg 1回1錠　1日2回　朝夕食後	クエン酸第一鉄錠 50 mg 1回1錠　1日2回　朝夕食後	―
ゾルピデム錠 5 mg 1回1錠　1日1回　就寝前	ゾルピデム錠 5 mg 1回1錠　1日1回　就寝前	―
テルビナフィン錠 125 mg 1回1錠　1日1回　朝食後	テルビナフィン錠 125 mg 1回1錠　1日1回　朝食後	―
ロキソプロフェン錠 60 mg 1回1錠　1日3回　毎食後	ロキソプロフェン錠 60 mg 1回1錠　疼痛時	疼痛経過良好のため
レバミピド錠 100 mg 1回1錠　1日3回　毎食後	レバミピド錠 100 mg 1回1錠　疼痛時	疼痛経過良好のため
―	ビソプロロール錠 2.5 mg 1回0.5錠　1日1回　朝食後	高齢者心不全の予後改善のため

11　投薬必要性を考慮した処方提案

年（平成18年）に医師が一挙に6人退職し、危機的な医師不足による医師の過重労働を招き、医療現場における疲弊が顕在化した状況であった。そこで、外来診療部門に着目し、医療サービスの確保と薬剤師の職域拡大を目指し、2007年（平成19年）に薬剤師8人が増員され、外来診察室で行っている医師の業務を薬剤師が多角的に支援を行う薬剤師外来業務を開始した。薬剤師外来業務では、外来診察室に薬剤師が同席し、主に医師のオーダ入力補助業務、服薬説明業務、医師臨床研究・治験補助業務を行っている。また入院中に病棟薬剤師が指導を行った内容について、薬剤師外来の薬剤師へ患者情報の共有化や連携を行い、必要に応じて、退院後も薬剤師外来の薬剤師が継続して、服薬指導を行っている（**図1**）。

Part 3 薬物療法の最適化への取組み

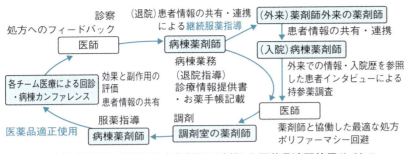

図1 病棟薬剤師と薬剤師外来薬剤師が連携した医薬品適正使用サイクル
（厚生労働省：平成24年度診療報酬改定資料を参考に作成）

薬物療法の最適化への介入方法

　多剤併用患者は、複数の疾患に罹患していることが多いため、薬効のエビデンスから処方の優先度を検討し、個々の患者に応じた包括的な薬剤師の介入が必要である。当院では、多剤併用患者のポリファーマシー回避に対して、薬剤師が高齢者の安全な薬物療法ガイドラインや領域別のガイドラインの減薬基準を用いて、医師へ減薬提案を行っている。

(1) 入院患者

　入院時に持参薬調査を行い、処方の必要性について主治医と検討を行っている。また持参薬の内容に不明な点がある場合は、患者本人や家族への確認、処方された医療機関に照会を行っている。入院中は、経過について、病棟カンファレンス等のチーム医療でも他診療科の医師と協働し、処方の必要性について検討を行っている。退院時は、再度、入院中の経過・返書の診療情報提供書の中止薬を確認し、退院指導を行っている。また必要に応じて、減薬が行われた理由について、主治医が記載する診療情報提供書への追記依頼や患者のお薬手帳へ記載を行っている。そして、薬剤師外来の薬剤師へ経過説明を行っている。

(2) 外来患者

　薬剤師外来の薬剤師は、多剤併用患者について、外来診察前までに抽出を行っている。そして、多剤併用患者の外来診察時に同席した薬剤師が患者の服薬状況の確認や処方の適正化の確認等による処方コーディネート業務を行っている。そして減薬が行われた内服薬の減薬理由や注意点について薬剤師が服薬説明を行う。病棟薬剤師より、経過説明を受けた退院患者については、継続服薬指導を行っている。また薬剤師外来を行っていない患者への取組みについては、今後の課題である。

(3) 薬局カンファレンス

　週1回程度、行っている薬局カンファレンスにて、介入する薬剤師間での減薬提案の差の減少を目的に、多剤併用患者の情報共有化や症例報告を行っている。

薬物療法を最適化した症例

> **●症例**
>
> 80歳代・女性。網膜剥離にて失明し、ヘルパーの介護により、在宅生活（要介護2）（服薬もヘルパー介助）。他院にて重症骨粗鬆症の加療中。夕方から急に呼吸不全の症状を自覚し、改善しないため当院に救急搬送され、受診。両側肺野に著明なうっ血を認め、急性うっ血性心不全と診断され入院。降圧利尿薬にて軽快し退院、他院にて継続フォロー。前回退院の3か月後に夜間胸痛、呼吸苦を主訴に当院に救急搬送。心不全の急性増悪（心不全再発）と診断され、入院。前回の入院と同様、降圧利尿薬の投与を行ったところ、速やかにうっ血症状は改善
> 検査値：(前回入院時) BNP 800 pg/mL、SBP 200 mmHg。(前回退院時) SBP 110 mmHg、脈拍 70 bpm 前後。(今回入院時) SBP 100 mmHg、脈拍 70 bpm 前後

　急性うっ血性心不全（初発）で入院中に心不全再発防止目的にてACE阻害薬の内服薬の導入が行われた。しかし、退院3か月後に心不全再発で入院となった。そこで、心不全再発防止に

ついて、カンファレンスにて検討を行った。

原疾患に対するカンファレンスでの検討（介入内容・根拠）：SBP 100 mmHg前後、脈拍70 bpm前後と低めに推移し、COPDの合併を認めていたため、病棟薬剤師より、高齢者心不全の予後改善効果のあるβ_1選択性遮断薬ビソプロロールの少量内服を提案し、追加となった（投薬必要性を考慮した処方提案）。

処方提案後の経過（介入内容・根拠）：全盲による不安症状に加え、心不全の再発入院や内服薬の追加により、内服薬の多さと嘔気を訴えられ、食事や内服ができなくなってきた（有害事象・残薬調査から服薬アドヒアランス不良のため治療方針の変更）。そこで、主治医と検討し、嘔気については、持参薬のトラマドール・アセトアミノフェン配合剤の影響を考慮し中止。疼痛コントロールは、経過良好なため、ロキソプロフェン、レバミピドを頓服処方へ変更となる。嘔気軽快し、引き続き、症状緩和にて、ラロキシフェン、サナクターゼ配合カプセル、テプレノンが中止となる。食事量や服薬状況が改善し、心不全の再発なく、経過良好にて退院。通院中の他院へ診療情報提供書にて減薬内容についての報告を行い、お薬手帳に減薬内容について記載し、退院指導。引き続き、心不全の経過確認目的にて、当院外来へ通院となる。病棟薬剤師より、経過について、薬剤師外来の薬剤師へ申送りを行った。

薬剤師外来による服薬状況の確認：薬剤師外来の薬剤師が外来受診時に服薬状況を確認。服薬アドヒアランス良好、かつ心不全の再発なく経過良好にて、他院で継続治療となった。

介入結果の地域との情報共有

他院へ転院となる場合は、診療情報提供書のやりとりで情報共有を行っている。そして、当院の薬剤師は、減薬が行われた理由について、主治医が記載する診療情報提供書の追記依頼や患者のお薬手帳へ記載をし、情報を提供している。また、独居の高齢者、認知症疑いの患者、多剤併用患者、服薬アドヒアランス不良の患者などを対象に主治医と薬剤師外来の薬剤師が患者本人や家族に同意を得て、ケアマネジャーと共に薬剤師と看護師が在宅訪問を行っている。在宅訪問では、在宅での生活状況や服薬状況を確認し、指導を行う。在宅訪問指導を行った患者については、主治医へ報告を行うことで、在宅での生活状況や服薬状況を考慮した外来診療につながっている。

他職種からの評価と要望

多剤併用患者への処方の適正化については、医師と薬剤師が協働した取組みにより、他職種からも一定の評価は得られている。例えば、看護師や栄養士・理学療法士が患者へ指導を行った際、「内服種類数が多く、用法も複雑で、飲み忘れてしまう」という患者の訴えを薬剤師へ情報提供することがある。その場合、常駐している薬剤師が主治医と協働し、速やかに服薬指導や処方調整への対応を行っている。このように患者の訴えに対して、他職種と連携し、的確に対応を行うことで、患者の服薬アドヒアランス維持につながっている。今後、さらなる処方の適正化への課題として、患者が使用している市販薬や外用薬・注射薬など全ての併用処方について、検討を行っていく必要がある。そのため、今後、より長期の期間で、より多くの処方状況を把握し、適切な処方について評価を行うことで、診療支援を行っていきたい。そして、ポリファーマシーの回避に対して、薬剤師の介入による診療支援の成果を積み重ねることで、有害事象の軽減や医療費の削減につながり、薬剤師の職能を発揮できる場が広がることを期待する。

（上野 良夫、眞鍋 伸次）

Part 3 薬物療法の最適化への取組み

12 患者の気持ちを尊重した処方提案

Case 12-1 特定医療法人社団三光会 誠愛リハビリテーション病院
回復期リハビリテーション病院における患者の声を尊重した処方薬減量への取組み

● 病院概要

所在地	福岡県大野城市
診療科目	4科（リハビリテーション科、神経内科、内科、整形外科）
病棟数	5病棟
病床数	206床（一般54床、医療療養152床） 回復期リハビリテーション病棟170床、療養病床36床
病院機能評価	審査体制区分2リハビリテーション病院（200床以上）（主たる機能）（3rdG：Ver.1.0）認定
IT整備状況	電子診療録、院内LAN
DPC	未導入（平均在院日数95.9日）
入院患者	平均176.2人/日、入院処方箋：平均89.7枚/日、注射処方箋：平均1.2枚/日
外来患者	平均103.9人/日、外来処方箋：院内平均28.7枚/日、院外平均0枚/日（院外処方箋発行率0％）

● 薬剤部門概要

人数	薬剤師3.5人、薬剤師以外3人
病棟薬剤業務	診療報酬請求件数：平均0件/月 算定対象病棟数・病床数：なし 算定対象外病棟数・病床数：5病棟・206床（1病棟・1週当たり0.25時間）
薬剤総合評価調整	診療報酬請求件数：平均2.7件/月
薬剤管理指導	診療報酬請求件数：平均6.2件/月（担当薬剤師数：常勤換算0.2人） 実施病棟：全5病棟
その他の主な業務・施設基準	医療安全管理委員会、NST会議、感染対策委員会、薬事委員会、褥瘡対策委員会、輸血療法委員会、医薬品安全管理委員会、併設老人保健施設の調剤・管理、医療安全対策加算2、感染防止対策加算2
夜間休日対応	夜間：オンコール体制、休日：オンコール体制

薬剤部門として取り組むまでの流れ

誠愛リハビリテーション病院（以下、当院）は206床の回復期リハビリテーション病院である。当院では平成27年（2015年）8月、医局、薬剤課、看護部、医事課をメンバーとする入院処方検討委員会を発足させ、院内処方薬の減薬への取組みを開始した。第1回委員会では、院内処方に関するルール作りを行い、入院中の処方は、最大6剤以内との原則を設定した。さら

●薬剤師の介入前後の処方の変化

介入前	介入後	変更理由
アセトアミノフェン錠200 mg 1回3錠　1日1回　夕食後	（削除）	症状緩和のため 患者からの中止希望のため
シロスタゾールOD錠100 mg 1回1錠　1日2回　朝夕食後	シロスタゾールOD錠100 mg 1回1錠　1日2回　朝夕食後	― （脳梗塞再発予防のため、継続）
シタグリプチン錠50 mg 1回1錠　1日1回　朝食後	シタグリプチン錠50 mg 1回1錠　1日1回　朝食後	― （かかりつけ医でフォローのため、継続）
メトホルミン錠250 mg 1回1錠　1日2回　朝夕食後	メトホルミン錠250 mg 1回1錠　1日2回　朝夕食後	― （かかりつけ医でフォローのため、継続）
越婢加朮湯エキス顆粒 1回2.5 g　1日2回　朝夕食後	越婢加朮湯エキス顆粒 1回2.5 g　1日2回　朝夕食後	― （痛みに対して著効しているため、継続）
ブロチゾラム錠0.25 mg 1回1錠　1日1回　就寝前	フルニトラゼパム錠1 mg 1回1錠　1日1回　就寝前	中途覚せいの訴えがあり、作用時間の長い薬剤へ変更し症状改善
ゾルピデム錠5 mg 1回1錠　1日1回　就寝前	ゾルピデム錠5 mg 1回1.5錠　1日1回　就寝前	入眠困難の訴えがあり、増量し症状が改善
―	プラミペキソール錠0.5 mg 1回0.5錠　1日1回　就寝前	レストレスレッグス症候群の訴えがあり、非薬物療法は実施済のため追加

に、委員会に付随して毎回10分程度の勉強会を行うこととなった。第2回委員会では、向精神薬多剤投与の減算ルールについての勉強会を開催した。薬剤課にて当院採用薬の向精神薬分類一覧を作成し、医師への周知を行った。減算ルールに該当する患者については、各主治医に薬剤調整を依頼した結果、処方の適正化につながった。また、患者のQOL向上が減薬に通じることから、当院では、摂食嚥下チーム（EST：eat swallow team）、栄養サポートチーム（NST）、認知症ケアチーム（DCT：dementia care team）、口腔ケアチームを作っている。ESTは経管から経口になる際に誤嚥のリスクは高くなるが、リスクを恐れず嚥下の評価を慎重に行うことにより、今まで経管栄養であった患者が経口摂取可能となっている。NSTはアルブミン値などから低栄養の患者を抽出し、チームでの回診、カンファレンス、補助食品の導入などにより、栄養状態の改善を図っている。また、DCTでは集団でのリハビリテーションや食事を行うことにより、抑うつ傾向でリハビリテーションなどに対して消極的であった患者の積極性が向上し全身状態が改善につながっている。また、口腔ケアチームは、義歯の調整、口腔内衛生の向上により、誤嚥のリスクが軽減している。これら各チームの全身状態向上に向けた取組みと入院処方検討委員会が連動して薬剤減少への取組みを行った結果、平成27年（2015年）10月から平成28年（2016年）4月の半年間、6剤以上持参薬のあった入院患者96人のうち、退院時に2剤以上の減薬を達成できた患者が41人と、約42.7％の患者の減薬に成功した。

薬物療法の最適化への介入方法

当院では、毎月60人ほどが退院している。現在、当院では薬剤師人員不足により、病棟薬剤業務に多くの時間を費やすのは困難な状況にあるため、薬剤管理指導の件数も限られてしまっている。そこで退院後に、独居など服薬管理が特に必要な患者を各病棟で月12人程度選定し、服薬指導を実施している。各処方薬の薬

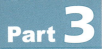

効を説明していく中で、患者から服薬の中止希望や、減薬に関する相談を受けることがある。そこで、患者の話をしっかりと聞き、その内容を医師へフィードバックすることにより減薬につなげることができる場合がある。

薬物療法を最適化した症例

●症例
75歳・男性。脳梗塞にて入院。左肩痛は夜間に悪化、不眠

入院時より左肩痛の訴えがあった。肩の痛みが夜にひどくなり眠れないとの訴えがあり、肩関節の炎症に対して越婢加朮湯が処方された。その後も肩の痛みと不眠が持続していたため、三環系抗うつ薬が有効と思われたが、高齢男性であり排尿障害が懸念されたため、アセトアミノフェンとブロチゾラムを試すことになった。また、夜間眠れないのは、左肩の痛みに加え足がつるのが原因との訴えがあり、足のつりに対しては芍薬甘草湯で様子を見ることになった。その後、「夜寝ている時に、両足がムズムズと神経が騒ぐような感じがする。脳梗塞になる前から同様の症状があったが、症状が強くなってきている」との訴えがあった。既往に糖尿病があり、レストレスレッグス症候群が疑われたが、マッサージや眠前の運動などの非薬物療法は既に実践済みであったため、薬物療法を検討し、プラミペキソール錠が開始となった。服用後、数日で患者本人より「ちょっと効いてきたような気がする。もう少し増やしたらもっと効くのだろうか？」との発言があり、増量することとなった。不眠に対しては、ブロチゾラム服用にもかかわらず深夜まで入眠できず、ゾルピデムを増量することになった。しかし、数日すると、「やっぱり眠れない。もっと強い薬がほしい」と不眠に対する問題が出てきた。そこで、ブロチゾラムからフルニトラゼパムへ変更

して経過観察することとなった。3か月ほど服用した時点で服薬指導を実施した際、今はもう肩の痛みはなくなったから痛み止めはいらないとの話があった。尿タンパクは陰性であるが、既往歴の糖尿病があり、体表面積未補正e-GFRcreatが57.65 mL/minと腎機能の低下が疑われた。アセトアミノフェンは肝代謝型であり、他のNSAIDsに比べて腎機能への影響は少ない薬剤ではあるが、漫然とした継続投与は避けた方が無難であり、また、患者本人より痛みの消失に伴っての減薬希望の申出もあることからアセトアミノフェンは不要であると判断し、主治医にフィードバックした結果、アセトアミノフェンは中止となった。その後、肩関節の炎症に対して越婢加朮湯は継続投与となっているが、痛みの増悪は起きていない。

当院では、脳卒中の後遺症による麻痺が残存し便秘を訴える患者が多い。トイレの介助、また下剤によるトイレの失敗は本人、家族、介護者の負担となることから、服薬指導時、これらに関する相談は多い。また、睡眠薬については、入院中は環境の変化などによる不眠の訴えは多いものの、退院後は中止したいとの患者の声も多い。さらに、鎮痛薬は症状消失後も漫然と処方が継続されているケースもある。薬剤師としては、特に下剤、鎮痛薬、睡眠薬の減量、中止について介入しやすい領域であると思われることから、今後も服薬指導時に患者の声をよく聞くことを一層心がけていきたい。

介入結果の地域との情報共有

当院では、退院時処方薬に薬剤情報提供文書を添付することで、かかりつけ医、また、かかりつけ薬局への情報提供を行っている。また、主治医より、入院中に中止した薬剤名とその理由（例：「血圧低下傾向でバルサルタン錠80 mg 1錠　1×朝食後中止」、「食思不十分で低栄養

状態のため、ピタバスタチン錠1 mg中止」など）や、新規開始になった薬剤の開始理由（例：「嚥下障害に伴う慢性の湿性咳嗽に対して半夏厚朴湯エキス顆粒開始」、「便秘に対してセンノシド開始」など）を薬剤総合評価のコメントとして記載し、かかりつけ医への情報提供を行っている。

他職種からの評価と要望

筆者が勤務してきたこの10年間の薬剤師数と病棟業務時間の関係を見ると、常勤換算で4人を下回ると急激に病棟業務時間が減少している。実際、常勤換算3.5人まで低下している現在は、思うように病棟業務を積極的に行えていない。現在、医師からは、「院内・外来で多剤処方が目立つ患者をリストアップし、その情報を定期的に知らせてほしい」との要望がある。また、看護師からは「まず病棟業務を充実してほしい」との強い要望が挙がっており、両者ともに、薬剤師の病棟活動の必要性を再認識している。さらに、医師からは、病棟での患者に関する情報収集を目的とした病棟カンファレンスへの参加、多剤服用中の患者への服薬指導実施、予測される副作用などの情報提供の希望がある。また、「下剤、鎮痛薬、睡眠薬の調節に薬剤師が積極的に関わることで減薬につながるのではないか」との声が挙がっている。そこで現在、薬剤課では、多剤服用患者の定期的なリストアップを始めている。今後は、病棟業務時間をさらに増やして患者の意見にしっかりと耳を傾けることにより、まずは下剤、鎮痛薬、睡眠薬の減薬に取り組んでいきたいと考えている。

（守 秀夫）

Part 3 薬物療法の最適化への取組み

12 患者の気持ちを尊重した処方提案

特定医療法人社団若林会 湘南中央病院

Case 12-2 がん終末期患者における緩和ケア病棟・在宅医療での患者の気持ちを尊重した処方提案

● 病院概要

所在地	神奈川県藤沢市
診療科目	23科〔内科、外科、整形外科、泌尿器科、消化器科、リウマチ科、呼吸器科、麻酔科、心療内科、循環器内科、胸部外科、皮膚科、神経内科、糖尿病内科、乳腺外科、放射線科、精神科、内分泌内科、肛門外科、腎臓内科（人工透析）、緩和ケア内科、リハビリテーション科、血液浄化科〕
病棟数	5病棟
病床数	199床（一般156床、医療療養43床） 急性期病棟52床、回復期リハビリテーション病棟36床、地域包括ケア病棟52床、医療療養病棟43床、緩和ケア病棟16床
病院機能評価	審査体制区分2一般病院1（100床以上）（主たる機能）（3rdG：Ver.1.0）認定
IT整備状況	診療録・院内処方箋は紙ベース、院外処方箋はオーダリング、院内LAN
DPC	未導入〔平均在院日数：12.7日（急性期病棟）、28日（緩和ケア病棟）〕
入院患者	平均177.9人／日、入院処方箋：平均42.0枚／日、注射処方箋：平均69.2枚／日
外来患者	平均342.8人／日、外来処方箋：院内平均2.9枚／日、院外平均207.4枚／日（院外処方箋発行率98.6％）

● 薬剤部門概要

人数	薬剤師10.8人、薬剤師以外0.4人
病棟薬剤業務	診療報酬請求件数：平均255件／月 算定病棟数・病床数：2病棟・95床（1病棟・1週当たり28.0時間） 算定対象外病棟数・病床数：3病棟・104床（1病棟・1週当たり24.7時間）
薬剤総合評価調整	診療報酬請求件数：1件／月
薬剤管理指導	診療報酬請求件数：平均249.4件／月（担当薬剤師数：常勤換算1.8人） 実施病棟：全5病棟　※急性期病棟、医療療養病棟のみ算定可能
その他の主な業務・施設基準	在宅訪問薬剤管理指導、ICT、NST、褥瘡ラウンド、院内製剤
夜間休日対応	夜間：オンコール体制、休日：オンコール体制

薬剤部門として取り組むまでの流れ

　湘南中央病院（以下、当院）は、199床の地域に密着したケアミックス型の病院である。また、2013年（平成25年）より在宅診療部を設置し、在宅緩和ケア医による在宅でのがん終末期看取りも行っている。当院薬局では、がん患者や家族へシームレスな安心感を提供することを目的に、

●薬剤師が患者の要望を聞きながら「中止薬・開始薬」を処方提案する際の根拠

中止薬	根拠	開始薬	根拠
胃粘膜保護薬	効果不十分、服用理由不明	鎮痛薬・鎮痛補助薬	症状緩和のため
H_2受容体拮抗薬	せん妄リスク増、他剤切替え	制吐薬	症状緩和のため
鎮咳薬	効果不十分	副腎皮質ステロイド	症状緩和、食欲不振、倦怠感等
抗悪性腫瘍薬	患者との合意の上で中止	気管支拡張薬	呼吸困難感
降圧薬	病状進行に伴う血圧低下	抗瘙痒薬	オピオイドによる瘙痒対策
抗血栓薬	腫瘍部より出血リスク大	下剤	オピオイド性便秘対策
鉄剤	服用しにくい	プロトンポンプ阻害薬	他剤から切替え
下剤	排便コントロールのため	オクトレオチド酢酸塩注	消化器症状緩和
抗前立腺肥大薬	膀胱留置カテーテル導入	定期薬から頓用へ変更	患者希望。中止するステップとして
骨粗鬆症治療薬	服用しにくい	剤形の変更（OD錠、散剤等）	服用しやすい剤形への変更。嚥下評価に合わせた剤形へ。粉砕しアイス等に混ぜて投与など工夫
漢方薬	患者希望		
心不全治療薬	外用剤へ切替え		
抗不安薬	投与経路変更		
糖尿病治療薬	食事量低下		
脂質異常改善薬	病状的に不要		
眩暈治療薬	せん妄リスク増		
メチルジゴキシン	TDM評価による		

抗悪性腫瘍薬治療開始時より各患者に担当の薬剤師を決め、入院や外来治療時に担当薬剤師が対応し、入院・在宅での看取りまで介入する症例も経験している。がん患者や家族は、治療や病状について不安を抱えており相談できる場も少ない中、顔なじみの担当薬剤師が対応することにより患者や家族の不安を軽減することの一助となればと考えている。また、患者の情報も熟知していることより、在宅移行後も患者や家族、また在宅診療部との懸け橋になることが可能となり、患者や家族だけでなく在宅医や訪問看護師からの評価も高い。そのようながん患者への関わりを病院薬剤師主導で推進してきた。

薬物療法の最適化への介入方法

当院薬局では、緩和ケア病棟において担当薬剤師が入院時より介入し、入院時、担当医とベッドサイドへ赴き、紹介状・お薬手帳・持参薬・副作用歴・嚥下・症状の有無等を確認するようにしている。また、回診・カンファレンスに出席し、患者のフィジカルだけでなく、社会的、スピリチュアル的な情報を収集し薬剤管理等を実施している。また、在宅診療部と連携し、保険薬局では対応が難しい注射剤の応需やオピオイド等の持続皮下注を使用する症例、痛み等の症状緩和が早急に必要な症例等に対して、当院薬剤師が在宅医に同行し、初回訪問より薬剤の確認・整理等を行い処方提案を行っている。加えて、必要に応じ初回訪問後、薬剤師2人で再度患者宅へ新規処方薬等を持参し、薬剤の説明や整理を行い、患者のニーズを見極めながらその後の在宅患者訪問薬剤管理指導・居宅療養管理指導等（以下、在宅薬剤指導）をスムーズに実施できるよう信頼関係を築く努力をしている。特に、早い段階に患者や家族と顔を合わせることは、その後の関係性を築く上で重要な因子であると考えている。

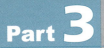

Part 3 薬物療法の最適化への取組み

薬物療法を最適化した症例

　がん終末期患者は、日々病状が変化し、薬剤の調整・評価に難渋する。また、嚥下機能が低下し内服が困難になるなど病状の進行に伴い、心と体のギャップが大きくなり患者のストレスが大きくなる。それに加え、症状緩和に伴う薬剤や慢性疾患の薬剤など多くの薬剤を服用しており、患者の訴えを聞き病状を把握しながら適切な薬剤の管理が必要となる。

　当院の緩和ケア病棟及び在宅診療におけるがん終末期患者に対して実施している、薬剤師の介入による薬剤の最適化への取組結果について紹介する。

　平成28年（2016年）4月から9月までの6か月間、当院緩和ケア病棟に入院した患者100人のうち、内服薬のみ継続となった患者52人において、入院時使用していた持参薬の薬剤数（頓用薬、オピオイド以外の外用薬を除く）と、入院後に薬剤師が介入し薬剤を整理した後の処方薬の薬剤数を比較した。入院時使用していた持参薬の薬剤数の平均は8.1剤、薬剤師が介入し薬剤を整理した後の処方薬の薬剤数の平均は6.3剤であった。中止となった薬剤の平均は2.7剤、新たに開始した薬剤の平均は0.8剤であった。

　また、在宅診療部と協働し、当院薬剤師が在宅薬剤指導に初回から介入したがん終末期患者25人において、初回訪問時、患者が使用していた薬剤数（頓用薬、オピオイド以外の外用薬を除く）と、当院薬剤師が介入し薬剤を整理した後の処方薬の薬剤数を比較した。初回訪問時、患者が使用していた薬剤数の平均は6.5剤、薬剤師が介入し薬剤を整理した後の処方薬の薬剤数の平均は5.1剤であった。中止となった薬剤の平均は3.0剤、新たに開始した薬剤の平均は1.6剤であった。また、初回訪問時に、持続皮下注射が開始となった症例は7例であった。

　両結果において、中止となった薬剤は、胃粘膜保護薬、下剤、制吐薬、脂質異常改善薬の他、降圧・循環器系治療薬、糖尿病治療薬、抗血栓薬など、中止するためには、検査等が必要な薬剤や生命予後に関わる薬剤もあり、慎重な判断が必要な薬剤も含まれていた（冒頭表参照）。薬剤師が必要に応じ、検査依頼やハイリスク薬の副作用情報を提供・指導を行うことにより、患者や家族の不安を軽減することができ、そこに関わる医療スタッフへの注意喚起も可能であった。また、開始となった薬剤は、オピオイド・NSAIDs・鎮痛補助薬等の鎮痛薬、下剤、プロトンポンプ阻害薬、副腎皮質ステロイドの他、症状緩和のための薬剤等も、がん終末期で患者の病状が刻々と変化する中、適切なタイミングで薬剤の提案ができ、定期内服薬から頓用でも可能な薬剤についても提案を行い、定期内服薬を整理することが可能であった。また、医療用麻薬の残薬の整理や管理方法についても、医師と連携し安全で無駄がないような対応が可能であった。

　がん終末期患者や家族は、過去の経験や情報等から、医療用麻薬への不信感、抗悪性腫瘍薬や補完代替療法への願望、注射剤の拒否などの訴えも多くあり、必要な薬剤の中止・開始に難渋する症例を経験する。実際、入院中、オピオイドの持続皮下注射を拒否していた肺がんで呼吸苦がある患者と家族に対し、入院中よりオピオイドの説明、PCA付携帯型持続注入器の実物を確認してもらい、簡便であることや定期的に病院薬剤師が訪問する旨の説明を根気よく続け、退院後すぐにオピオイドの持続皮下注が導入でき、そのまま自宅での看取りまで介入したケースも経験している。オピオイド等の薬剤の追加や増量となることへの不安や注射による生活の制限の心配など、患者だけでなく家族の不安も大きくなる。医師からの説明に加え、日頃から介入し信頼関係を築いている薬剤師が薬学的なアプローチを続けることにより、患者や家

族、他のスタッフの負担も軽減することができ、スムーズなチーム医療につなげることができる。

介入結果の地域との情報共有

緩和ケア病棟での多くは死亡退院となるが、自宅等への退院となる場合、退院時指導書やお薬手帳を利用し、頓用薬等の使用方法などの情報を共有している。また、入退院時に当院薬局と保険薬局や他病院薬剤部間で、FAX等での情報の共有を行ったケースや、症状コントロールのため、一旦当院薬局で在宅薬剤指導を導入し、症状安定後にかかりつけ薬局の薬剤師に声がけを行い、当院薬剤師と一緒に在宅薬剤指導へ同行してもらい、その後の治療方針等について在宅医を交えて直接伝達し、スムーズに保険薬局へ移行できた症例も経験しており、顔の見える薬薬連携も経験している。

また、がん終末期の諸症状について、在宅診療部を中心に地域の医療スタッフへの研修会や市民公開講座を行っており、院内外の薬剤師が参加して知識の共有を行っている。

他職種からの評価と要望

薬剤師が患者や家族から信頼を得るためには、十分なコミュニケーションを取る時間が必要であると実感する。しかし、薬剤師が薬の説明だけで患者への介入が十分ではなく、信頼関係が築けていないこともしばしば見受けられる。また、病状等が悪くなってからの介入は対応が後手に回ることも多いため、日々患者や家族と顔を合わせ、信頼関係を築きながら、小さな変化やニーズを見逃さないように接することが信頼関係を築く第一歩である。当院で試みているがん化学療法から介入する担当薬剤師の関わりは、患者との信頼関係を築きやすく、主治医や診療科が変更となった場合でもスムーズな介入が可能であり、また在宅診療では在宅医と薬剤師が一緒に活動し、患者情報を提供し処方提案につなげることは在宅診療部からの評価も高く、コミュニケーションが取りやすい病院薬剤師が在宅に介入するメリットは高いと感じる。また、訪問看護師とも密に連携することで、注射剤の針の差し替えや褥瘡の対応など、お互いの職能を生かした連携が可能となり、患者やその家族からも高い評価を得ている。薬剤師は逃げ腰にならず、がん患者やその家族に、医療用麻薬の説明や持続皮下注射等の使用方法、悪い情報の伝達に対しても積極的に介入することも、チームの一員として期待されていることを忘れてはいけない。

がん終末期患者における在宅医療は、病院の医師や看護師との連携がスムーズな病院薬剤師の介入は有益であるが、地域医療に目を向けると保険薬局のかかりつけ薬剤師の存在は不可欠である。病院薬剤師が地域の薬剤師との関係性を築き、医師と保険薬局の薬剤師との懸け橋となり連携を深めることは、患者を中心とした地域医療への重要な関わりの1つであることを意識して今後の活動を推進したい。

（宮澤 正幸）

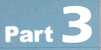

12 患者の気持ちを尊重した処方提案

医療法人社団協友会 船橋総合病院
在宅業務での多職種協働で患者の気持ちを尊重した処方提案

●病院概要

所在地	千葉県船橋市
診療科目	21科(外科、内科、整形外科、小児科、皮膚科、神経内科、脳神経外科、耳鼻咽喉科、消化器内科、循環器内科、呼吸器内科、麻酔科、眼科、泌尿器科、糖尿病内科、救急科、院長外来、予約外来、放射線科、リハビリテーション科、人工透析)
病棟数	5病棟
病床数	246床(一般246床) 回復期リハビリテーション病棟46床
病院機能評価	審査体制区分3一般病院2(200〜499床)(主たる機能)(3rdG：Ver.1.0)認定
IT整備状況	オーダリング、電子診療録、院内LAN、調剤システムRINKs
DPC	導入(平均在院日数12.6日)
入院患者	平均230.4人/日、入院処方箋：平均80.9枚/日、注射処方箋：平均100.2枚/日
外来患者	平均550.8人/日、外来処方箋：院内平均5.6枚/日、院外平均284.8枚/日(院外処方箋発行率98.1％)

●薬剤部門概要

人数	薬剤師18人
病棟薬剤業務	診療報酬請求件数：平均846件/月 算定病棟数・病床数：3病棟・150床(1病棟・1週当たり30時間) 算定対象外病棟数・病床数：2病棟・96床(1病棟・1週当たり14時間)
薬剤総合評価調整	診療報酬請求件数：平均1件/月
薬剤管理指導	診療報酬請求件数：平均950件/月(担当薬剤師数：常勤換算7人) 実施病棟：全5病棟
その他の主な業務・施設基準	感染管理チーム、栄養サポートチーム、緩和ケアチーム、化学療法委員会、糖尿病教育入院、褥瘡対策委員会、TDM、訪問薬剤管理指導業務、無菌製剤処理加算1・2
夜間休日対応	夜間：オンコール体制(二次救急担当日は当直体制)、休日：日直体制

薬剤部門として取り組むまでの流れ

　高齢化を迎えた近年では、自宅にある残薬が問題となっている。残薬があるにもかかわらず処方がなされ、さらなる残薬となる。理由の1つとしてポリファーマシーが挙げられる。船橋総合病院(以下、当院)では、10年以上前から在宅診療を行っている。当院の在宅医学会認定

●薬剤師の介入前後の処方の変化

介入前	介入後	変更理由
ジゴキシン錠 0.125 mg 　1回1錠　1日1回　隔日　朝食後	ジゴキシン錠 0.125 mg 　1回1錠　1日1回　隔日　朝食後	―
アムロジピン錠 5 mg 　1回1錠　1日1回　朝食後	アムロジピン錠 5 mg 　1回1錠　1日1回　朝食後	―
エルデカルシトールカプセル 0.75μg 　1回1カプセル　1日1回　朝食後	エルデカルシトールカプセル 0.75μg 　1回1カプセル　1日1回　朝食後	―
エピナスチン錠 20 mg 　1回1錠　1日1回　夕食後	(削除)	かゆみや花粉症時期に無症状のため
酪酸菌錠 20 mg 　1回1錠　1日2回　朝夕食後	(削除)	OTC薬のビオフェルミンを好んで服用しているため
テプレノンカプセル 50 mg 　1回1カプセル　1日2回　朝夕食後	(削除)	OTC薬の大正漢方胃腸薬服用で胃部不快感はないため
ビタミン B_1・B_6・B_{12} カプセル 25 mg 　1回1カプセル　1日2回　朝夕食後	(削除)	食欲低下はなく服用理由が定かでないため
メコバラミン錠 500μg 　1回1錠　1日3回　毎食後	(削除)	しびれがないため
アンブロキソール錠 15 mg 　1回1錠　1日3回　毎食後	(削除)	呼吸器症状がないため
酸化マグネシウム錠 330 mg 　朝2錠・昼2錠・夜1錠　毎食後	酸化マグネシウム錠 330 mg 　朝2錠・昼2錠・夜1錠　毎食後	―
ツロブテロールテープ 2 mg 　1回1枚　1日1回　20時	ツロブテロールテープ 2 mg 　1回1枚　1日1回　20時	―
大正漢方胃腸薬(OTC薬) 　適宜	大正漢方胃腸薬(OTC薬) 　適宜	―
ビオフェルミン(OTC薬) 　適宜	ビオフェルミン(OTC薬) 　適宜	―
酸素 　0.5 L	(削除)	使用しておらず、呼吸器症状もないため

専門医を中心に行われ、在宅診療を行う患者に院内の薬剤師が在宅での薬剤管理を指導する。訪問から帰院した医師が院内処方を行い、薬剤師が処方監査し、院内処方箋が発行される。処方箋に基づき調剤・鑑査を行い、薬剤師が患者宅等へ伺う。週3回、担当薬剤師は3人(病棟業務など他の業務と兼務)、4～8時間の業務となっている。1患者について原則、月1回の訪問を行っている。徒歩、電動自転車、公用車と訪問手段はさまざまである。

薬物療法の最適化への介入方法

在宅での指導を行っている患者に対しては、訪問後の医師との協議、薬剤師訪問時の患者宅や施設から外線付PHSでの医師や訪問看護師との協議、薬剤師訪問後の医師や訪問看護師との協議が行われる。患者の状態や患者の理解力・身体的な能力、介護者の有無や介護者の協力の可否などを検討材料に入れ、必要でないポリファーマシーに陥っていないかを長い経過の

Part 3　薬物療法の最適化への取組み

中で判断していく。そのためには、介護ヘルパーや訪問リハビリテーション担当者からの情報も大きく加味される。

薬物療法を最適化した症例

●症例
96歳・女性。慢性心不全、慢性心房細動、高血圧、骨粗鬆症、慢性胃炎、末梢神経障害、慢性気管支炎、気管支喘息、便秘症

　患者は自室内歩行可能でベッドサイドのポータブルトイレを使用している。難聴であるが大きな声での会話の応答は良好である。介護者は、患者の息子の嫁で同居している。薬の管理や細かな情報のやり取りは、介護者が行っている。介護者が用法ごとに服用分をそろえて、患者へ渡している。貼付薬は、寝る前に介護者が貼り替えている。在宅診療開始時の使用薬剤は11種類（冒頭表参照）で内服薬は調節予定の酸化マグネシウム錠以外は一包化し、その他OTC薬の胃腸薬（大正漢方胃腸薬）と整腸剤（ビオフェルミン）が1種類ずつとなっていた。訪問初回での本人への聞き取りでは、「整腸剤はこっち（OTC薬）ばかり飲んでいます。効きますからね」とのこと、介護者への聞き取りでは、「張りついて飲みにくいため、オブラートを使っています。エピナスチン錠は以前にかゆみで他院の皮膚科にかかった時から服用しています」とのことである。まず、飲みにくさに対して使用しているオブラートはさらなる張りつきが起こることがあるので、服薬補助ゼリーや市販のゼリー飲料の使用を勧めた。医師へ情報提供・相談し、補助ゼリーなどの使用感を確認していくこととなる。訪問看護師にも確認を電話で依頼し、訪問サービス者で確認を継続した。その後、補助ゼリーなどは使用感が合わず、負担額も大きいと訴えがあった。張りつきやすいカプセル剤に着目し、中止が可能か医師へ相談した。OTC薬の胃腸薬を服用中で胃部不快感はないと本人より聞き取った情報を医師へ情報提供し、テプレノンカプセルが中止となる。また、食欲の低下はなく、服用理由が定かではないビタミンB_1・B_6・B_{12}カプセルもカプセル剤であるため、その後中止となっている。OTC薬の整腸剤を好んで服用しており、残薬となっている酪酸菌錠を薬剤師が回収した。医師へ相談し、OTC薬を服用しているのであれば酪酸菌錠を中止するとして飲みきり終了となる。かゆみの訴えがないことや花粉症時期に無症状であることなどを医師へ情報提供し、エピナスチン錠は中止となった。朝に起きることが少なく、昼前ぐらいに起床することが多い。1日3回のうち、朝食後分が服用困難となることが出てきた。元々、在宅酸素を導入していた患者であるが使用はなく、呼吸器症状も見られていない。在宅酸素を中止し、ボンベ等も返却された。その後も自己排痰はできており、SpO_2は90％以上を保っている。在宅酸素中止後から、訪問ごとに医師と相談を重ね、アンブロキソール錠は中止となった。本人、介護者、訪問看護師にしびれの有無を継続して確認してもらっていた。歩行は変わらず自室内は可能で、転倒はなく、会話からもしびれの訴えは聞かれない。医師と協議を重ねて、メコバラミン錠は中止となる。これらにより、一包化分の服用回数を1日2回に減らすことができた。

　一度に処方変更が行われたわけではなく、これらは在宅診療開始から1年ほどの経過の中での出来事である。在宅診療では、患者自身の病状の変化が乏しく、本人だけでなく介護者も含めて納得できる結果を確認しながら、処方変更されていく。医師への処方提案だけでなく、情報提供した内容を診療録に残し、他のサービス事業所とのやり取りの結果を文書にしておく。処方変更ごとにお薬手帳、薬剤情報提供文書を訪問看護ステーションなどのサービス提供者へ

提供する。居宅療養管理指導の内容を文書でケアマネジャーに報告し、患者の要望などがあれば、電話で連絡なども行う。

介入結果の地域との情報共有

お薬手帳、写真付薬剤情報提供文書は患者宅や施設に配置するだけでなく、FAXを利用し、訪問看護ステーションや介護ヘルパー事業所、ケアマネジャーに情報提供する。また、FAXするだけでなく、電話連絡も行う。さらに、必要時は患者宅や施設内で顔を合わせて話をしたり、現状と今後についての検討を行う。顔が見える、顔を見せるというのは、在宅診療において必要な信頼や安心を得るには必須の項目である。

他職種からの評価と要望

「患者宅からでも薬剤師に気軽に相談できる。いつ薬剤師から薬を渡せるかをその場でスケジューリングできるから介護者に喜ばれる」、「臨時処方をすぐに渡してくれるので、早期から服用が開始できる」、「在宅患者が入院した際、在宅と入院を通して薬物治療しやすいように処方提案や疑義照会をしてくれる。在宅への復帰をスムーズに移行する上で、在宅診療に関わる薬剤師が介入していることが必要である」と医師、院内の看護師、訪問看護師から評価を得ている。今後は、入院時や退院時の情報が不足しがちになる場面で、速やかに情報提供が可能となるように院内と在宅の双方向に発信できるツールを検討している。　　　（大貫 敏明）

Part 3 薬物療法の最適化への取組み

12 患者の気持ちを尊重した処方提案

Case 12-4 一般財団法人光ヶ丘愛世会 光ヶ丘スペルマン病院
高齢者薬物療法の最適化に「スクリーニング/アセスメント・リスト表」を用いた取組み

●病院概要

所在地	宮城県仙台市
診療科目	10科（内科、呼吸器内科、アレルギー科、リウマチ内科、老年内科、漢方内科、小児科、産婦人科、緩和ケア内科、皮膚科）
病棟数	5病棟
病床数	140床（一般140床） 緩和ケア病棟20床、特殊疾患病棟40床、地域包括ケア病床5床
病院機能評価	審査体制区分2一般病院1（100床以上）（主たる機能）（3rdG：Ver.1.1）認定
IT整備状況	オーダリング（処方、注射）、調剤支援システム、院内LAN、PACS
DPC	未導入（平均在院日数16.9日）
入院患者	平均106人/日、入院処方箋：平均37.8枚/日、注射処方箋：平均87.1枚/日
外来患者	平均135.6人/日、外来処方箋：院内平均6.2枚/日、院外平均79.4枚/日（院外処方箋発行率92.8％）

●薬剤部門概要

人数	薬剤師6人、薬剤師以外1人
病棟薬剤業務	診療報酬請求件数：平均0件/月 算定対象病棟数・病床数：3病棟・75床（1病棟・1週当たり18.5時間） 算定対象外病棟数・病床数：2病棟・65床（1病棟・1週当たり1.0時間）
薬剤総合評価調整	診療報酬請求件数：平均1件/月
薬剤管理指導	診療報酬請求件数：平均108.4件/月（担当薬剤師数：常勤換算0.3人） 実施病棟：5病棟中3病棟（内科病棟、小児科病棟、産婦人科病棟）
その他の主な業務・施設基準	TPN調製、TDM、医療安全委員会、NST、ICT、褥瘡対策委員会
夜間休日対応	夜間：オンコール体制、休日：オンコール体制

薬剤部門として取り組むまでの流れ

　光ヶ丘スペルマン病院（以下、当院）は、仙台市東部に位置し周囲半径2キロ圏内に300から600床規模の急性期病院3施設に隣接している。当院は呼吸器内科、リウマチ内科、老年内科、産婦人科、小児科、緩和ケア内科等を標榜するケアミックス型病院であり、ポストアキュートとして隣接する急性期病院からの患者とサブアキュートとして在宅、老健施設等から慢性疾患における急性増悪患者に対する診療機能を有している。

● 薬剤師の介入前後の処方の変化

介入前	介入後	変更理由
ピタバスタチン錠 1 mg 1回1錠　1日1回　夕食後	（削除）	検査値より厳格なコントロールの必要性がないため
トリメブチン錠 100 mg 1回1錠　1日2回　朝夕食後	（削除）	治療効果不明のため
酸化マグネシウム散 1回0.3 g　1日2回　朝夕食後	酸化マグネシウム錠 500 mg 1回1錠　便秘時	下痢をすることもあり退院時に頓用とした
レバミピド顆粒 20％ 1回0.5 g　1日2回　朝夕食後	（削除）	治療効果不明のため
ランソプラゾール OD 錠 15 mg 1回1錠　1日1回　就寝前	ランソプラゾール OD 錠 15 mg 1回1錠　1日1回　就寝前	―
ブロチゾラム OD 錠 0.25 mg 1回1錠　1日1回　就寝前	ブロチゾラム OD 錠 0.25 mg 1回1錠　1日1回　就寝前	―
モンテルカスト錠 10 mg 1回1錠　1日1回　就寝前	モンテルカスト錠 10 mg 1回1錠　1日1回　就寝前	―
デキストロメトルファン錠 15 mg 1回1錠　1日3回　毎食後	（削除）	症状改善が見られたため
カルボシステイン錠 250 mg 1回1錠　1日3回　毎食後	（削除）	症状改善が見られたため
イブプロフェン錠 200 mg 1回1錠　1日3回　毎食後	（削除）	発熱なく治療上不要のため
セフジニルカプセル 100 mg 1回1カプセル　1日3回　毎食後	（削除）	点滴へ変更のため
テオフィリン徐放錠 50 mg 1回1錠　1日2回　朝夕食後	テオフィリン徐放錠 200 mg 1回0.5錠　1日1回　就寝前	アドヒアランス向上のため
ブロチゾラム錠 0.25 mg 1回1錠　1日1回　就寝前	（削除）	重複のため
ジアゼパム錠 2 mg 1回1錠　1日1回　就寝前	（削除）	ブロチゾラム錠だけで眠れると患者の訴えより
プレドニゾロン錠 5 mg 1回1錠　発作時	（削除）	処方日、処方機関不明で使用経験もなかったため
ブデソニド・ホルモテロール吸入配合剤 160 μg・4.5 μg 1回1吸入　1日2回	ブデソニド・ホルモテロール吸入配合剤 160 μg・4.5 μg 1回1吸入　1日2回	
チオトロピウム吸入剤 2.5 μg 1回2吸入　1日1回	チオトロピウム吸入剤 2.5 μg 1回2吸入　1日1回	―
ブロムフェナク点眼液 0.1％ 1回1～2滴　1日2回	ブロムフェナク点眼液 0.1％ 1回1～2滴　1日2回	―

　2015年（平成27年）12月に日本老年医学会により『高齢者の安全な薬物療法ガイドライン2015（以下、ガイドライン）』に改訂されたことを契機に、当院における2015年（平成27年）入院患者の持参薬等に関する調査を実施した。調査結果では、入院患者の約60％が75歳以上の高齢者であり、入院時の平均持参薬剤数は7.4剤であり薬物有害事象のリスクが増加する

Part 3 薬物療法の最適化への取組み

とされている6剤以上であったこと、さらにガイドラインにある高齢者等に対して「特に慎重な投与を要する薬物」の平均持参薬剤数が1.9剤であったことが明らかになった。そこで、2015年（平成27年）11月から病棟薬剤業務において、特に高齢者に対する薬物療法の最適化に取り組むことにした。

薬物療法の最適化への介入方法

実施に当たり薬物療法の最適化に必要と思われるスクリーニング、アセスメント項目を検討し「スクリーニング/アセスメント・リスト表」（表1）を作成した。病棟担当薬剤師は、持参薬を含む薬剤について本リスト表に基づき潜在的に不適切な薬剤（PIMs）やADLのリスク因子である薬剤等のアセスメントを行っている。また、入院時には原則として患者・家族に対する医師による病状・治療方針の説明に同席し、さらに、薬剤師による患者面談、病棟カンファレンスにより患者情報、患者・家族の思い、ケア上の問題点等の情報を収集し患者背景も含めた全体像の把握に努めている。

上述における薬剤に対するスクリーニング・アセスメント結果と患者情報を基にリスク・ベネフィットバランスを踏まえ、以下の項目について総合的に判断し薬剤の減量、変更、中止等について文書により医師へ処方提案を行っている。

①生理機能（肝機能、腎機能等）
②相互作用（薬物間、薬物と疾患）
③薬剤による有害事象
④薬剤の過量投与
⑤臨床的に不要な薬剤（薬効が期待できない）
⑥患者の余命と薬剤投与によるアウトカムの期待度
⑦処方カスケード（副作用に対する処方薬剤）
⑧同効薬の重複
⑨服薬アドヒアランス

処方提案のタイミングは、持参薬の切替え時を目安としており、処方変更の際は、その後の患者状態を観察し新たな有害事象の有無を確認することにしている。

表1　スクリーニング/アセスメント・リスト表

分類	スクリーニング項目	アセスメント項目
禁忌	禁忌薬を有する薬剤	処方薬剤間の禁忌の有無
	禁忌疾患を有する薬剤	疾患と薬剤の禁忌の有無
	薬物アレルギー	関与する薬剤の有無
相互作用	相互作用を有する薬剤	①処方薬剤間の相互作用の有無 ②相互作用による影響
用法用量	腎機能低下時の要注意薬剤	投与量
	肝機能低下時の要注意薬剤	
	投与速度に制限のある薬剤	投与速度
副作用	副作用	①副作用発現の有無 ②予測される副作用 ③減量・中止の必要性
適応症	処方薬剤の適応症	処方薬剤の適応症と疾患の整合性
	病歴	
ADL	転倒・転落要因薬剤	①代替薬の有無 ②減量・中止の必要性 ③該当薬剤による患者への影響・問題点
	褥瘡要因薬剤	
	せん妄要因薬剤	
	不眠要因薬剤	
	便秘・下痢要因薬剤	
認知機能	認知機能に影響を及ぼす可能性のある薬剤	
嚥下機能	嚥下機能低下を及ぼす可能性のある薬剤	
栄養	TPN製剤	病態に応じた栄養管理
服薬管理	服薬アドヒアランス	自己管理能力
検査	定期的な検査を要する薬剤	検査項目
		検査時期
高齢者	高齢者に対し慎重に投与すべき薬剤	薬剤による影響の有無

薬物療法を最適化した症例

●症例
80歳代・女性。肺炎で入院
既往歴：気管支喘息、不眠症、脂質異常症
検査値：WBC 6000/μL、CRP 4.65 mg/dL、TC 150 mg/dL、TG 50 mg/dL、HDL-C 73 mg/dL

入院時持参薬は18種類（頓用の外用剤を除く）であった（冒頭表参照）。患者からの聞き取りにより、ブロチゾラム錠は異なる剤形を持参したが重複して内服はしていないとのことであった。また患者は独居であり、持参した薬剤数にばらつきがあることからアドヒアランス不良に思われた。患者からは「ジアゼパム錠はなくてもブロチゾラム錠だけで眠れると思う。薬をできれば整理したい」との訴えがあり、患者の家族からも「薬が多く一人では管理できないので整理してほしい」との要望があった。

上述の薬剤に対する患者・家族の意向や同種・同効薬の重複、服薬アドヒアランスの低下、臨床的に不要な薬剤等のスクリーニング・アセスメント結果を踏まえ、薬剤投与によるリスク・ベネフィットバランスを総合的に評価し、さらに、ピタバスタチン錠についても厳格な脂質コントロールの必要性はないと判断し、各薬剤の減量又は中止について医師へ提案した。

その結果、ピタバスタチン錠を含む7薬剤が中止、デキストロメトルファン錠、カルボシステイン錠は症状の改善が見られたため中止、ジアゼパム錠に関しては2 mgから1 mgへ漸減し中止となった。各薬剤中止により患者の容態に変化は見られず、退院時には8剤に減薬となった。また、退院後の生活スタイルに合わせ薬剤の服用タイミングを「就寝前」に統一し、一包化することでアドヒアランス向上にも貢献できたと考える。

介入結果の地域との情報共有

有効かつ安全な薬物療法を継続的に行っていくためにも退院先における医療・介護職種との連携が欠かせない。情報提供ツールとしては、「お薬手帳」と「退院時薬剤情報提供書」を用い、退院時処方内容のみならず、入院中に薬剤師による処方提案により処方変更に至った理由やその経緯、特にモニタリングを要する副作用、検査値、症状、徴候等について、退院・転院先で担当する薬剤師等に提供することを心がけている。

他職種からの評価と要望

2016年（平成28年）2月に当院において実施した持参薬に関する医師へのアンケート結果からは、多剤併用の相互作用等について懸念する意見が多く、持参薬の変更に大きな抵抗はなかった。また、持参薬の継続に関する処方提案について薬剤師の積極的な介入を望む傾向にあった。特に薬物療法の有効性と安全性に関わる処方薬剤間の相互作用については、直接医師からの意見もあり情報提供の質の向上にさらに取り組んでいきたい。

加えて、特定入院料である特殊疾患病棟と緩和ケア病棟からも担当薬剤師の配置や薬物療法の最適化への取組みの展開が求められている。

（遠藤 武弘、大内 友季江）

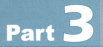

13 残薬に関連した処方提案

特定医療法人八木厚生会 八木病院

高齢者の入院時残薬に対する処方提案
―減薬ツールの有効活用とプロトコルの導入による効率的な処方提案の実践

● 病院概要

所在地	福岡県福岡市
診療科目	11科〔外科、整形外科、脳神経外科、内科、皮膚科、神経内科、胃腸科、循環器科、リハビリテーション科、放射線科、麻酔科（ペインクリニック）〕
病棟数	3病棟
病床数	127床（一般88床、医療療養39床） 地域包括ケア病床6床、障害者病棟28床
病院機能評価	―
IT整備状況	オーダリング、院内LAN
DPC	未導入（平均在院日数18.7日）
入院患者	平均106.1人/日、入院処方箋：平均42枚/日、注射処方箋：平均55枚/日
外来患者	平均130人/日、外来処方箋：院内平均4枚/日、院外平均63枚/日（院外処方箋発行率94.0％）

● 薬剤部門概要

人数	薬剤師4人、薬剤師以外1人
病棟薬剤業務	診療報酬請求件数：平均0件/月 算定対象病棟数・病床数：2病棟・99床（1病棟・1週当たり22.5時間） 算定対象外病棟数・病床数：1病棟・28床（1病棟・1週当たり7.5時間）
薬剤総合評価調整	診療報酬請求件数：平均0件/月
薬剤管理指導	診療報酬請求件数：平均180件/月（担当薬剤師数：1.1人） 実施病棟：全3病棟
その他の主な業務・施設基準	安全管理委員会（医療安全管理者）、セイフティマネジメント部会、感染対策委員会、ICT、褥瘡対策委員会、NST、クリニカルパス委員会、がん化学療法委員会、TQM委員会、診療情報委員会、システム・情報委員会、薬事委員会、治験業務（審査委員会）、院内教育委員会等
夜間休日対応	夜間：オンコール体制、休日：オンコール体制

薬剤部門として取り組むまでの流れ

八木病院（以下、当院）は外科、整形外科、脳神経外科を中心とし、2次救急など地域に密着した医療を展開する病床数127床のケアミックス病院である。関連施設として4施設176床の老人施設を有しており、現在、薬剤部門は薬剤師常勤4人と事務補助員1人の体制で業務を行っている。当院では2012年（平成24年）の診療報酬改定以前より、薬剤師の病棟配置を行

●薬剤師の介入前後の処方の変化

介入前	介入後	変更理由
ブロチゾラム錠 0.25 mg 　1回1錠　1日1回　就寝前(PTP)	(削除)	転倒リスク、認知機能低下等のリスクのため、エスゾピクロン頓用に変更
ゾルピデム錠 5 mg 　1回1錠　1日1回　就寝前(分包)	(削除)	転倒リスク、認知機能低下等のリスクのため、エスゾピクロン頓用に変更
—	エスゾピクロン錠 1 mg 　1回1錠　不眠時	ブロチゾラム、ゾルピデムからの変更
酸化マグネシウム錠 500 mg 　1回2錠　1日3回　毎食後(PTP)	(削除)	腎機能低下で高Mg血症のリスクがあるため
センノシド錠 12 mg 　1回2錠　1日1回　就寝前(分包)	(削除)	服用による腹痛歴と残薬過多のため
—	ピコスルファート内用液 0.75% 　1回10滴　便秘時	酸化マグネシウム、センノシドからの変更
トラマドール・アセトアミノフェン錠 　1回1錠　1日3回　毎食後(PTP)	(削除)	痛みが消失しているにもかかわらず漫然と継続投与していたため
ドンペリドン錠 10 mg 　1回1錠　1日3回　毎食後(PTP)	(削除)	中止するトラマドール・アセトアミノフェンの副作用対策であったため
アトルバスタチン錠 10 mg 　1回1錠　1日1回　夕食後(分包)	(削除)	血管イベント発症抑制の意図もあったが年齢、アドヒアランス、HDL-C・LDL-C・TC基準値内、TG 47 mg/dLと低値のため総合的に一時中止を判断
オルメサルタン錠 20 mg 　1回1錠　1日1回　朝食後(分包)	オルメサルタン錠 20 mg 　1回1錠　1日1回　朝食後	—
ニフェジピンCR錠 20 mg 　1回1錠　1日2回　朝夕食後(分包)	(削除)	血管イベント発症抑制の意図もあったが血圧 105/50 mmHgまで下がっており転倒歴等もあることから
バゼドキシフェン錠 20 mg 　1回1錠　1日1回　朝食後(分包)	(削除)	長期不動状態のため深部静脈血栓等のリスクを考慮
—	アレンドロン酸錠 35 mg 　1回1錠　週1回　起床時	バゼドキシフェンからの変更

い、持参薬の鑑別は入院時最初の安全対策という位置づけで、持参薬に対する積極的な情報提供と処方提案を行っている。

しかしながら、多数の残薬があるにもかかわらず、そのまま継続指示となるケースもあり、処方意図を理解し、継続服用の必要性や有効性、安全性についてより踏み込んだ薬学的な所見を伝える必要があると考え、持参薬鑑別業務のあり方をさまざまな観点から見直すこととした。2010年(平成22年)の厚生労働省医政局長通知(医政発0430第1号。以下、医政局長通知)発出以降、チーム医療を通じシームレスな医療提供を展開していくための手段の1つとしてプロトコールに基づく薬物治療管理(PBPM：protocol based pharmacotherapy management)を導入、運用する施設[1,2]も増えている。当院も医政局長通知発出以降、持参薬管理を含め積極的にPBPMを導入してきたが、2015年(平成27年)に『高齢者の安全な薬物療法ガイドライン2015』[3](以下、ガイドライン)が10年ぶりに改訂したことを受け、ガイドラインを活用したPBPMの実践を行うことで残薬に対する処方提案を含め、鑑別業務がより効果的かつ効率的になり、さらには医師等の業務負担軽減につながると考えた。

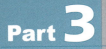

Part 3 薬物療法の最適化への取組み

薬物療法の最適化への介入方法

まず、持参薬鑑別の業務フローを再考し、それらをプロトコル管理表（図1）に落とし込み、医局会で調整後、安全管理委員会で承認を得た。各種減薬ツールがある中で本ガイドラインを活用することに対して反対も含めたさまざまな意見が出ることを予想していたが、昨今の外来・入院患者の高齢化、薬剤師の活動実績、またガイドラインに「薬剤師の役割」という項目が明記されており、処方提案を行う上で根拠となるべきものがあったことで医師に対して円滑にコンセンサスが得られた。

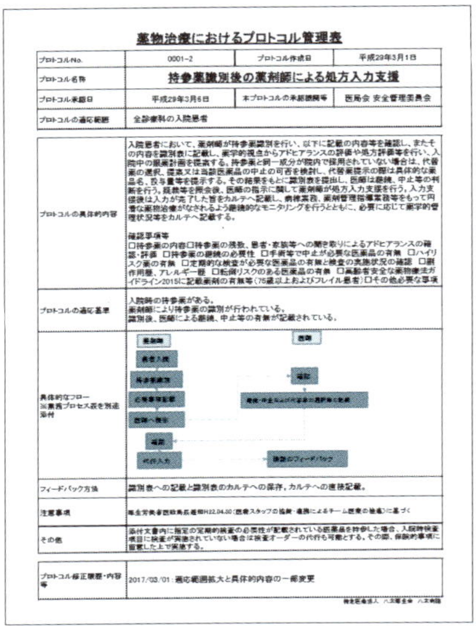

鑑別表には従来からの情報に加え、75歳以上の高齢者及びフレイルの患者、それに準ずると思われる患者でガイドラインに記載の「特に慎重な投与を要する薬物のリスト」に掲載されている薬を持参された際はガイドラインの使用フロチャートに準じ、「高齢者リスク」と表記し、主な副作用・理由等をガイドラインを参考に記載することとなった。

また、薬剤師のコメント欄を充実させアドヒアランス状況等を簡潔に記載するとともに状況に応じて、処方提案内容や検査依頼などについても記載することとなった。

医師はそれらの情報を基に継続の可否及び薬剤師のコメントに対する回答などを「持参薬鑑別表」（図2）に直接記載しサインする。担当薬剤師は確認後、プロトコルに準じて指示を実行する流れである。

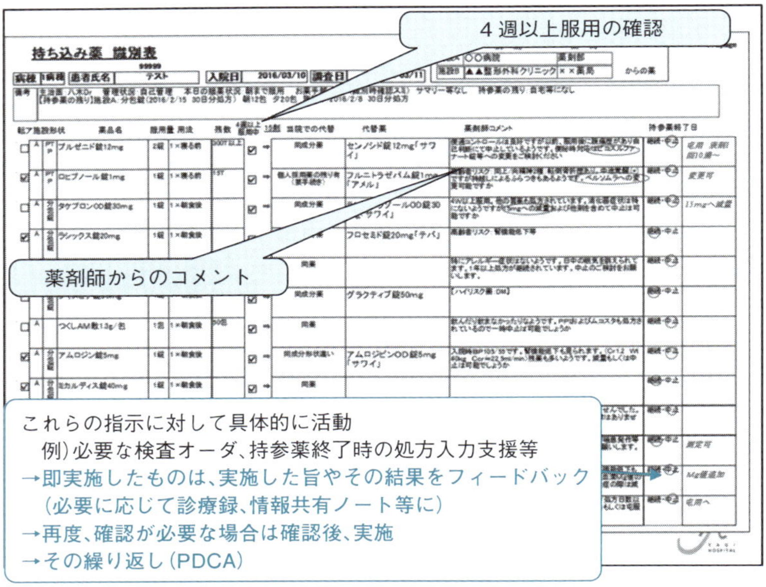

高齢者に限らず、多数の残薬を持参してくる患者については、しっかり服用させることだけを考えるのではなく、まずは処方意図を確認し服用そのものの必要性や未服用による臨床症状の有無等を確認することで漫然投与による新たな残薬の発生を回避できる。鑑別表の作成と処方提案、再設計を同時に行うことで、「残薬＝きちんと服用させる」から「なぜ残薬？」を考える意識改革にもつながった。

図1　プロトコル管理表

図2　持参薬鑑別表

薬物療法を最適化した症例

●症例

85歳・女性。肺炎にて入院。高血圧症、狭心症、脂質異常症、胸椎圧迫骨折（夜間転倒骨折）、骨粗鬆症、認知症等
入院時の主な検査値：体重36.5 kg、Cre 1.1 mg/dL、C_{cr}換算21.5 mL/min、血清Mg 2.6 mg/dL、HDL-C・LDL-C・TC基準値内、TG 47 mg/dL、血圧105/50 mmHg、電解質検査値等基準値内

施設に入所中は自己管理していた。分包錠とPTP錠が混在し、本人は指示どおり服用していたとは言うが明らかに処方日数以上の多数の残薬が認められたため、鑑別時に薬剤師からのコメント欄に処方提案及び検査依頼の内容を記載し、ガイドラインに記載されている特に慎重な投与を要する薬物のリストに該当する薬剤の注意事項等について情報提供した。

処方提案後の医師との協議結果を踏まえ、再分包し、カレンダー管理にて服薬支援を行った。中止・変更後は転倒、反跳性不眠等もなく夜間安眠、腹痛もなく、便通コントロールは良好、疼痛等もなく退院時血圧は128/60 mmHgと安定しており、肺炎に対し抗生物質製剤治療後、軽快し施設へ退院となった。入院中に薬剤整理した理由及び内容と継続的な薬学的支援の必要性について退院時薬剤サマリー（退院時薬剤情報提供書）に記載し情報提供した。

介入結果の地域との情報共有

処方内容の変更については、「なぜ」そうなったか、「いつから」そうなったか、「どのような」支援を行っていたか、「なに」を「だれ」に継続的に支援してほしいかを明確にし、多職種間で情報を共有することがシームレスな薬学的支援を行う上で重要である。有効なツールとしてお薬手帳が挙げられるが、記載する情報量等を考慮すると、薬剤サマリーがより有効と考える。当院においても発行率の向上が今後の課題ではあるものの、退院時薬剤サマリー発行時には入院時持参薬の内容と退院時処方内容を記載し、それぞれの剤数や変更時にはその経緯も記載している。

昨今では、退院後の生活場所も多様化し、必ずしも自宅に帰れない社会的状況もあり、薬学的支援が途切れるケースも少なくない。患者の復帰先、復帰後の薬剤師の継続的関与の有無に応じた情報の提供は残薬再発防止のためにも重要である。

他職種からの評価と要望

当初、一部診療科に限定して運用していたが、各診療科医師からの強い要望により現在は全ての診療科において運用している。また、薬剤師のコメントに対して高評価をいただき、「コメント欄を増やしより具体的な提案内容を記載すれば、薬物療法の再評価を行う上でより効果的ではないか」という前向きな意見を得ている。看護師やリハビリスタッフからも「中止や変更となった意図や注意点が簡潔に記載されているため看護アセスメントにも有用である」、「訓練時の注意事項として情報共有ができる」などの評価を受けている。

今後は「入院して最初の安全対策」に加えて、「入院して最初の多職種連携」にも寄与できるようさらなる改善を行う予定である。

●文献
1) 日本病院薬剤師会：プロトコールに基づく薬物治療管理（PBPM）の円滑な進め方と具体的実践事例（Ver.1.0），2016.
2) 日本医療薬学会：プロトコールに基づく薬物治療管理（PBPM）導入マニュアル（Ver.1），2016.
3) 高齢者の安全な薬物療法ガイドライン2015（日本老年医学会，他編），メジカルビュー社，東京，2015.

（澁田 憲一）

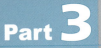

13 残薬に関連した処方提案

医療法人愛生会 くまもと温石病院
入院時から在宅を見据えた多職種協働の中での薬剤師の役割

● 病院概要

所在地	熊本県下益城郡美里町
診療科目	3科(整形科、内科、リハビリテーション科)
病棟数	3病棟
病床数	155床(一般51床、医療療養52床、介護療養52床)
病院機能評価	—
IT整備状況	オーダリング
DPC	未導入(平均在院日数162日)
入院患者	平均126人/日、入院処方箋：平均63枚/日、注射処方箋：平均13.6枚/日
外来患者	平均34.6人/日、外来処方箋：院内平均0.2枚/日、院外平均24.3枚/日(院外処方箋発行率99.2%)

● 薬剤部門概要

人数	薬剤師2.3人、薬剤師以外2人
病棟薬剤業務	診療報酬請求件数：平均0件/月 算定対象病棟数・病床数：2病棟・103床(1病棟・1週当たり5時間) 算定対象外病棟数・病床数：1病棟・52床(1病棟・1週当たり4時間)
薬剤総合評価調整	診療報酬請求件数：平均1件/月
薬剤管理指導	診療報酬請求件数：平均101件/月(担当薬剤師数：常勤換算0.6人) 実施病棟：全3病棟
その他の主な業務・施設基準	薬事審議委員会、摂食嚥下委員会、栄養管理委員会、感染対策委員会、医療安全委員会、リスクマネージメント委員会、褥瘡委員会、衛生委員会、各種会議、カンファレンス等
夜間休日対応	夜間：対応なし、休日：対応なし

薬剤部門として取り組むまでの流れ

くまもと温石病院(以下、当院)は後期高齢化率が25%を超える地区にあり、病床数155床、入院患者の平均年齢は80歳以上と地域の高齢者医療に特化した慢性期医療が中心の病院である。医療・介護スタッフがチーム一体となり、全身の臓器機能、日常生活動作に代表される身体機能、日常生活機能、心のケア、社会環境の整備などの幅広い視点から、人生を救う医療の実践を心がけている。そのような慢性期医療における薬剤師の課題は、高齢者への正しい服薬を含めた医薬品の適正使用や、薬物動態を考慮した投与量設計などの薬学的管理である。実際

●薬剤師の介入前後の処方の変化

介入前（入院時）	介入後	変更理由
症例1		
ポリスチレンスルホン酸カルシウムゼリー 20% 　1回1個　1日3回　毎食後	（削除）	ゼリーの開封困難。血中カリウム値安定
ランソプラゾールOD錠 15 mg 　1回1錠　1日1回　朝食後	ランソプラゾールOD錠 15 mg 　1回1錠　1日1回　朝食後	―
フロセミド錠 20 mg 　1回0.5錠　1日1回　朝食後	フロセミド錠 20 mg 　1回0.5錠　1日1回　朝食後	―
アロプリノール錠 100 mg 　1回0.5錠　1日1回　朝食後	アロプリノール錠 100 mg 　1回0.5錠　1日1回　朝食後	―
ビソプロロール錠 0.625 mg 　1回1錠　1日1回　朝食後	ビソプロロール錠 0.625 mg 　1回1錠　1日1回　朝食後	―
酸化マグネシウム末 　1回1 g　1日2回　朝夕食後	酸化マグネシウム末 　1回0.5 g　1日2回　朝夕食後	血中Mg値の上昇と排便状況から減量
症例2		
麻子仁丸 2.5 g/包 　1回1包　1日3回　毎食前	（削除）	排便コントロール良好。義歯につまる
―	ピコスルファート内用液 0.75% 　1回10滴　便秘時	麻子仁丸から変更
アムロジピン錠 2.5 mg 　1回1錠　1日1回　朝食後	アムロジピン錠 2.5 mg 　1回1錠　1日1回　朝食後	―
エナラプリル錠 5 mg 　1回1錠　1日1回　朝食後	エナラプリル錠 5 mg 　1回1錠　1日1回　朝食後	―
ランソプラゾールOD錠 15 mg 　1回1錠　1日1回　朝食後	ランソプラゾールOD錠 15 mg 　1回1錠　1日1回　朝食後	―
エリスロマイシンDS 20% 　1回1 g　1日2回　朝夕食後	エリスロマイシンDS 20% 　1回1 g　1日2回　朝夕食後	―

に、高齢者においてはしばしば複数の慢性疾患を有しており、多数の薬剤を服用している。加えて加齢に伴う生理機能の低下に伴い薬物動態も変化する。さらに、脳疾患に伴い認知機能や嚥下機能が低下し、薬の管理や飲む動作にも支障を来すことがある。また高齢者の疾患や重篤度には個人差があり、例えば入院時の持参薬鑑別においても具体的な服用方法などの情報は十分ではない。ところで、2003年（平成15年）入職当初、1人薬剤師だった当院では薬剤管理指導は未実施で、薬剤師がベッドサイドで患者に関わるという環境はなかった。事実、薬剤師が病棟に関与・介入していく手段も必要性も分からなかった。そこでまず、毎日病棟へ足を運び、診療録の確認、医師や他の職種との会話、患者の服薬状況などを自ら確認することで、問題点を抽出し解決策を模索した。薬剤師が常勤2人になった2004年（平成16年）に、薬剤管理指導業務の算定を開始した。しかしながら依然として薬剤師不足であり、現在も病棟薬剤業務実施加算の算定はできず、病棟には薬剤管理指導業務で関わっている。前述したように、高齢者においては多剤併用になることが多く、認知機能の低下や家族の介護力不足などにより残薬の問題も生じる。このような多くの課題に対し、多職種と共にそれぞれの専門性やスキルを

Part 3 薬物療法の最適化への取組み

持ち合わせて連携すれば、患者の服薬管理に総合的な視点から介入できることに気づいた。そこで多職種と協働で服用状況や服薬機能の評価を始め、必要に応じて処方介入や服薬支援を行うようになった。

薬物療法の最適化への介入方法

入院時から、持参薬チェックにより処方薬の情報、服用方法、服用状況を把握した処方介入を行うため2006年(平成18年)より持参薬チェックシートを導入した。このチェックシートの導入により、医師・看護師・リハビリテーションスタッフへ送られてくる入院時の情報書も確認できるようになり、服用薬の用法・用量と共に、薬を管理するための手指機能などの情報が入手可能となった。現在は入院予定の患者情報も薬局に伝達され、入院前から患者の処方薬への介入を行っている。一方、その当時、入院時に他施設の薬剤師からの情報というものはなく、普及率が低いながらもお薬手帳は薬剤情報源として中心的役割を担っていたが、処方の記載のみであり高齢者への服薬に重要である服用方法や手指の機能評価などは充足していなかった。そこで多職種で服薬能力を評価できる評価表を導入し、入院時から退院まで適宜評価を継続している。このような評価を行うに当たり重要なポイントは、退院後の在宅での生活状況を想定し、いかに服薬アドヒアランスを維持・継続できるかまで考え、入院中の患者の服薬管理能力やそれぞれの身体機能を把握することである。そのため、患者の退院後の生活環境の実際(現実)を医療ソーシャルワーカーやケアマネジャーと協議し、入院中から在宅を見据えて多職種で服薬支援に関わるようにしている。薬学的管理に関しても、ベッドサイドでの評価だけでなく、リハビリ訓練中の患者を訪問し、身体状況の把握とともに効果や副作用のモニタリングを行っている。また腎機能の指標であるクレアチニンは筋肉量に依存するため、実際の活動度を把握できるリハビリ訓練室の訪問は効果的である。薬を飲み込む能力についても、嚥下造影検査や嚥下内視鏡検査に立ち会い、医師、歯科医師や言語聴覚士と共に薬の飲み込み確認などを行い、服用時の体勢、服薬補助の水分形態、剤形(錠剤・散剤)、飲ませ方など薬を飲み込むことへの支援も行っている。さらに、これらの入院中の薬学的支援を院内に限局せず、薬剤師のみならず多職種、在宅スタッフとも情報共有しシームレスな連携を達成するために施設間情報連絡書を作成し、お薬手帳と一体化させ運用を行っている(図1)。

薬物療法を最適化した症例

●症例1
80歳代・女性。脳梗塞後遺症、慢性腎臓病、他複数の合併症あり

入院時持参薬鑑別の際、多数のポリスチレンスルホン酸カルシウムゼリーの残薬あり。本人

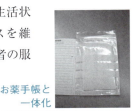
お薬手帳と一体化

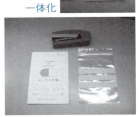

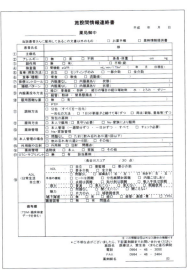

図1　施設間情報連絡書

に尋ねると、ゼリーを開けづらくて服用するのをやめたとのことであった。実際に作業療法士と指の機能等を評価すると、開封困難である状況であった。そこで、現在の血中カリウム濃度を測定し、正常域にあったため、医師と検討し一旦中止となる。カリウム値は随時確認していき、高くなる場合は嚥下状態も確認の上、ポリスチレンスルホン酸カルシウム散等で対応することを提案。入院中はカリウム値の上昇はなし。

> ●症例2
> 90歳代・女性。慢性心不全、骨粗鬆症、高血圧

入院時持参薬鑑別にて現在服用中の薬剤の中に食前服用の漢方薬（下剤）の残薬あり。本人に尋ねると、漢方薬が義歯と歯茎の間に入り、痛くて食事の時にかめなくなるとのこと。持参薬確認後、歯科に口腔内を確認してもらうと、義歯不適合を認め義歯の動揺が存在し、義歯の調整が必要との評価を受ける。入院前より、漢方薬を服用しなくても排便コントロールは特に問題なかったとのことから、漢方薬の中止を医師に提案し中止となる。便秘時はピコスルファート内用液を頓用で対応するよう指示あり。

漢方薬中止後、特に便秘症状なし。また、食事時は歯茎の痛みも認めず、義歯に関しては歯科にて調整を行うこととなる。退院時には施設間情報連絡書（薬剤師作成）に処方の変更の理由や義歯に関しての問題点等を記載。お薬手帳にファイル化し、在宅スタッフへの説明も行った。

介入結果の地域との情報共有

院内から施設・在宅への情報共有の導入後、当院の在籍している熊本県宇城薬剤師会において、薬薬連携の強化事業の一環として、施設間情報連絡書を宇城地区全ての薬剤師間で運用することとなった。その結果、病院と保険薬局の薬剤師間で患者情報を共有でき、保険薬局からは処方の経緯が把握でき服薬指導に有用との意見も多くあった。この運用から、薬物療法の有効性と安全性の確保には薬剤師間の情報伝達は不可欠なものであると再認識した。さらに、薬剤師だけでなく、在宅の施設スタッフ等の多職種との連携を図るために、病院内外（近隣の薬剤師・在宅施設スタッフ等）の多職種間で、月に一度、垣根を超えた多職種勉強会を開催し交流を深めている。この勉強会をきっかけに、在宅施設スタッフから施設間情報連絡書を依頼されることも増えている。こうした連携を通じて、薬物療法の最適化に地域で関わり、継続して患者の服薬アドヒアランスを多職種で支援できていることを実感している。

他職種からの評価と要望

慢性期の病院として、入院から外来、在宅医療へ薬剤師の関与が拡大し、薬の効果や副作用、薬物動態等、薬剤の適正使用や腎機能に応じた投与設計を医師へ提案をしていくことだけでなく、理解力、身体能力、嚥下機能、療養環境などの特徴や機能レベルを評価し、多角的な服薬マネジメントを検討していく必要がある。実際に訪問看護師から在宅患者の服薬マネジメントについての相談や訪問の要望、医師からの評価依頼などが増えている。また、多職種での勉強会に関しても参加者アンケートより継続希望率は95％を超えており、現在も継続している。これからも薬剤師が存在をアピールし、チーム医療の中での役割を明確にしながら、多職種と共に患者の薬学的管理の実践に取り組んでいきたいと考える。

（森 直樹）

13 残薬に関連した処方提案

Case 13-3 倉敷医療生活協同組合 総合病院 水島協同病院
処方薬剤数が多くコンプライアンス不良で残薬が増えた患者への介入

● 病院概要

所在地	岡山県倉敷市
診療科目	23科〔内科、呼吸器内科、循環器内科、消化器内科、神経内科、腎臓内科（人工透析）、糖尿病・内分泌内科、精神科、小児科、外科、乳腺外科、整形外科、脳神経外科、泌尿器科、産婦人科、眼科、耳鼻咽喉科、皮膚科、放射線科、リウマチ科、リハビリテーション科、麻酔科、救急科〕
病棟数	5病棟
病床数	282床（一般282床） 障害者施設等60床、人工透析73床
病院機能評価	審査体制区分3一般病院2（200～499床）（主たる機能）（3rdG：Ver.1.0）認定
IT整備状況	オーダリング、電子診療録、院内LAN
DPC	導入（平均在院日数16.9日）
入院患者	平均237.7人/日、入院処方箋：平均80.9枚/日、注射処方箋：平均93.3枚/日
外来患者	平均641.7人/日、外来処方箋：院内平均14.8枚/日、院外平均328.0枚/日（院外処方箋発行率95.7％）

● 薬剤部門概要

人数	薬剤師13.3人、薬剤師以外1.8人
病棟薬剤業務	診療報酬請求件数：平均1040件/月 算定病棟数・病床数：4病棟222床（1病棟・1週当たり26.8時間） 算定対象外病棟数・病床数：1病棟・66床（1病棟・1週当たり19.8時間）
薬剤総合評価調整	診療報酬請求件数：平均5件/月
薬剤管理指導	診療報酬請求件数：平均800件/月（担当薬剤師数：常勤換算9人） 実施病棟：全5病棟
その他の主な業務・施設基準	調剤業務、注射薬混合業務（TPN、抗がん剤ミキシング）、DI業務、チーム医療（ICT、NST、がん化学療法、緩和ケア、心臓リハビリ、せん妄ケア、呼吸器）、透析回診同行、薬剤師外来（糖尿病、化学療法、心臓リハビリ、呼吸器、ウイルス性肝炎）
夜間休日対応	夜間：オンコール体制、休日：日直体制

薬剤部門として取り組むまでの流れ

水島協同病院（以下、当院）では、5病棟に5人の病棟薬剤師を配置し、薬剤管理指導業務を行ってきた。また、チーム医療の高まりによりNST、ICT、緩和ケアチームが発足し、薬剤師

● 薬剤師の介入前後の処方の変化

介入前	介入後	変更理由
ラベプラゾール錠 10 mg 1回1錠　1日1回　朝食後	ラベプラゾール錠 10 mg 1回1錠　1日1回　朝食後	持参13錠。内服継続
シンバスタチン錠（規格不明） 1回1錠　1日1回　（用法不明）	（削除）	持参14錠。本院採用がないため、同効薬のロスバスタチンに変更
―	ロスバスタチン錠 2.5 mg 1回1錠　1日1回　朝食後	シンバスタチンの採用がないため、同効薬に変更
アロプリノール錠 100 mg 1回1錠　1日2回　（用法不明）	（削除）	持参43錠。痛風の既往なく、UAが基準値内のため
ベザフィブラート徐放錠 100 mg 1回1錠　1日2回　（用法不明）	（削除）	持参42錠。腎機能低下の場合スタチン系薬とは原則併用禁忌のため
カリジノゲナーゼ錠 50単位 1回1錠　1日3回　毎食後	（削除）	持参134錠。残薬が多く、処方意図が不明確のため
メコバラミン錠 500μg 1回1錠　1日3回　毎食後	メコバラミン錠 500μg 1回1錠　1日3回　毎食後	持参55錠。処方意図が不明確だが、主治医判断で継続
ロキソプロフェン錠 60 mg 1回1錠　1日3回　毎食後	ロキソプロフェン錠 60 mg 1回1錠　痛む時	持参144錠。我慢できる程度の痛みのため頓服へ変更
アルジオキサ錠 100 mg 1回2錠　1日3回　毎食後	（削除）	持参82錠。胃腸症状がないためラベプラゾールのみに変更
ブチルスコポラミン錠 10 mg 1回2錠　1日3回　毎食後	（削除）	持参126錠。残薬が多く、胃腸症状がないためラベプラゾールのみに変更
ビフィズス菌散 1% 1回1g　1日3回　毎食後	（削除）	持参83包（83g）。残薬が多く、胃腸症状がないためラベプラゾールのみに変更
アンブロキソール錠 15 mg 1回1錠　1日3回　毎食後	（削除）	持参130錠。残薬が多く、症状の訴えがなく処方意図が不明確のため
ゾルピデム錠 5 mg 1回2錠　不眠時	（削除）	ゾルピデム服用後に夜間転倒・骨折で入院したため、転倒リスクの低い薬剤に変更
―	ラメルテオン錠 8 mg 1回1錠　1日1回　就寝前	ゾルピデムから変更
ジクロフェナク錠 25 mg 1回1錠　痛む時	（削除）	持参69錠。我慢できる程度の痛みのため、ロキソプロフェン頓服に変更

も中心メンバーとしての役割を担ってきた。さらに、2008年（平成20年）より透析回診への同行も開始した。2012年度（平成24年度）に病棟薬剤業務実施加算が新設されたのを契機に、算定要件の病棟業務時間を確保するため、加算対象の4病棟に7人の専任薬剤師を配置して病棟薬剤業務を開始した。また、心臓リハビリ、せん妄ケアチームも発足し、糖尿病患者から開始した薬剤師外来は、化学療法、心臓リハビリ外来も開始となり、薬剤師が必要とされる業務は徐々に拡大していった。さらに、医薬品安全に対する薬剤師の貢献や評価の高まりから、病院には薬剤師増員に対する理解を得られていたが、薬剤師確保には至らず、薬剤師不足が続いていた。薬剤師の少ない体制であったが、6年制の薬学生を確保するためにも業務の効率化を図り、業務内容の質と量を落とすことなく、病院・患者のニーズに応えていった。2015年度（平

成27年度)に4人の新人薬剤師が入職し、2016年度(平成28年度)より加算対象外の病棟へも2人の専任薬剤師を配置し、現在5病棟9人の体制で病棟薬剤業務を行っている。入院患者に対しては、病棟薬剤師を中心として薬物療法の最適化に取り組んでいる。近年、ポリファーマシーに対する問題が注目され、当院でも取組みを開始したが、病棟薬剤師の個別の対応にとどまっていた。2016年度(平成28年度)に薬剤総合評価調整加算が新設されたのを機に、医師の協力が得られ、徐々に医師との協同による取組みができるようになってきた。外来患者に対しては、さらに、ウイルス性肝炎、呼吸器疾患にも薬剤師外来を拡大し、透析回診では現在185人を対象に薬物療法の適正化に対する取組みを行っている。

薬物療法の最適化への介入方法

当院では、白内障手術や検査入院等の1泊入院を除いた患者において、各病棟の担当薬剤師が、持参薬、診療情報提供書、外来処方履歴等より、入院前の薬物療法について確認を行っている。その中で、特に処方薬剤数が多い、残薬が多くコンプライアンス不良、副作用の発現が疑われる、対症療法の漫然投与が疑われる薬剤がある患者等を中心として、医師への情報提供や処方の見直しの提案を通じて、介入を行っている。その際、単に数を減らすだけではなく、適応外使用も考慮に入れ、必要性が低いと推察される薬剤の見直しを行っている。また、日本老年医学会による『高齢者の安全な薬物療法ガイドライン2015』で「特に慎重な投与を要する薬物」に挙げられている薬剤には特に注意を払うようにしている。

薬物療法を最適化した症例

●症例

89歳・女性。現病歴:高血圧、脂質異常症などで近医へ通院、独居で訪問リハビリなど利用していた。睡眠薬を内服し、夜1時頃にトイレへ行こうとして転倒し顔面打撲。家族に連絡し、救急要請された。単純X線、CT等より、顔面打撲、恥骨骨折(陳旧性の可能性もあり)と診断され、入院
入院時検査値:BUN 14.6 mg/dL、Cre 0.59 mg/dL、eGFR 70.4 mL/min/1.73 m^2、体表面積未補正eGFR 50.2 mL/min、CRP 10.34 mg/dL、CPK 324 U/L、TC 178 mg/dL、HDL-C 57 mg/dL、LDL-C 100 mg/dL、TG 78 mg/dL、UA 3.9 mg/dL

来院時処方:持参された薬剤は、缶の中に乱雑に入っていた。薬剤は13種類でうち2種類が頓服である(冒頭表参照)。

介入内容と根拠、医師への具体的提案内容、提案の承認状況:病棟薬剤師が初回面談を行った際に、本人より、「薬が多すぎるから朝しか飲んでいなかった」と言われた。独居で89歳の高齢者には自己管理困難な薬剤数と思われ、必要最小限の処方とするよう用法を簡素化することを考慮して主治医と協議を行った。

・痛みに対しては、「少し痛いけれど我慢できる程度」であったため、ロキソプロフェンは頓服とすることを提案した。また、残薬が多く内服できていないにもかかわらず胃腸症状の訴えはなかったため、消化器用薬の整理を提案し、ラベプラゾールのみ継続し、アルジオキサ、ブチルスコポラミン、ビフィズス菌は中止となった。

・CPKの上昇は転倒による影響の可能性が高いと考えられるが、ベザフィブラートとシンバスタチンは腎機能に関する臨床検査値に異常が認められる患者に対しては原則併用禁忌であり、体表面積未補正eGFRが50.2 mL/minであることも考慮すれば、高齢者において併用は避けた方がよいと考え、ベザフィブラー

トの中止を提案した。ベザフィブラートは中止となり、シンバスタチンが未採用であったことから、ロスバスタチンへ変更となった。
・夜間は睡眠薬を飲まないと眠れないと訴えられたが、ゾルピデムを服用して夜間転倒・骨折し入院されたため、より転倒リスクの低いメラトニン受容体作動薬への変更を提案し、ラメルテオンへ変更された。
・痛風の既往なく、UA 3.9 mg/dLであることからアロプリノールは一旦中止となり、症状の訴えがなく、処方意図が不明確、残薬が多い等の理由からカリジノゲナーゼ、アンブロキソールも一旦中止とし、経過観察することになった。メコバラミンも処方意図不明であったが、残薬は少なく、主治医の判断で継続となった。

結果、処方内容は5種類（うち1種類は頓服）の薬剤へ整理することができた。

<u>処方変更後の経過</u>：入院中、腹痛や下痢など、内服薬の整理に伴う症状は見られずに経過した。睡眠薬をゾルピデムからラメルテオンへ変更したが、5時間前後の睡眠が得られ本人も満足している様子であった。家族より、近医では一包化調剤が困難との情報があったため、退院に向けてPTPシートにて自己管理としたが、間違えることなく内服できていた。しかしながら、独居で高齢でもあるため、退院後は、家族が毎日訪問し薬をカレンダーへセットしてくれることになった。

介入結果の地域との情報共有

かかりつけ医に対しては、薬剤管理報告書やお薬手帳を通じて情報提供を行っている。しかしながら、退院後にかかりつけ医を受診した際に、元の処方に戻されてしまう事例も少なからず経験している。このため、保険薬局薬剤師に対しては、お薬手帳や薬剤管理報告書の他、直接連絡が必要と思われる情報に関しては、患者の了承を得た上で、電話やFAXを通じて、情報提供を行っている。

今回の症例では、院内処方の診療所の医師がかかりつけ医であったため、保険薬局への連絡はできなかった。かかりつけ医への連絡は、お薬手帳を作成し、入院後の薬剤変更について内容や要点を記載し、家族を通じて連絡を行った。

他職種からの評価と要望

医師や看護師などのスタッフから薬物療法や薬剤の管理に対する薬剤師への期待は大きい。入院患者の薬物療法の適正化のみならず、薬剤師への相談や問合せは増え、薬剤の用法・用量や調整、また、その選択や中止に関して薬剤師が提案する機会が増えている。

医師からは、これまでの薬剤師の取組みを評価され、「高齢者への多剤投与の問題は重要な課題と位置づけている。薬剤師は薬物療法に対してもっと積極的に提案をしてほしい。現在の活動はまだ不十分で、医師の間にも温度差がある。高齢者に対して、活動性を低下させたり、嚥下障害や転倒のリスクを上昇させたりする薬剤が不用意に継続されているのが見受けられる。高齢者の安全な薬物療法ガイドラインは、処方提案や学習会などを通じて、院内に根づかせてほしい」との要望を得ている。当院では、若手の薬剤師が増えており、院内のみならず、薬剤部内でも継続した学習会や症例検討などを通じて、対策を進めることが課題と考えている。

（三宅 美恵子）

Part 3 薬物療法の最適化への取組み

14 その他の処方提案

Case 14-1 医療法人生仁会 須田病院
歴史上の必然として生じた向精神薬の多剤併用大量処方の問題と向き合う

● 病院概要

所在地	岐阜県高山市
診療科目	3科（精神科、心療内科、神経内科）
病棟数	6病棟
病床数	282床（精神282床）
病院機能評価	―
IT整備状況	処方オーダリング、薬剤管理指導支援システム、医薬品在庫管理システム、院内LAN
DPC	未導入（平均在院日数192.6日）
入院患者	平均259.5人/日、入院処方箋：平均92.0枚/日、注射処方箋：平均16.0枚/日
外来患者	平均81.3人/日、外来処方箋：院内平均0.1枚/日、院外平均59.9枚/日（院外処方箋発行率99.8％）

● 薬剤部門概要

人数	薬剤師2.2人、薬剤師以外2人
病棟薬剤業務	診療報酬請求件数：平均0件/月 算定対象病棟数・病床数：2病棟・94床（1病棟・1週当たり4時間） 算定対象外病棟数・病床数：4病棟・188床（1病棟・1週当たり2時間）
薬剤総合評価調整	診療報酬請求件数：平均0.6件/月
薬剤管理指導	診療報酬請求件数：平均19.9件/月（担当薬剤師数：常勤換算0.4人） 実施病棟：全6病棟
その他の主な業務・施設基準	医療安全管理委員会、院内感染対策委員会、褥瘡対策委員会、薬事審議委員会、薬物療法症例検討会
夜間休日対応	夜間：オンコール体制、休日：オンコール体制

● 薬剤部門として取り組むまでの流れ

　精神障害者に対する処遇が地域生活中心へと大きく転換されようとした頃、脳科学や薬理学の進歩により、新規抗精神病薬や新規抗うつ薬などが登場し、精神科薬物療法にも新しい時代が訪れようとしていた。一方で皮肉にも、向精神薬の多剤併用がマスメディアなどでクローズアップされ、世間で問題視されるようになったのも同じ頃である。

　こうした中、須田病院（以下、当院）では2009年（平成21年）より薬剤師が医師と協働で

● 薬剤師が「減薬及び中止薬」を処方提案する際の根拠

中止薬	根拠
抗精神病薬 　第一世代（FGA） 　　ハロペリドール、レボメプロマジンなど 　第二世代（SGA） 　　リスペリドン、オランザピンなど	稲垣・稲田の等価換算表を用いてクロルプロマジン換算値を算出し、1500 mg/日以上又は3種類以上の併用で処方再考を依頼
抗不安薬 　エチゾラム、ロラゼパムなど	稲垣・稲田の等価換算表を用いてジアゼパム換算値を算出し、10 mg/日以上又は2種類以上の併用で処方再考を依頼
睡眠薬 　ベンゾジアゼピン系 　　ブロチゾラム、フルニトラゼパムなど 　非ベンゾジアゼピン系 　　ゾルピデム、ゾピクロンなど	稲垣・稲田の等価換算表を用いてジアゼパム換算値を算出し、10 mg/日以上又は2種類以上の併用で処方再考を依頼

合理的な薬物療法を目指し、多剤併用の問題の解決に向けての取組みを始めた。我が国では精神科病院は当院のような民間病院が大半を占め、精神科病院には医療法上の「精神科特例」が残存していることなどから定数以上の薬剤師の増員を図っていくことは難しい。この限られた人員でいかに良質な医療を患者に提供していくかは、精神科病院の薬剤師全てに課せられた命題であるが、当院も例外ではない。当院の薬剤師は人員が少ないことなどを理由に、多剤併用の問題から目を背けていた過去があった。多剤併用の問題が現在に至るまで遷延化してしまった責任の一端は薬剤師にあると言っても過言ではない。こうした過去を反省し、精神科医療の質の向上のため、多剤併用の問題に真剣に向き合ったのである。

薬物療法の最適化への介入方法

抗精神病薬を服用している統合失調症全入院患者182人を対象に、2009年（平成21年）1月1日時点の処方実態調査を行った。例えば、クロルプロマジン換算値（以下、CP換算値）では570〜1600 mgなど、医師間に明らかに処方格差があった。医師間の処方格差や薬物療法における問題に対し、薬剤師が介入していくことのコンセンサスを医師全員に得るため、図1で示した文面を各医師へ配布した。また、薬剤師が多剤併用に対し処方提案も含め疑義照会により介入した根拠を冒頭表に示した。次に、適正で合理的な薬物療法への移行が難しい症例については、医師と薬剤師全員で個別の視点から検討できる場（薬物療法症例検討会）を立ち上げた。多剤併用からの脱却が難しい症例をとりあげることが多いが、薬剤師が介入した症例の妥当性も同時に評価している。こうして、多剤併用を病院全体の問題としてとらえる視点と、個別的に検討する視点をそれぞれ組み合わせながら、段階的に合理的な薬物療法の実現に向けて取り組んだのである。

薬物療法を最適化した症例

2009年（平成21年）1月1日に処方実態調査を行った182人から、退院した患者を除いた104人について再度2014年（平成26年）1月1日に同様の調査を行った。2014年（平成26年）4月から実施された多剤併用に対する減算措置により、調査結果にバイアスが生じる可能性を考慮し、診療報酬改定前の同年1月1日の調査

薬物療法の最適化への取組み

多剤併用大量処方における疑義照会について

　最近，全国的に精神科薬物療法においての多剤併用大量処方の問題がクローズアップされ，当院においても調査したところ，この問題に該当する症例が見受けられました。この結果を踏まえ，前回の薬事審議委員会にて当院における多剤併用大量処方の問題点について薬剤部より提議し検討がなされました。多剤併用大量処方が漫然と行われている背景の一つとして精神科薬物療法に薬剤師がほとんど介入していないのが現状であり，もっと薬剤師としての専門性を発揮し，積極的に介入していくべきではないのかとの意見が出されました。

　薬剤師法第24条では，『薬剤師は，処方箋中に疑わしき点がある時には，その処方箋を交付した医師等に問い合わせて，その点を確かめた後でなければ，これによって調剤してはならない』と記されています。しかし，医師による明らかなインシデント事例以外の疑義照会については，それぞれの医師の考え方，つまり処方に対する裁量権があることから，薬物療法の疑義照会に対して消極的になり，疑義照会そのものが効力を示さず意味をなさない事例も多いのが現状でした。

　そこで今回，当院としての多剤併用大量処方からの脱却の一環として，薬剤師による薬物療法の積極的介入は勿論，具体的対策を講じる必要性があると考え，入院患者の定期薬及び臨時指示薬について全てCP換算し，1500 mg以上（一般的にCP換算1000 mg以上で大量処方）の該当者について疑義照会を行うことと致しました。症例によっては難治例も数多くあり，諸先生方におかれましては，薬物療法においては熟慮された結果であると思いますが，今一度，ご処方の再考をして頂ければと考えます。ただし，CP換算は薬物療法の指標の一つにすぎない為，当院として処方再考を強制するものではなく，患者の状態に応じて，ご検討していただければ幸いです。

　また，毎月第3金曜日に疑義照会をした症例を中心に，薬物療法症例検討会を実施し，チーム全体で薬物療法を考えていく場を設けましたので，諸先生方の積極的なご参加をお願い致します。

　この問題については当院においても無視できない問題であり，今後，院内でより良い薬物療法を構築していく為には，こうした取り組みが不可欠であると考えます。

　つきましては，上記で述べたCP換算1500 mg以上の該当患者を主治医別に薬剤部より疑義照会致しますのでご回答頂き，ご処方の再考をお願い致します。

　　　　　　　　　　　　　　　　　　　　　　　　　　　　　　　　　　病院長　加藤　秀明
　　　　　　　　　　　　　　　　　　　　　　　　　　　　　　　　　　薬剤部　定岡　邦夫

図1　医師に対し配布した文面

結果と比較した。また、向精神薬の投与量の算出に当たっては、稲垣・稲田の等価換算表を用い、抗精神病薬はCP換算値、抗不安薬と睡眠薬はジアゼパム換算値（以下、DAP換算値）に換算し比較検討した。なお、統計処理は分散分析法ANOVAを用い、$p<0.05$を有意差ありと判断した。

　抗精神病薬の1日平均投与量は、CP換算値で$955.3±778.5$ mgから$678.7±444.2$ mgへと有意に減少した（$p<0.01$）。また、1日平均投与剤数は、第1世代抗精神病薬（以下、FGA）が0.95剤から0.42剤へと有意に減少し（$p<0.01$）、第2世代抗精神病薬（以下、SGA）においても有意差は認められなかったものの1.35剤から1.27剤へと減少した。FGAとSGAを合わせた1日平均総投与剤数で見ても、2.30剤から1.71剤へと有意に減少した（$p<0.01$）。また、抗不安薬と睡眠薬の1日平均投与量は、DAP換算値で$14.2±12.2$ mgから$11.5±11.0$ mgへと有意に減少した（$p<0.01$）。

介入結果の地域との情報共有

　多剤併用は当院のような精神科病院だけの問題でないのは言うまでもない。現在、当院のある飛騨医療圏では、各施設の病院薬剤師の責任者と各地域薬剤師会の代表者が集まり薬薬連携推進協議会を年6回開催しているが、疑義照会や処方提案のあり方について議論されることも多い。単なる医薬品名や用法・用量に関するものから、患者情報を基にした薬剤間相互作用、疾病・薬剤間の禁忌に関するもの、さらに処方設計に至るものまで、薬物療法の安全性を担保するために、その範囲は広い。今回、当院の取組みでは、あらかじめ医師全員に多剤併用の問題に薬剤師が介入するというコンセンサスを得

ることで、疑義照会の効力が高まることを経験したが、これを飛騨医療圏における取組みとして発展させることができないか、現在模索中である。

他職種からの評価と要望

最近では薬剤師のこうした取組みが医師から認められ、精神科薬物療法はもちろん、身体疾患にまつわる薬物療法に至るまで処方設計を求められるケースが増加している。

我が国における精神医学の創始者である呉秀三は、「わが邦十何万の精神病者は実にこの病を受けたるの不幸のほかに、この邦に生まれたるの不幸を重ぬるものというべし」という名言を残している。当院の加藤秀明院長はこの言葉になぞらえ、「精神病者はこの病になったことは残念であるが、須田病院がある飛騨に生まれたことは幸運であった」と患者やその家族に思われる病院でありたいと、折にふれて全職員に述べられている。当院の精神医療を支えてきた全ての人が、これに似た思いで日々尽力されてきたが、それでも歴史上の必然として当院でも多剤併用の問題が存在した。我々薬剤師は、全ての患者に適正で合理的な薬物療法が行えるように、今後も多剤併用の問題に真摯に向き合っていきたい。

（定岡　邦夫）

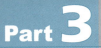

Part 3 薬物療法の最適化への取組み

14 その他の処方提案

Case 14-2 公立みつぎ総合病院
地域包括ケアシステムにおける高齢者のポリファーマシー対策―栄養療法の視点から

● 病院概要

所在地	広島県尾道市
診療科目	22科(内科、循環器科、腎臓内科、総合診療科、小児科、外科、消化器外科、整形外科、脳神経外科、精神科、産婦人科、皮膚科、泌尿器科、眼科、耳鼻いんこう科、放射線科、リウマチ科、リハビリテーション科、緩和ケア科、透析科、歯科、禁煙外来)
病棟数	8病棟
病床数	240床(一般152床、医療療養88床) 緩和ケア病棟6床、回復期リハビリテーション病棟65床
病院機能評価	審査体制区分3一般200床以上500床未満(Ver.6.0)認定
IT整備状況	電子診療録
DPC	導入(平均在院日数20日)
入院患者	平均218人/日、入院処方箋:平均67.5枚/日、注射処方箋:平均92.1枚/日
外来患者	平均522人/日、外来処方箋:院内平均80.5枚/日、院外平均90.3枚/日(院外処方箋発行率52.9%)

● 薬剤部門概要

人数	薬剤師11人
病棟薬剤業務	診療報酬請求件数:平均0件/月 算定対象病棟数・病床数:6病棟・168床(1病棟・1週当たり10時間) 算定対象外病棟数・病床数:2病棟・72床(1病棟・1週当たり6時間)
薬剤総合評価調整	診療報酬請求件数:平均3件/月
薬剤管理指導	診療報酬請求件数:平均116.4件/月(担当薬剤師数:常勤換算3.5人) 実施病棟:全8病棟
その他の主な業務・施設基準	NST加算算定施設、日本静脈経腸栄養学会NST稼働施設、日本栄養療法推進協議会NST稼働施設、緩和ケアチーム、在宅訪問薬剤管理指導、栄養ケア・マネジメント委員会、褥瘡対策委員会、感染対策委員会、介護予防事業への参加、保健福祉総合施設への薬剤師常駐
夜間休日対応	夜間:オンコール体制、休日:日直体制

薬剤部門として取り組むまでの流れ

公立みつぎ総合病院は急性期病棟、緩和ケア病棟、慢性期病棟、保健福祉総合施設(老人保健施設150床、在宅介護支援センター、リハビリテーションセンター、ケアハウス、グループ

●薬剤師の介入前後の処方の変化

介入前	介入後	変更理由
バルプロ酸錠 200 mg 　1回1錠　1日2回　朝夕食後	（削除）	てんかんの既往がないため
クエチアピン錠 50 mg 　1回1錠　1日2回　朝夕食後	（削除）	不穏や興奮は改善したが活気がなくなっているため
グリメピリド錠 1 mg 　1回1錠　1日1回　朝食後	（削除）	SU薬は高齢者に高リスクとなるため、リスクの少ない薬剤に変更
—	メトホルミン錠 250 mg 　1回1錠　1日1回　朝食後	グリメピリドから変更
アムロジピン錠 5 mg 　1回1錠　1日1回　朝食後	アムロジピン錠 5 mg 　1回1錠　1日1回　朝食後	—
アトルバスタチン錠 10 mg 　1回1錠　1日1回　夕食後	（削除）	余命を勘案すると投与する意味が乏しいため
ランソプラゾールOD錠 15 mg 　1回1錠　1日1回　朝食後	ランソプラゾールOD錠 15 mg 　1回1錠　1日1回　朝食後	—
アスピリン錠 100 mg 　1回1錠　1日1回　朝食後	アスピリン錠 100 mg 　1回1錠　1日1回　朝食後	—
ニセルゴリン錠 5 mg 　1回1錠　1日3回　毎食後	ニセルゴリン錠 5 mg 　1回1錠　1日3回　毎食後	—

ホーム、訪問看護ステーション、特別養護老人ホーム100床等）を併せもつ尾道市御調町の総合病院である。御調町は高齢化率が29％と国や県の平均を大きく上回り、いち早く「地域包括ケアシステム」を構築し、治療のみならず保健サービス（健康づくり）、在宅ケア、リハビリテーション、福祉・介護サービス、施設ケアと在宅ケアとの連携や住民参加の下に、生活・ノーマライゼーションを視野に入れた全人的医療に取り組んできた。2009年（平成21年）4月から新設された地域医療部にNST専門薬剤師が配属され保健福祉総合施設を中心とした地域連携に携わっている。栄養療法の視点から地域包括ケアシステムにおける高齢者のポリファーマシー対策を報告する。

薬物療法の最適化への介入方法

薬剤師の役割は経腸栄養剤の宅配や高カロリー輸液の無菌調剤だけではない。ポリファーマシーが原因で、生活機能に影響が生じることをしばしば経験する。高齢者への多剤投与は副作用が多発することが知られ、食欲低下の原因になることもまれではない。そのため、栄養状態をアセスメントする際には、薬による胃腸障害や味覚異常などによる食欲不振は見逃してはならない。加齢による高齢者の薬物動態の変化（吸収、分布、代謝、排泄）（**表1**）を評価し、「食事、排泄、睡眠、運動、認知領域」等から得られた暮らしを見る情報（**図1**）を加味して、薬の副作用などで暮らしが悪影響を受けていないかを考えている。

具体的に利用可能なツールとしては、日本老年医学会の『高齢者の安全な薬物療法ガイドライン2015』がある。同様に、米国では「改訂Beers criteria」、欧州では「STOPP/START criteria」などがあり活用している。

Part 3 薬物療法の最適化への取組み

表1 高齢者の薬物動態（まとめ）

	変化	結果
吸収	・胃酸分泌低下、pHの上昇 ・消化管血流の低下	・薬剤吸収率の低下
	・消化管運動の低下	・消化管内薬物残存、吸収率増加
分布	・total body water低下、体重減少	・水溶性薬剤の分布容積減少
	・脂肪組織の占める割合の上昇	・脂溶性薬剤の分布容積増加 ・排泄遅延
	・アルブミン低下	・遊離体薬物の増加
代謝	・酵素誘導の低下、肝組織減少、肝血流低下 ・オキシダーゼシステム活性の低下	・肝代謝の低下
排泄	・GFRの低下、腎血流量低下	・腎排泄の低下

食事
食欲
味覚
嚥下状態
口腔内清拭
口渇
吐き気
胃痛　等

排泄
尿の回数・出具合
便の回数・出具合
汗（状態）　等

睡眠
睡眠の質・時間
日中の傾眠
不眠の種類　等

運動
ふらつき
転倒
歩行状態
震え
すくみ足
手指の状態
麻痺　等

認知領域
失認・失行・言語障害（失語）
見当識障害・判断力低下
記憶障害　等

図1 暮らしを見る情報（日常生活・活動観察の確認項目）

薬物療法を最適化した症例

●症例
78歳・女性。大腿骨頸部骨折で入院。術後にADL低下、食事摂取不良を認め、在宅復帰、リハ促進目的でNST介入

服用薬剤は、1日に8種類12錠の薬剤を内服していた（冒頭表参照）。

薬剤調整ではまず、患者の余命、状態、最終的なアウトカムを考慮する。具体的には、余命数か月の患者に厳密な血糖コントロールや脳梗塞予防目的のスタチン系薬やアスピリンの投与が必要なのか？ 逆に、ADLも自立し、元気な高齢者ならば疾患のコントロール、QOLを第一に投与調整する必要があるため、個人の状態、目標に応じた薬剤調整が必要となる。この患者では以下のように薬剤調整を行った。

①患者の余命、アウトカムは？
寝たきりで、誤嚥性肺炎のリスクも高く、認知症も高度であるため、主治医とNST医師との話し合いで、余命は1〜2年に満たないと評価した。アウトカムは各疾患の治療よりは対症療法で、いかにQOLを保つか・上げるかを重点とし、特に経口摂取ができている点から、できるだけ誤嚥性肺炎のリスクを軽減したいと考えた。

②各プロブレムに対する薬剤とアウトカムに合わせたアセスメント、副作用との比較

#糖尿病　グリメピリド1回1mg 1日1回：SU薬は低血糖の高リスクとなるため、高齢者への投与は避けたい。血糖コントロールが少々不良でも、他のリスクが少ない薬剤でコントロールを試みたい。無理にHbA1cを7%前後とする必要性は乏しく、メトホルミンでコントロールを試みた。

#高血圧症　アムロジピン1回5mg 1日1回：効果のほどは定かではないが、誤嚥性肺炎予防を勘案するとACE阻害薬の方がよいかもしれない。ただし、電解質異常があったため注意が必要である。降圧はほどほどに130〜140mmHg台を目標とした。

#脂質異常症　アトルバスタチン1回10mg 1日1回：脂質異常症は認めるが、食事摂取量も低下し、以前ほど高値ではない。予防効果はあるにせよ、余命を勘案すると投与する意味は乏しく、相互作用のリスクもあるため中止とした。

#脳血管性認知症、脳梗塞　アスピリン1回100mg 1日1回、ニセルゴリン1回5mg 1日3回：アスピリンは脳梗塞予防には有効であるが、余命を考慮すると投与を継続するか迷う。アスピリンの潰瘍予防にランソプラゾールが投与されている。ニセルゴリンは脳血管性認知症

患者において、ACE阻害薬と同程度の誤嚥性肺炎のリスク軽減効果は認められているため、特に害がないならば継続することとした。

#その他（投与理由不明）　バルプロ酸1回200 mg 1日2回、クエチアピン1回50 mg 1日2回：バルプロ酸、クエチアピンに関しては投与目的が今となっては不明である。前院や家族に詳しく病歴、薬歴を聴取すると、「2〜3年前に認知症の症状が増悪し、その際に夜間不穏、昼夜逆転があり、家族が不眠で介護疲れとなった。そこで主治医が睡眠薬や抗精神病薬を試され、最終的にバルプロ酸とクエチアピンで症状が安定した」模様である。投与により不穏や興奮は改善したが、活気がなくなったようである。これまで特に痙攣を起こしたことはないとのことであった。よって、バルプロ酸、クエチアピンも中止とした。常に心がけているのは、処方に抗てんかん薬がある場合、しつこく、いつ、どこで、どのタイミングでてんかん発作があったのかを確認している。しばしばてんかんの既往がないのに他の理由で抗てんかん薬が処方され、中止されずに意識障害の原因となっていることがある。抗精神病薬も同様になぜ処方されているのかを常に意識するようにしている。

結果、グリメピリドをメトホルミンに変更し、アトルバスタチンを中止、バルプロ酸とクエチアピンを中止した。すると、数日後より活気の上昇、発語、食事摂取の際のムセ込みが明らかに減少した。訪床の際にこれまで反応が乏しかったが、目線が合い、発語が出てきた。残念ながら身体機能は廃用が強く改善しなかったが、ムセ込みなく退院となった。

介入結果の地域との情報共有

服薬減量・中止に際してはいくつかの基本的課題が存在する。①かかりつけ医（開業医）との関係上、変更が難しい、②退院後に元の処方に戻る、③患者側の薬剤へのニーズが過剰、④認知症介護のための鎮静薬の問題。院内の課題として、⑤医療者の認識不足（栄養面への影響）、⑥誰がどのように主治医と話し合うか、⑦過剰投与、過剰薬剤の判断基準、⑧問題薬剤の情報共有方法、⑨薬剤中止の影響に対する評価、⑩NST対象患者限定の対策といったものがある。地域医療連携とNSTを活用することによって①・②・⑤〜⑨が解決可能と考える。残された③・④・⑩については今後NSTの活動方針として積極的に取り組む必要がある。

他職種からの評価と要望

昨今の在宅医療の推進により訪問看護等に加え、居宅療養管理指導が実施されつつあるが、薬剤師に最も望まれているのが「薬の削減の提案」である。主治医からは「薬の数、量を減らすべきとは分かっていながら、どこから手をつけていけばいいのか、なかなか見えない」という本音も聞かれる。訪問看護師からは、「患者、家族は、薬は元気になるために飲むもので、それで食欲が低下するとは思っていない」との声も聞く。薬剤師への要望として、「原因不明の食欲低下は、まずは薬剤を疑え」とも言われ、「処方が変更・追加された後に食欲が落ちた場合、薬による食欲不振の可能性を考えてほしい」という。薬剤師が地域包括ケアに携わるには、効率よく必要な栄養と薬剤知識を身につけること、さらに副作用徴候をも念頭に置き、暮らしぶりに細かく気配り・目配りする意識づけが望まれている。ライフスパンでのQOL維持・向上を命題と考えるなら、なおさらであろう。

（増田 修三）

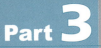

Part 3 薬物療法の最適化への取組み

14 その他の処方提案

上越地域医療センター病院
患者の生活を考慮した病院薬剤師業務

●病院概要

所在地	新潟県上越市
診療科目	6科（内科、総合診療科、外科、肛門外科、整形外科、リハビリテーション科）
病棟数	4病棟
病床数	197床（一般142床、医療療養55床） 回復期リハビリテーション病棟55床
病院機能評価	―
IT整備状況	紙ベース、院内LAN、調剤支援システム
DPC	未導入（平均在院日数21.6日）
入院患者	平均159.6人/日、入院処方箋：平均56.8枚/日、注射処方箋：平均62.9枚/日
外来患者	平均155.2人/日、外来処方箋：院内平均5.6枚/日、院外平均89.7枚/日（院外処方箋発行率94.1％）

●薬剤部門概要

人数	薬剤師4人、薬剤師以外2人
病棟薬剤業務	診療報酬請求件数：0件/月 算定対象病棟数・病床数：3病棟・142床（1病棟・1週当たり16時間） 算定対象外病棟数・病床数：1病棟・55床（1病棟・1週当たり10時間）
薬剤総合評価調整	診療報酬請求件数：平均6件/月
薬剤管理指導	診療報酬請求件数：平均149.9件/月（担当薬剤師数：常勤換算1.1人） 実施病棟：4病棟中3病棟（一般病棟）
その他の主な業務・施設基準	無菌製剤処理料、医療安全対策加算2、感染防止対策加算2、外来化学療法加算、チーム医療（ICT回診、褥瘡回診、NST回診）、委員会活動（薬剤委員会、医療安全委員会、感染対策委員会、ICT委員会、NST委員会、褥瘡対策委員会、化学療法委員会）、外来常駐業務
夜間休日対応	夜間：オンコール体制、休日：オンコール体制

薬剤部門として取り組むまでの流れ

「本当に、こんなに薬いるのか？」。当時の医師からのこの一言が始まりだった。入院時の持参薬鑑別、そして当院での代替薬の提案は10年以上前から行っている業務であった。しかし、この頃から筆者の頭の中にはその医師と同様の思いがあった。薬剤師の人数も少なく、病棟で業務を行える薬剤師は筆者だけであったため、まずはその一言を発してくれた主治医に対

●薬剤師の介入前後の処方の変化

介入前	介入後	変更理由
アセトアミノフェン錠200 mg 1回1錠　1日3回　毎食後	メロキシカム錠10 mg 1回1錠　1日1回　昼食後	管理しやすくするため
プレドニゾロン錠5 mg 1回3錠　1日1回　朝食後	（削除）	症状緩和のため
アジルサルタン錠20 mg 1回1錠　1日1回　朝食後	アジルサルタン錠20 mg 1回1錠　1日1回　昼食後	血圧低いため、1種類に減薬。減薬後もSBP 110〜120 mmHgほど
アムロジピン錠5 mg 1回1錠　1日1回　朝食後	（削除）	
アルファカルシドールカプセル0.5 μg 1回1カプセル　1日1回　朝食後	アルファカルシドール錠0.5 μg 1回1錠　1日1回　昼食後	全て昼食後へ統一
リセドロン酸ナトリウム錠17.5 mg 1回1錠　1日1回　起床時	ラロキシフェン錠60 mg 1回1錠　1日1回　昼食後	昼食後に服用できる薬剤へ
メトホルミン錠250 mg 1回1錠　1日2回　朝夕食後	メトホルミン錠250 mg 1回2錠　1日1回　昼食後	管理しやすくするため
シタグリプチン錠100 mg 1回1錠　1日1回　朝食後	シタグリプチン錠50 mg 1回1錠　1日1回　昼食後	血糖安定で減量し管理しやすくするため
インスリンリスプロミリオペン300単位 朝11-昼10-夜11単位　毎食直前	（削除）	持効型製剤へ変更後、血糖安定のため減量・離脱

して、代替薬の提案だけでなく、薬剤師の視点での処方提案を行うことを開始したのが2010年（平成22年）であった。

薬物療法の最適化への介入方法

　薬剤師による処方提案は入院時の持参薬鑑別から始まる。持参薬を鑑別する際に、お薬手帳や薬剤情報提供書などの確認だけでなく、患者・家族への薬剤師による面談、入院時の検査結果などを基に、薬剤師による処方提案を行っている。有害事象が疑われる薬剤はもちろんだが、患者のアドヒアランスや生活背景を考慮し、薬剤の中止や変更を提案している。また、薬の「引き算」だけでなく、必要な薬が使用されていなければ追加処方の提案も行っている。入院中は日々の病棟業務の中で、患者状態の観察・副作用モニタリングを行っている。具体的には薬剤師個々の薬剤管理指導業務などの他、①医師と薬剤師の回診においての情報共有、②看護師とのカンファレンスでの情報収集・情報提供、③医師と薬剤師のカンファレンス、④薬剤科内でのカンファレンス等を行いながら変更後の患者の状態を確認するとともに、必要に応じて医師へ処方変更等を提案している。薬剤師の視点としては、各種疾患ガイドライン等のエビデンスに沿った処方提案だけでなく、①退院後はどこへ帰るのか、②誰が薬を管理するのか、③現在行われている薬物療法は患者・家族の負担にならないかなどの患者の生活を考えた視点を持ち、処方提案を行うよう心がけている。

薬物療法を最適化した症例

> ●症例
> 88歳・女性。糖尿病に対して近医でインスリン注射施行。リウマチ性多発筋痛症疑いでプレドニゾロン開始に伴い血糖値が上昇し、血糖コントロール目的で紹介入院

　入院前は超速効型インスリン製剤を1日3回

注射の指示であった。しかし、入院時に病棟薬剤師の面談で、自宅では独居生活であり、インスリン注射の管理だけでなく、内服薬の管理も含めてほとんどできていなかったことが判明した。薬剤師として、血糖コントロールを良好に保つための薬物療法の提案、患者へのインスリン手技の再確認や副作用指導のみでなく、退院後のこの患者の生活を考え、①薬の飲み忘れをなくすためにはどのようにしたらよいか、②患者、家族の負担が最も軽減できる方法は何かを家族、主治医、看護師とともに考えることとした。結果、この患者は退院先は再び自宅にて独居になるため、インスリンの注射回数減少（3回投与→1回投与）を経て、最終的に血糖コントロール良好のため離脱。また内服薬は、飲み忘れ・飲み間違えがないように1日1回投与が可能な方法へ変更し、かつ近隣に住む家族へ協力をお願いし、様子を見に行ける昼食後へ変更するなど、主治医と薬剤師協働で薬の適正化を図った。

介入結果の地域との情報共有

上越地域医療センター病院では薬剤師の視点を取り入れた処方提案を行うことにより、入院前と退院時では薬物治療が変更になっていることが多い。退院時には関わった薬剤師が薬剤管理サマリーを作成し、退院後の主治医宛てに情報提供を行っている。退院時処方内容やアレルギー歴だけでなく、処方変更された理由、変更後の患者状態などを薬剤師の視点で薬物療法に特化した情報を記載している。また、お薬手帳にも同様の情報をシールとして印字し、退院時に患者へ渡すことにより、主に保険薬局の薬剤師向けの情報提供を行っている（図1）。現在の医療情勢等から薬物療法が1医療機関で完結することはほとんどない。これからの地域包括ケアシステムの中での薬剤師の役割の1つとして、「情報共有・情報連携」が必須になってくると考えている。

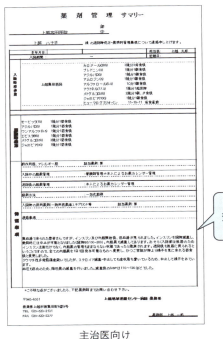

主治医向け

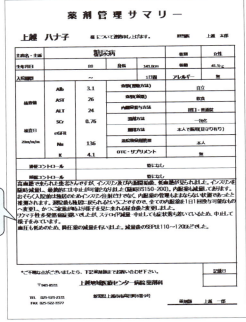

お薬手帳用

図1　退院時薬剤管理サマリー

他職種からの評価と要望

「医者は薬を処方することはできるが、薬をやめてよいか判断が難しいことがある。薬の専門家である薬剤師からの一言があることにより、一歩踏み出すことができる」。ある医師に言われた言葉である。薬を減らすことが目的ではないが、薬物療法の適正化へ薬剤師が積極的に関わることは、ポリファーマシー対策につながっている。また、薬の種類そのものを減らすだけでなく、服用回数を減少させることだけでも在宅での患者・家族の負担軽減、院内でのインシデント減少へ貢献できる。薬の専門家にどどまらず、その専門性をいかんなく発揮して薬の責任者として病院医療・地域医療に貢献していきたい。

（宮川　哲也）

参考資料

薬剤管理指導業務の診療報酬における評価の変遷

経過年			昭和63年4月～平成2年3月	平成2年4月～平成4年3月	平成4年4月～平成6年3月	平成6年4月～平成8年3月	平成8年4月～平成9年3月	平成9年4月～平成10年3月
特掲診療料			投薬			指導管理等		
診療報酬点数上の名称			入院調剤技術基本料			薬剤管理指導料		
診療報酬点数			100点	200点	400点	600点（月1回に限り）	450点（週1回に限り、月2回まで） 麻薬管理指導加算50点（1回につき）	
施設基準	病床数・薬剤師数		300床以上	200床以上	100床以上	病院（20床以上）、常勤薬剤師が2人以上		
	医薬品情報管理室		専用施設。専任薬剤師を2人以上配置			専用施設。常勤薬剤師を1人以上配置		
	業務内容	医薬品情報	薬学的情報の管理及び医師等に対する情報提供を行う					
		服薬指導	医師の同意を得て、直接服薬指導を行う					
			月1回以上	週1回以上				
		管理	投薬管理					
			原則として注射薬についても、その都度処方せんにより行う			原則として注射薬についてもその都度処方せんにより		
		記録	投薬・指導記録			薬剤管理指導記録		
			入院中の患者ごとに作成 最後の記入日から最低3年間保存 記載事項：患者の氏名・生年月日・性別・入院年月日・退院年月日・診療録の番号・投薬歴・副作用歴・アレルギー歴・薬学的管理の内容（重複投薬、配合禁忌等に関するチェック等を含む）・患者への指導、相談事項（退院時を含む）・患者に直接面接し、聴取した過去の投薬及び副作用発現状況、並びに当該医療機関及び他の医療機関における投薬に関する基礎的事項・服薬指導等の実施日・記録の作成日及びその他の事項				（記載事項追加） 麻薬に係る薬学的管理の内容（麻薬の服薬状況、疼痛緩和の状況等）、麻薬に係る患者への指導・相談事項（退院時を含む）、その他麻薬に係る事項	
算定要件			都道府県知事の承認			都道府県知事への届出		
			特定の診療科のみで承認を受け算定できる			特定の診療科のみで届出を受理され		
						算定する日の間隔は6日以上		
								小児及び精神障害合でも算定できる

200

平成10年4月〜平成12年3月	平成12年4月〜平成14年3月	平成14年4月〜平成20年3月	平成20年4月〜平成22年3月
		(平成18年4月より変更)医学管理等	
480点（週1回に限り、月2回まで）麻薬管理指導加算50点（1回につき）	350点（週1回に限り、月4回まで）麻薬管理指導加算50点（1回につき）退院時服薬指導加算50点（退院日のみ）	430点(1救命救急入院料等を算定している患者、週1回に限り、月4回まで) 380点(2特に安全管理が必要な医薬品が投薬又は注射されている患者、週1回に限り、月4回まで) 325点(1及び2以外の患者、週1回に限り、月4回まで) 麻薬管理指導加算50点（1回につき） 退院時服薬指導加算50点（退院日のみ）	
		保険医療機関、常勤薬剤師が2人以上	
		医師の同意を得て、直接服薬指導、服薬支援その他の薬学的管理指導(処方された薬剤の投与量、投与方法、投与速度、相互作用、重複投薬、配合変化、配合禁忌等に関する確認並びに患者の状態を適宜確認することによる効果、副作用等に関する状況把握を含む)を行う	
	(頻度規定削除)		
投薬・注射の管理			
行うこととするが、緊急やむを得ない場合においては、この限りではない			
(記載事項変更) 投薬歴→投薬・注射歴 投薬及び副作用発現状況→投薬・注射及び副作用発現状況 投薬に関する基礎的事項→投薬及び注射に関する基礎的事項	(記載事項変更) 患者への指導・相談事項→患者への指導及び患者からの相談事項 麻薬に係る患者への指導・相談事項（退院時を含む）→麻薬に係る患者への指導及び患者からの相談事項 (記載事項追加) 退院時の指導内容、患者に交付した文書の写し	(記載事項変更) 薬学的管理の内容→薬学的管理指導の内容 麻薬に係る薬学的管理の内容→麻薬に係る薬学的管理指導の内容 患者に直接面接し、聴取→患者又はその家族等から聴取 (記載事項追加) 薬剤管理指導記録を診療録等とともに管理する場合は、記載事項のうち、重複する項目については、別途記録の作成を要しない 薬剤管理指導記録に添付が必要な文書等を別途保存する場合は、薬剤管理指導記録と当該文書等を速やかに突合できるような管理体制を整備する	
		地方社会保険事務局長への届出	(平成20年10月より変更)地方厚生局長等への届出
算定できる			
者等は、必要に応じて、家族等に服薬指導を行った場		(記載事項変更) 服薬指導→服薬指導等	
		退院時服薬指導加算は、薬剤管理指導の算定日に関わらず、退院日に算定	
		薬剤管理指導料算定患者に投薬された医薬品について、情報（医薬品緊急安全性情報、医薬品等安全性情報）を当該患者の主治医に文書で提供	(記載事項変更) 主治医→診療を担う保険医 医薬品等安全性情報→医薬品・医療機器等安全性情報 (記載事項追加) 当該保険医に相談の上、必要に応じ、患者に対する薬学的管理指導を行う
		薬剤管理指導、麻薬管理指導及び退院時服薬指導の要点を、必要に応じ、文書で医師に提供	
			「1」を算定する場合は、薬学的管理指導により把握した必要な情報を速やかに医師に提供する 「1」の対象患者のうち、意識障害等の状態にあり直接服薬指導ができないものについては、その他の薬学的管理指導を行うことにより算定できる

経過年	平成22年4月～平成24年3月
特掲診療料	
診療報酬点数上の名称	
診療報酬点数	430点(1 救命救急入院料等を算定している患者、週1回に限り、月4回まで) 380点(2 特に安全管理が必要な医薬品が投薬又は注射されている患者、週1回に限り、月4回まで) 325点(1及び2以外の患者、週1回に限り、月4回まで) 麻薬管理指導加算50点(1回につき) 医薬品安全性情報等管理体制加算50点(入院中1回に限り、薬剤管理指導料の初回算定時) (退院時服薬指導加算削除)
施設基準	病床数・薬剤師数	
	医薬品情報管理室	
	業務内容	医薬品情報	
		服薬指導	
		管理	
		記録	
算定要件			(退院時服薬指導加算規定削除)
			薬剤管理指導及び麻薬管理指導の要点を、必要に応じ、文書で医師に提供

平成24年4月～平成28年3月	平成28年4月～
430点(1 救命救急入院料等を算定している患者、週1回に限り、月4回まで) 380点(2 特に安全管理が必要な医薬品が投薬又は注射されている患者、週1回に限り、月4回まで) 325点(1及び2以外の患者、週1回に限り、月4回まで) 麻薬管理指導加算50点(1回につき) (医薬品安全性情報等管理体制加算削除)	(救命救急入院料等を算定している患者は削除。病棟薬剤業務実施加算2に変更) 380点(1 特に安全管理が必要な医薬品が投薬又は注射されている患者、週1回に限り、月4回まで) 325点(1以外の患者、週1回に限り、月4回まで) 麻薬管理指導加算50点(1回につき)
	1週(日～土)につき1回算定可
	(記載事項変更) 医薬品緊急安全性情報→緊急安全性情報、安全性速報
	(規定削除)

病棟薬剤業務の診療報酬における評価の変遷

経過年		平成24年4月～平成26年3月	平成26年4月～平成28年3月
基本診療料		入院基本料等加算	
診療報酬点数上の名称		病棟薬剤業務実施加算	
診療報酬点数		100点（週1回に限り）	
施設基準	病床数・薬剤師数	保険医療機関。常勤薬剤師を2人以上配置	
	病棟専任薬剤師	すべての病棟（障害者施設等入院基本料又は特定入院料を算定する病棟を除く）に専任薬剤師を配置（病棟専任薬剤師の氏名を病棟内に提示）	
		手術室、治療室、特定入院料を算定する病棟においても病棟薬剤業務を実施するよう努める	
	病棟薬剤業務の実施時間	1病棟1週間につき20時間相当以上（薬剤管理指導時間は含まない）	（記載事項変更） 薬剤管理指導時間は含まない→薬剤管理指導及び退院時薬剤情報管理指導時間は含まない
	医薬品情報管理室	専用施設。常勤薬剤師を1人以上配置	
		医薬品の使用に係る状況を把握するとともに、医薬品の安全性に係る重要な情報を把握した際に、速やかに必要な措置を講じる体制	
	薬剤管理指導	届出	
	病院勤務医に関する体制	病院勤務医の負担軽減及び処遇の改善に資する体制	
	業務内容 病棟薬剤業務	医療従事者の負担軽減及び薬物療法の有効性、安全性の向上に資する業務 ・医薬品の投薬・注射状況の把握 ・医薬品の医薬品安全性情報等の把握及び周知並びに医療従事者からの相談応需 ・入院時の持参薬の確認及び服薬計画の提案 ・2種以上（注射薬及び内用薬を各1種以上含む）の薬剤を同時に投与する場合における投与前の相互作用の確認 ・患者等に対するハイリスク薬等に係る投与前の詳細な説明 ・薬剤の投与にあたり、流量又は投与量の計算等の実施 ・その他、必要に応じ、医政局通知で定める業務	（記載事項追加） ・退院時の薬学的管理指導（可能な限り実施）
		医薬品情報の収集、抗がん剤の無菌調製など、病棟薬剤業務の内容によっては、必ずしも病棟において実施されるものではない	
	記録	病棟薬剤業務日誌	
		記入日から5年間保存 記載事項：別紙様式30（年月日、病棟名、病棟専任の薬剤師名、病棟薬剤業務の実施時間、業務時間・業務内容・実施薬剤師名、当該病棟以外の場所で実施した病棟薬剤業務と実施場所、その他）	
		患者の薬物療法に直接関わる業務については、可能な限り、実施内容を診療録にも記録	
算定要件		地方厚生局長等への届出	
		療養病棟・精神病棟での算定は入院日から4週間まで	療養病棟・精神病棟での算定は入院日から8週間まで

	平成28年4月〜	

100点(病棟薬剤業務実施加算1、週1回)
80点(病棟薬剤業務実施加算2、1日につき)

(記載事項追加)
治療室ごとに専任の薬剤師を配置(加算2の場合)
病棟薬剤業務実施加算を算定できない病棟又は治療室においても病棟薬剤業務を実施するよう努める

(記載事項変更)
1病棟1週間につき→1病棟又は治療室1週間につき

病院・診療所薬剤師業務に関する主な診療報酬評価の変遷

項目				平成20年4月～平成22年3月
基本診療料	初・再診料〔初診料〕	加算	地域包括診療加算（1回につき）	
	入院料等〔入院基本料〕	加算	総合入院体制加算 　総合入院体制加算1 　総合入院体制加算2 　総合入院体制加算3	（入院時医学管理加算） 120点／日
		加算	超急性期脳卒中加算（入院初日）	（新設）　12,000点
		加算	緩和ケア診療加算	300点／日
		加算	精神科リエゾンチーム加算（週1回）	
		加算	がん診療連携拠点病院加算（入院初日） がん拠点病院加算（入院初日） 　1　がん診療連携拠点病院加算 　　　がん診療連携拠点病院 　　　地域がん診療病院 　2　小児がん拠点病院加算	400点
		加算	栄養管理実施加算	12点／回
		加算	栄養サポートチーム加算（週1回）	
		加算	医療安全対策加算（入院初日） 　医療安全対策加算1 　医療安全対策加算2	50点
		加算	感染防止対策加算（入院初日） 　感染防止対策加算1 　感染防止対策加算2 　感染防止対策地域連携加算	
		加算	後発医薬品使用体制加算（入院初日） 　後発医薬品使用体制加算1 　後発医薬品使用体制加算2 　後発医薬品使用体制加算3	
		加算	病棟薬剤業務実施加算 　病棟薬剤業務実施加算1（週1回） 　病棟薬剤業務実施加算2	
		加算	認知症ケア加算 　認知症ケア加算1 　　14日以内の期間 　　15日以上の期間	
		加算	薬剤総合評価調整加算（退院時1回）	
	入院料等〔特定入院料〕		精神科救急入院料	（特定抗精神病薬治療管理加算） 10点／日
		加算	非定型抗精神病薬加算 　非定型抗精神病薬加算1（2種類以下の場合） 　非定型抗精神病薬加算2（非定型抗精神病薬加算1以外の場合）	
特掲診療料	医学管理等		ウイルス疾患指導料 　ウイルス疾患指導料1（1回に限り） 　ウイルス疾患指導料2（月1回に限り）	240点 330点
		加算	施設基準に適合する場合	220点
			特定薬剤治療管理料（月1回に限り。2種類以上の抗てんかん剤投与は月2回まで）	470点
			ジギタリス製剤の急速飽和、てんかん重積状態への抗てんかん剤の注射等（1回に限り）	740点
			4月目以降（抗てんかん剤、免疫抑制剤以外）	235点
		加算	初月加算（免疫抑制剤を投与している臓器移植後の患者以外） 初月～3月加算（臓器移植後の免疫抑制剤）	280点 2,740点

平成22年4月～平成24年3月	平成24年4月～平成26年3月	平成26年4月～平成28年3月	平成28年4月～
		（新設）　20点	20点
（総合入院体制加算に変更） 120点／日	120点／日	（1・2に変更）	
		240点／日	240点／日
			（新設）　180点／日
		（総合入院体制加算2）	（3に変更）
		120点／日	120点／日
12,000点	12,000点	12,000点	12,000点
400点／日	400点／日	400点／日	400点／日
	（新設）　200点	200点	300点
500点	500点	500点	（がん拠点病院加算に変更）
			500点
			（新設）　300点
12点／回	（削除）		（新設）　750点
（新設）　200点	200点	200点	200点
（1・2に変更）			
85点	85点	85点	85点
35点	35点	35点	35点
（新設）　100点	（1・2に変更）		
	400点	400点	400点
	100点	100点	100点
	（新設）　100点	100点	100点
（新設）　30点	（1・2に変更）		
			（新設）　42点
	（後発医薬品使用体制加算1）	（後発医薬品使用体制加算1）	（2に変更）
	35点	35点	35点
	（後発医薬品使用体制加算2）	（後発医薬品使用体制加算2）	（3に変更）
	28点	28点	28点
	（新設）　100点（週1回）	100点（週1回）	（1・2に変更）
			100点
			80点／日
			※身体的拘束を実施した日×60/100
			（新設）　150点／日
			（新設）　30点／日
			（新設）　250点
（非定型抗精神病薬加算1・2に変更）		15点／日	15点／日
15点／日	15点／日	（非定型抗精神病薬加算に変更）	
10点／日	10点／日	（削除）	
240点	240点	240点	240点
330点	330点	330点	330点
220点	220点	220点	220点
470点	470点	470点	470点
740点	740点	740点	740点
235点	235点	235点	235点
280点	280点	280点	280点
2,740点	2,740点	2,740点	2,740点

項目			平成20年4月〜平成22年3月
	喘息治療管理料		
		喘息治療管理料2（初回に限り）	
	がん患者指導管理料		
		3　医師又は薬剤師が抗悪性腫瘍剤の投薬又は注射の必要性等について文書により説明を行った場合（6回まで）	
	外来緩和ケア管理料（月1回）		
	加算	小児加算（15歳未満の小児）	
	移植後患者指導管理料（月1回）		
		臓器移植後の場合	
		造血幹細胞移植後の場合	
	地域包括診療料		
	介護支援連携指導料（入院中2回に限り）		
	薬剤管理指導料（月4回まで）		（1・2・3に変更）
		1　救命救急入院料等を算定している患者	430点
		2　特に安全管理が必要な医薬品が投薬又は注射されている患者	380点
		3　1及び2以外の患者	325点
		1　特に安全管理が必要な医薬品が投薬又は注射されている患者	
		2　1以外の患者	
	加算	麻薬管理指導加算（1回につき）	50点
		退院時服薬指導加算（退院日のみ）	50点
		医薬品安全性情報等管理体制加算（入院中1回に限り、薬剤管理指導料の初回算定時）	
	薬剤総合評価調整管理料（月1回に限り）		
	加算	連携管理加算	
	薬剤情報提供料（月1回に限り。処方内容変更の場合はその都度）		10点
	加算	手帳記載加算	（後期高齢者加算）　5点
	退院時薬剤情報管理指導料（退院日1回に限り）		〔後期高齢者退院時薬剤情報提供料（退院日のみ）〕（新設）　100点
在宅医療	在宅患者訪問薬剤管理指導料（月4回に限り、薬剤師1人につき週40回まで）		（同一建物居住により変更。月2回に限り）
		同一建物居住者以外の場合	550点
		同一建物居住者の場合	385点
	加算	麻薬管理指導加算（1回につき）	100点
投薬	調剤料		
		入院患者以外に投薬を行った場合	
		内服薬、浸煎薬及び屯服薬（1回の処方に係る調剤につき）	9点
		外用薬（1回の処方に係る調剤につき）	6点
	加算	麻薬・向精神薬・覚せい剤原料・毒薬調剤加算（1処方につき）	1点
		入院患者に投薬を行った場合	7点/日
	加算	麻薬・向精神薬・覚せい剤原料・毒薬調剤加算	1点/日
	処方料		
		3種類以上の抗不安薬、3種類以上の睡眠薬、4種類以上の抗うつ薬又は4種類以上の抗精神病薬の投薬を行った場合	
		3種類以上の抗不安薬、3種類以上の睡眠薬、3種類以上の抗うつ薬又は3種類以上の抗精神病薬の投薬を行った場合	
		抗悪性腫瘍剤処方管理加算（月1回に限り、1処方につき）	
	加算	外来後発医薬品使用体制加算（1処方につき）	
		外来後発医薬品使用体制加算1	
		外来後発医薬品使用体制加算2	
	薬剤料		
		3種類以上の抗不安薬、3種類以上の睡眠薬、4種類以上の抗うつ薬又は4種類以上の抗精神病薬の投薬を行った場合	
		3種類以上の抗不安薬、3種類以上の睡眠薬、3種類以上の抗うつ薬又は3種類以上の抗精神病薬の投薬を行った場合	

平成22年4月～平成24年3月	平成24年4月～平成26年3月	平成26年4月～平成28年3月	平成28年4月～
			（新設） 280点
		（新設） 200点	200点
	（新設） 300点	300点	300点
	（新設） 150点	150点	150点
	（新設） 300点	300点	300点
	（新設） 300点	300点	300点
		（新設） 1,503点	1,503点
（新設） 300点	300点	300点	400点
430点	430点	430点	（病棟薬剤業務実施加算2に変更）
380点	380点	380点	（1に変更）
325点	325点	325点	（2に変更）
			380点
			325点
50点	50点	50点	50点
（削除）			
（新設） 50点	（削除）		
			（新設） 250点
			（新設） 50点
（手帳記載加算に変更） 10点	10点	10点	10点
3点	3点	3点	3点
（退院時薬剤情報管理指導料に変更） 90点	90点	90点	90点
		（月4回に限り、薬剤師1人につき1日5人までに変更）	（月4回に限り、薬剤師1人につき週40回までに変更）
550点	550点	650点	650点
385点	385点	300点	300点
100点	100点	100点	100点
9点	9点	9点	9点
6点	6点	6点	6点
1点	1点	1点	1点
7点／日	7点／日	7点／日	7点／日
1点／日	1点／日	1点／日	1点／日
		（新設） 20点 ※平成26年10月より	（抗うつ薬、抗精神病薬が4種類以上から3種類以上に変更）
			20点
（新設） 70点	70点	70点	70点
			（新設） 4点
			（新設） 3点
		（新設） ×80/100 ※平成26年10月より	（抗うつ薬、抗精神病薬が4種類以上から3種類以上に変更）
			×80/100

項目			平成20年4月～平成22年3月
	処方せん料		
		3種類以上の抗不安薬、3種類以上の睡眠薬、4種類以上の抗うつ薬又は4種類以上の抗精神病薬の投与を行った場合	
		3種類以上の抗不安薬、3種類以上の睡眠薬、3種類以上の抗うつ薬又は3種類以上の抗精神病薬の投与を行った場合	
	加算	抗悪性腫瘍剤処方管理加算（月1回に限り、処方せん交付1回につき）	
		一般的名処方加算（処方せん交付1回につき）	
		一般名処方加算1	
		一般名処方加算2	
	調剤技術基本料（月1回に限り）		
		入院患者に投薬を行った場合	42点
	加算	院内製剤加算	10点
		その他の患者に投薬を行った場合	8点
注射	外来化学療法加算		（1・2に変更）
		外来化学療法加算1	15歳未満　700点／日 15歳以上　500点／日
		外来化学療法加算A	
	加算	外来化学療法加算B	
		外来化学療法加算2	15歳未満　700点／日 15歳以上　390点／日
		外来化学療法加算A	
		外来化学療法加算B	
	無菌製剤処理料		
		無菌製剤処理料1（悪性腫瘍に対して用いる薬剤が注射される一部の患者）	（無菌製剤処理料1に変更） 50点／日
		閉鎖式接続器具を使用した場合	
		揮発性の高い薬剤の場合	
		揮発性の高い薬剤以外の場合	
		閉鎖式接続器具を使用した以外の場合	
		無菌製剤処理料2（無菌製剤処理料1以外のもの）	（無菌製剤処理料2に変更） 40点／日
精神科専門療法	通院・在宅精神療法		
	加算	特定薬剤副作用評価加算（月1回）	
	精神科継続外来支援・指導料		
	加算	特定薬剤副作用評価加算（月1回）	
	抗精神病特定薬剤治療指導管理料		
		治療抵抗性統合失調症治療指導管理料（月1回）	

平成22年4月～平成24年3月	平成24年4月～平成26年3月	平成26年4月～平成28年3月	平成28年4月～
		(新設) 30点 ※平成26年10月より	(抗うつ薬、抗精神病薬が4種類以上から3種類以上に変更)
			30点
(新設) 70点	70点	70点	70点
	(新設) 2点	2点	(2に変更)
			(新設) 3点
			2点
42点	42点	42点	42点
10点	10点	10点	10点
8点	8点	8点	8点
15歳未満　750点／日 15歳以上　550点／日	(A・Bに変更)		
	15歳未満　780点／日 15歳以上　580点／日	15歳未満　780点／日 15歳以上　580点／日	15歳未満　820点／日 15歳以上　600点／日
	15歳未満　630点／日 15歳以上　430点／日	15歳未満　630点／日 15歳以上　430点／日	15歳未満　670点／日 15歳以上　450点／日
15歳未満　700点／日 15歳以上　420点／日	(A・Bに変更)		
	15歳未満　700点／日 15歳以上　450点／日	15歳未満　700点／日 15歳以上　450点／日	15歳未満　740点／日 15歳以上　470点／日
	15歳未満　600点／日 15歳以上　350点／日	15歳未満　600点／日 15歳以上　350点／日	15歳未満　640点／日 15歳以上　370点／日
(閉鎖式接続器具により変更)			
100点／日	(揮発性により変更)		180点／日
	150点／日 100点／日	150点／日 100点／日	(閉鎖式接続器具を使用した場合に変更)
50点／日	50点／日	50点／日	45点／日
40点／日	40点／日	40点／日	40点／日
	(新設) 25点	25点	25点
	(新設) 25点	25点	25点
	(新設) 500点	500点	500点

病院・診療所薬剤師業務に関する主な診療報酬・介護報酬評価

医科診療報酬点数表(抜粋)

			項目	点数
基本診療料	初・再診料〔初診料〕	加算	地域包括診療加算(1回につき)	20点
	入院料等〔入院基本料等加算〕	加算	総合入院体制加算1 総合入院体制加算2 総合入院体制加算3	240点/日 180点/日 120点/日
		加算	超急性期脳卒中加算(入院初日)	12,000点
		加算	緩和ケア診療加算	400点/日
		加算	精神科リエゾンチーム加算(週1回)	300点
		加算	がん拠点病院加算(入院初日) 　1　がん診療連携拠点病院加算 　　　がん診療連携拠点病院 　　　地域がん診療病院 　2　小児がん拠点病院加算	 500点 300点 750点
		加算	栄養サポートチーム加算(週1回)	200点
		加算	医療安全対策加算(入院初日) 　医療安全対策加算1 　医療安全対策加算2	 85点 35点
		加算	感染防止対策加算(入院初日) 　感染防止対策加算1 　感染防止対策加算2 　感染防止対策地域連携加算	 400点 100点 100点
		加算	後発医薬品使用体制加算(入院初日) 　後発医薬品使用体制加算1 　後発医薬品使用体制加算2 　後発医薬品使用体制加算3	 42点 35点 28点
		加算	病棟薬剤業務実施加算 　病棟薬剤業務実施加算1(週1回) 　病棟薬剤業務実施加算2	 100点 80点/日
		加算	認知症ケア加算　※身体的拘束を実施した日 　認知症ケア加算1 　　14日以内の期間 　　15日以上の期間	×60/100 150点/日 30点/日
		加算	薬剤総合評価調整加算(退院時1回)	250点
	入院料等〔特定入院料〕		精神科救急入院料	
		加算	非定型抗精神病薬加算(2種類以下の場合)	15点/日
特掲診療料	医学管理等		ウイルス疾患指導料 　ウイルス疾患指導料1(1回に限り) 　ウイルス疾患指導料2(月1回に限り)	 240点 330点
		加算	施設基準に適合する場合	220点
			特定薬剤治療管理料(月1回に限り。2種類以上の抗てんかん剤投与は月2回まで)	470点
			ジギタリス製剤の急速飽和、てんかん重積状態への抗てんかん剤の注射等(1回に限り)	740点
			4月目以降(抗てんかん剤、免疫抑制剤以外)	235点
		加算	初月加算(免疫抑制剤を投与している臓器移植後の患者以外) 初月〜3月加算(臓器移植後の免疫抑制剤)	280点 2,740点
			喘息治療管理料 　喘息治療管理料2(初回に限り)	 280点

	がん患者指導管理料		
		3　医師又は薬剤師が抗悪性腫瘍剤の投薬又は注射の必要性等について文書により説明を行った場合(6回まで)	200点
	外来緩和ケア管理料(月1回)		300点
	加算	小児加算(15歳未満の小児)	150点
	移植後患者指導管理料(月1回)		
		臓器移植後の場合	300点
		造血幹細胞移植後の場合	300点
	地域包括診療料		1,503点
	介護支援連携指導料(入院中2回に限り)		400点
	薬剤管理指導料(月4回まで)		
		1　特に安全管理が必要な医薬品が投薬又は注射されている患者	380点
		2　1以外の患者	325点
	加算	麻薬管理指導加算(1回につき)	50点
	薬剤総合評価調整管理料(月1回に限り)		250点
	加算	連携管理加算	50点
	薬剤情報提供料(月1回に限り。処方内容変更の場合はその都度)		10点
	加算	手帳記載加算	3点
	退院時薬剤情報管理指導料(退院日1回に限り)		90点
在宅医療	在宅患者訪問薬剤管理指導料(月4回に限り、薬剤師1人につき週40回まで)		
		同一建物居住者以外の場合	650点
		同一建物居住者の場合	300点
	加算	麻薬管理指導加算(1回につき)	100点
投薬	調剤料		
		入院患者以外に投薬を行った場合	
		内服薬、浸煎薬及び屯服薬(1回の処方に係る調剤につき)	9点
		外用薬(1回の処方に係る調剤につき)	6点
	加算	麻薬・向精神薬・覚せい剤原料・毒薬調剤加算(1処方につき)	1点
		入院患者に投薬を行った場合	7点／日
	加算	麻薬・向精神薬・覚せい剤原料・毒薬調剤加算	1点／日
	処方料		
		3種類以上の抗不安薬、3種類以上の睡眠薬、3種類以上の抗うつ薬又は3種類以上の抗精神病薬の投薬を行った場合	20点
	加算	抗悪性腫瘍剤処方管理加算(月1回に限り、1処方につき)	70点
		外来後発医薬品使用体制加算(1処方につき)	
		外来後発医薬品使用体制加算1	4点
		外来後発医薬品使用体制加算2	3点
	薬剤料		
		3種類以上の抗不安薬、3種類以上の睡眠薬、3種類以上の抗うつ薬又は3種類以上の抗精神病薬の投薬を行った場合	×80/100
	処方せん料		
		3種類以上の抗不安薬、3種類以上の睡眠薬、3種類以上の抗うつ薬又は3種類以上の抗精神病薬の投薬を行った場合	30点
		抗悪性腫瘍剤処方管理加算(月1回に限り、処方せん交付1回につき)	70点
	加算	一般的名処方加算(処方せん交付1回につき)	
		一般名処方加算1	3点
		一般名処方加算2	2点
	調剤技術基本料(月1回に限り)		
		入院患者に投薬を行った場合	42点
	加算	院内製剤加算	10点
		その他の患者に投薬を行った場合	8点

注射	加算	外来化学療法加算1	
		外来化学療法加算A	
		15歳未満	820点／日
		15歳以上	600点／日
		外来化学療法加算B	
		15歳未満	670点／日
		15歳以上	450点／日
		外来化学療法加算2	
		外来化学療法加算A	
		15歳未満	740点／日
		15歳以上	470点／日
		外来化学療法加算B	
		15歳未満	640点／日
		15歳以上	370点／日
	無菌製剤処理料		
		無菌製剤処理料1（悪性腫瘍に対して用いる薬剤が注射される一部の患者）	
		閉鎖式接続器具を使用した場合	180点／日
		閉鎖式接続器具を使用した以外の場合	45点／日
		無菌製剤処理料2（無菌製剤処理料1以外のもの）	40点／日
精神科専門療法		通院・在宅精神療法	
	加算	特定薬剤副作用評価加算（月1回）	25点
		精神科継続外来支援・指導料	
	加算	特定薬剤副作用評価加算（月1回）	25点
		抗精神病特定薬剤治療指導管理料	
		治療抵抗性統合失調症治療指導管理料（月1回）	500点

介護給付費単位数表（抜粋）

	項目	単位数
居宅療養管理指導費	病院又は診療所の薬剤師が行う場合（月2回まで）	
	同一建物居住者以外の利用者に対して行う場合	553単位
	同一建物居住者に対して行う場合（同一日の訪問）	387単位
加算	疼痛緩和薬剤の薬学的管理指導加算（1回につき）	100単位
介護予防居宅療養管理指導費	病院又は診療所の薬剤師が行う場合（月2回まで）	
	同一建物居住者以外の利用者に対して行う場合	553単位
	同一建物居住者に対して行う場合（同一日の訪問）	387単位
加算	疼痛緩和薬剤の薬学的管理指導加算（1回につき）	100単位

薬剤師の病棟業務の進め方
(Ver.1.2)

平成24年4月16日作成(Ver.1.0)
平成25年2月9日改訂(Ver.1.1)
平成28年6月4日改訂(Ver.1.2)

1. はじめに

　長寿社会の到来、疾病構造の変化や意識の変化に伴い、国民の医療ニーズは多様化している。また、科学技術の進歩により、医療技術も高度化し専門化している。薬剤師の職能も大きく拡大し、薬剤師の活動する場も、病棟や外来等広範囲にわたるようになり、患者の薬物療法における有効性の担保と安全性の確保、特に副作用及び薬害防止における薬剤師の責任は益々重大になっている。

　一方、近年、医療崩壊の危機が社会的な問題になり、個々の患者に最適で安心かつ安全な医療を行うためには、チーム医療の一員として薬剤師がこれまで以上に積極的に患者の薬物療法に関わることが求められている。

　このような状況の下で、厚生労働省医政局長通知(平成22年4月30日、医政発0430第1号)において、多種多様な医療スタッフが、各々の高い専門性を前提とし、目的と情報を共有し、業務を分担するとともに互いに連携・補完し合い、患者の状況に的確に対応した医療を提供するチーム医療を推進すること、さらに、医療の質の向上及び医療安全の確保の観点から、チーム医療において薬剤の専門家である薬剤師が主体的に薬物療法に参加することが非常に有益であることが指摘されている。

　チーム医療の推進には、薬剤師を病棟に専任配置することが重要であるので、日本病院薬剤師会(以下、本会)は薬剤師の病棟業務の評価を要望してきた。しかし、平成22年度診療報酬改定では見送りとなり、中央社会保険医療協議会(中医協)の答申書に「薬剤師の病棟配置の評価を含め、チーム医療に関する評価について検討を行うこと」という附帯意見がつけられた。この附帯意見に基づく議論が中医協で行われ、平成24年度診療報酬改定において、薬剤師が病棟で行う薬物療法の有効性、安全性の向上に資する業務(以下、病棟薬剤業務)が評価され、入院基本料を算定している患者に週1回加算可能な病棟薬剤業務実施加算が新設(但し、療養病棟又は精神病棟に入院している患者については入院した日から起算して4週間を限度)された。その後、平成26年度の診療報酬改定ではチーム医療を推進するための評価の見直しが行われ、療養病棟又は精神病棟において薬剤師が4週目以降も病棟薬剤業務を継続していることを踏まえ、病棟薬剤業務実施加算が4週間から8週間の限度に制限緩和された。

　さらに平成28年度の診療報酬改定では、特定集中治療室等における薬剤師配置の成果として1)医師・看護師の業務負担軽減、2)副作用の回避・軽減や病状安定化への寄与、3)薬剤関連インシデントの減少などが挙げられ、高度急性期医療を担う治療室においてチーム医療を推進する観点から、病棟薬剤業務を実施するために特定集中治療室等における薬剤師配置に対する評価(1日につき加算可能な病棟薬剤業務

実施加算2）が増設された。

この度、本会では、薬剤管理指導料（1及び2）と病棟薬剤業務実施加算（1及び2）に係る各業務を区分して、薬剤師の病棟業務を円滑に遂行できるよう本書を改訂した。

2. 薬剤師の病棟業務の目的

薬剤師の病棟における業務を通して、下記のアウトカムを得ることを目的とする。

(1) 入院患者に対する最適な薬物療法の実施による有効性・安全性の向上
(2) 疾病の治癒・改善、精神的安定を含めた患者のQOLの向上
(3) 医薬品の適正使用の推進による治療効果の向上と副作用の防止による患者利益への貢献
(4) 病棟における薬剤（注射剤、内服剤等）に関するインシデント・アクシデントの減少
(5) 薬剤師の専門性を活かしたチーム医療の推進

3. 病棟専任薬剤師

病棟専任薬剤師とは、病棟に専任配置された薬剤師として、病棟における薬物療法全般に責任を持つ薬剤師のことを言う。

平成24年度診療報酬改定で新設された病棟薬剤業務実施加算1や平成28年度診療報酬改定で増設された病棟薬剤業務実施加算2を算定するためには、原則として、全病棟（高度急性期医療を担う治療室を含む）において、薬剤管理指導業務に要する時間以外に各病棟に1週間に20時間相当以上の病棟薬剤業務を実施している必要がある。医薬品情報の収集、抗がん薬等の無菌調製など、病棟薬剤業務の内容によっては病棟以外でも実施することができ、同一の病棟において、複数の薬剤師が業務を分担することもできる。

また、可能な限り、休日等も対応ができる体制が求められる。

4. 病棟専任薬剤師の業務

病棟専任薬剤師が病棟で行う業務は、原則として、薬剤の投与の前（病棟薬剤業務）と後（薬剤管理指導業務）で区分される。医療機関や病棟によって、その専門性と業務内容が異なるので、下記を参考に、病棟専任薬剤師は医療機関や病棟機能に適した質の高い業務を実施する。

(1) 薬剤管理指導業務
　　（主に投薬後における患者に対する業務）
①薬歴の確認
②処方内容の確認
・投薬以後の薬学的管理（薬剤の投与量、投与方法、相互作用、重複投与、配合変化、配合禁忌等の確認）を行い、投薬の妥当性を再確認する。
・診療録等との照合、重複処方・処方もれ等の発見、薬歴チェックを行う。
③ハイリスク薬・麻薬等への対応
・ハイリスク薬及び麻薬等の処方については、監査を厳格に行い、その妥当性を確認する。
・ハイリスク薬及び麻薬等が投与される患者に対し薬学的管理を行い、患者からの相談に対応する。
・ハイリスク薬の薬剤管理指導業務については、本会の「ハイリスク薬に関する業務ガイドライン（Ver.2.2）」を参照する。
④患者等への説明と指導等
・患者への投薬（注射剤、内服剤等）について、患者等が十分に理解できるよう説明・指導を行う。
・患者等との面談により、良好な信頼関係を構築する。

⑤退院時指導
- 退院後も適切な薬物療法が継続できるよう、患者の相談に応じる。

⑥薬剤管理指導記録簿の作成

(2) 病棟薬剤業務
(主に投薬前における患者に対する業務、医薬品の情報及び管理に関する業務、医療スタッフとのコミュニケーション)

①患者背景及び持参薬の確認とその評価に基づく処方設計と提案
- 入院した患者等の面談を行い、持参薬、一般薬も含めた服薬状況、アレルギー歴及び健康食品等の日々の摂取量や相互作用の可能性や、抗血小板薬や抗凝固薬等、入院治療において特に注意が必要な薬剤を確認する。
- 入院した患者等の面談により得られた情報を、入院中の処置等で使用する薬剤も含めて、医師等へ提供するとともに、処方設計と提案を行い、その書面の写しを診療録に添付する。
- 当該医療機関で未採用の薬剤について、代替品・後発医薬品等の提案等を行う。

②患者状況の把握と処方提案
- カンファレンスへの参加や回診へ同行し常に患者状況を把握する。
- 副作用モニタリング、TDM(治療薬物モニタリング)等によって得られた情報を、医師等へフィードバックし、必要に応じて、処方変更等の提案を行う。
- 副作用発現、効果の確認等のために、病棟ラウンドと必要に応じてバイタルサイン・フィジカルアセスメント等を実施する。それに基づいた情報を、医師等へフィードバックし、処方変更の提案等により、薬剤による副作用の軽減と防止に貢献する。
- 投薬されている薬剤のアドヒアランス及び服薬の阻害要因を評価・確認する。
- 患者に複数の薬剤が同時に投与される場合には、投与前に、同一剤間のみならず、注射剤と内用剤との間の相互作用の有無等の確認を行う。
- 治療方針に係る説明を行う際、ハイリスク薬の説明を投与前に行う必要がある場合には、投与前に患者等に詳細に説明する(ハイリスク薬の病棟薬剤業務については、本会の「ハイリスク薬に関する業務ガイドライン(Ver.2.2)」を参照)。
- 抗がん薬を投与している患者については、病棟においてもレジメンチェックと副作用軽減のための処方提案を行う。
- 薬物療法プロトコールを設計提案し、医師等と協働して作成し、それに基づく実施と管理を行う(本会の「プロトコールに基づく薬物治療管理(PBPM)の円滑な進め方と具体的実践事例(Ver.1.0)」を参照)。
- 薬剤の投与に際して、個々の患者に合った流量、投与量等を計算して、医師等に提案する。
- 薬剤特性を踏まえたTDM(治療薬物モニタリング)や検査のオーダの依頼、または、医師との合意(包括合意も含む)のもとにオーダを行う。
- 薬剤師が処方提案や継続処方のオーダ入力支援を実施した場合には、その内容を診療録等に記録する。

③医薬品の情報収集と医師への情報提供等
- 医薬品情報の収集と提供、資料作成、処方設計等を行う。とりわけ、PMDAメディナビ(http://www.info.pmda.go.jp/)に登録して、最新の情報を収集する。
- 医薬品情報管理室の薬剤師と連携をとり、当該病棟での問題点等の情報を共有するとともに、各病棟で業務を実施するにあたり必要な情報を収集する。
- 当該病棟で使用される医薬品の安全性情報

及び新薬、後発医薬品等に対する情報を医師等へ速やかに伝達する。
④薬剤に関する相談体制の整備
・医療安全の確保に万全を期す観点から、各医療スタッフからの相談に応じる。
⑤副作用等による健康被害が発生した時の対応
・医薬品を適正に使用したにもかかわらず、重篤な副作用や感染症等が発生した場合に、患者の相談に応じるとともに、PMDA（医薬品医療機器総合機構）の健康被害救済制度（「医薬品副作用被害救済制度」と「生物由来製剤感染被害救済制度」）について説明して、救済申請の支援を行う。
（http://www.pmda.go.jp/kenkouhigai.html を参照）
・医薬品等の使用によって発生した健康被害の情報を、行政機関等に報告する。
⑥多職種との連携
・病棟カンファレンスの参加や回診同行等により、患者情報を多職種から収集し情報共有するとともに、薬物療法について提案する。
・個々の患者に対してシームレスな薬物療法を実現するために、可能な限り退院先の医療機関や保険薬局や介護保険施設等との連携を図る。
⑦抗がん薬等の適切な無菌調製
⑧当該医療機関及び当該病棟における医薬品の投与・注射状況の把握
⑨当該病棟における医薬品の適正な保管・管理
⑩当該病棟に係る業務日誌の作成等
・各病棟における業務内容と要した時間を記録した業務日誌を作成し、5年間保存するとともに、当該日誌を用いた勤務管理を行う。
・業務日誌の作成にあたっては、必要に応じて、本会の「病棟薬剤業務簡易記録システム」を利活用する。
・患者の薬物療法に直接的に関わる業務については、その実施内容を診療録に記録する。
⑪病棟薬剤業務実施加算を算定できない病棟又は治療室においても病棟薬剤業務を実施するよう努める。

5. おわりに

　診療報酬改定における病棟薬剤業務実施加算の新設・増設に伴って、「薬剤管理指導業務」と「病棟薬剤業務」の区別について解説した。各医療機関でのチーム医療が進展・定着していく中で、薬剤師の病棟業務は益々重要になり、病棟専任薬剤師が果たすべき役割は極めて大きい。

　本会は、医療をめぐる諸制度の変化を踏まえ、医療技術の進歩に対応した業務の遂行と業務内容の向上を図るため、引き続き、研修、調査、研究等を推進する。特に、6年制薬学教育を受けた薬剤師には、大学で受けた臨床薬学教育の知識と技量を、臨床の現場で深化させることが急務である。

　全国の薬剤師には、療養病棟及び精神病棟も含めて、質の高い病棟業務をさらに発展させ、チーム医療に貢献するために一層の努力を期待する。

薬ゼミファーマブック

ビョウインヤクザイシギョウムスイシンジツレイシュウ
病院薬剤師業務推進実例集 5
―医療機能に合わせた病棟薬剤業務と薬物療法の最適化 中小病院の実践事例を中心に―

2017年11月9日　初版第1刷発行

監　修	イッパンシャダンホウジンニホンビョウインヤクザイシカイ 一般社団法人日本病院薬剤師会
編　集	イッパンシャダンホウジンニホンビョウインヤクザイシカイチュウショウビョウインイインカイ 一般社団法人日本病院薬剤師会中小病院委員会
発行人	穂坂 邦夫
発行所	株式会社薬ゼミ情報教育センター 〒350-1138　埼玉県川越市中台元町1-18-1 TEL／FAX　049-241-5445
編集室	学校法人医学アカデミー 出版課 〒101-0054　東京都千代田区神田錦町3-18-3　錦三ビル5階 TEL　03-3518-8243／FAX　03-3518-8244

©2017　落丁・乱丁はお取り替え致します。　　　　　　　　　　ISBN978-4-904517-75-8